ALIMENTARSE HOY
Una nueva conciencia de la nutrición

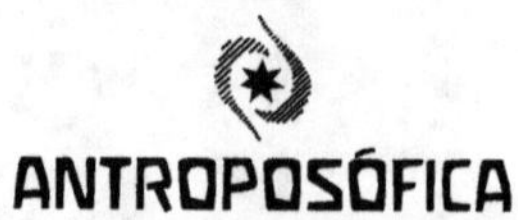

JoËL Acremant

ALIMENTARSE HOY

*Una nueva conciencia
de la nutrición*

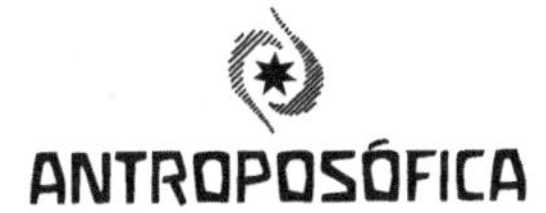

ANTROPOSÓFICA

Título original en francés: Se nourrir aujourd'hui

Acremant, Jöel
    Alimentarse hoy - Una nueva conciencia de la nutrición - 1a ed. -
Villa Adelina : Antroposófica, 2011.
    336 p. ; 21x14 cm.

    Traducido por: Álvaro García de Yzaguirre

    1. Nutrición . 2. Alimentación. I. García de Yzaguirre, Álvaro , trad. II.
Título
    CDD 613.2

Editorial Antroposófica
Buenos Aires, Argentina

E-mail: info@editorialantroposofica.com
www.editorialantroposofica.com

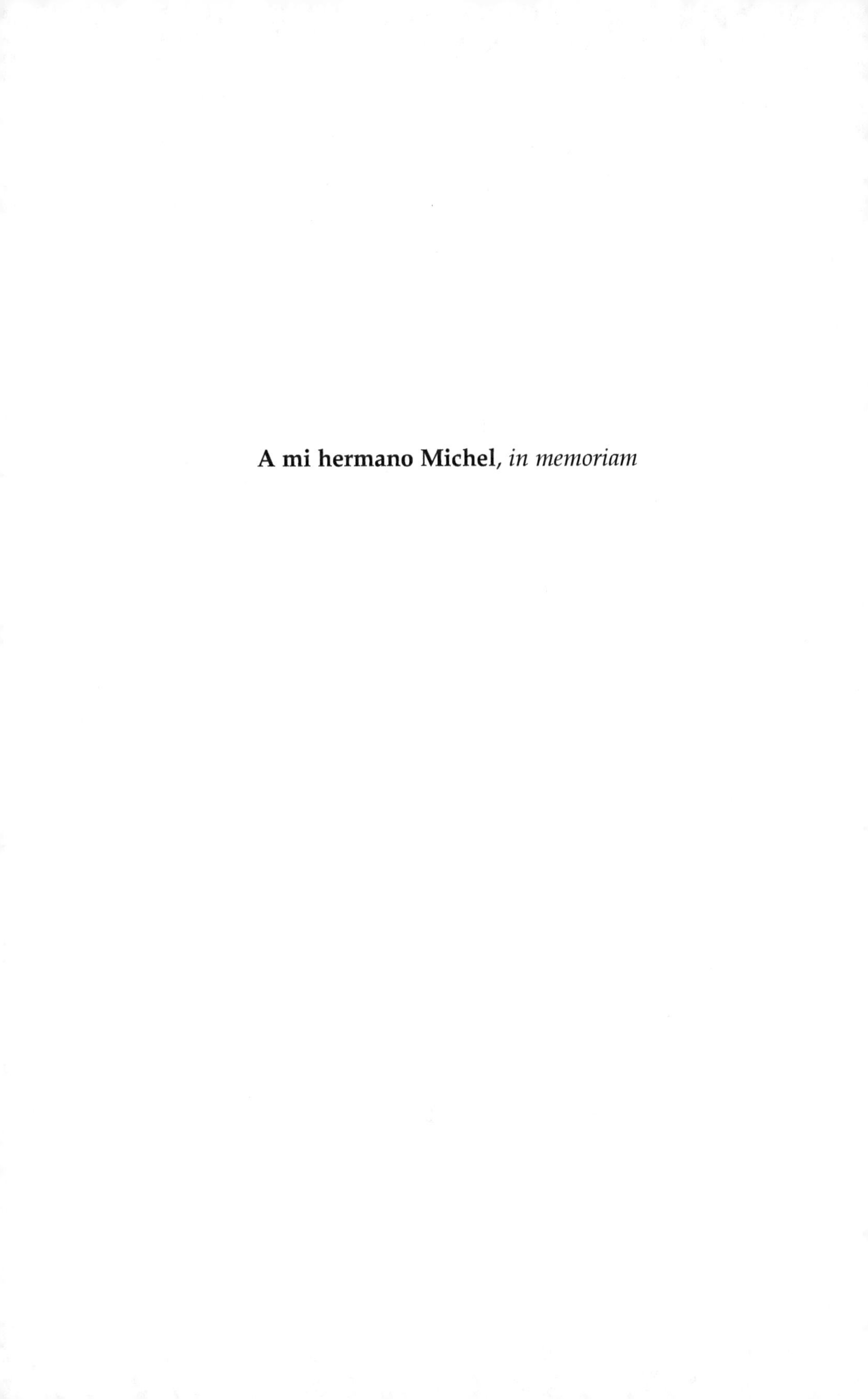

A mi hermano Michel, in memoriam

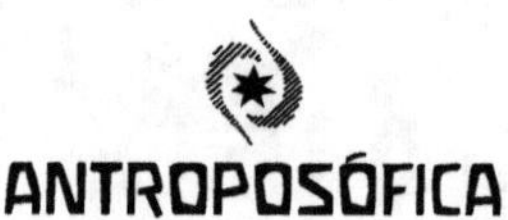

ANTROPOSÓFICA

Prefacio a la segunda edición

Desde la primera edición, el contenido de esta obra no ha perdido su actualidad; por tanto, no se encontrarán grandes modificaciones en esta nueva edición, aparte de algunas correcciones y precisiones.

Si este trabajo se ocupa más del que come que del comer, es por intención del autor. Todas las observaciones muestran hasta la evidencia que el concepto de la alimentación, cuando se limita en lo corporal, no conduce más que al callejón del egoísmo, bien alejado de una conquista real de la verdadera salud. Las informaciones nutricionales son tan numerosas que se llega a descuidar *al que* come. Una toma de consciencia real de la alimentación y sus efectos no puede hacerse sin un trabajo personal. Estos efectos sólo son percibidos si uno se entrena en mirar en sí mismo, en todos los planos: corporal, psíquico, emotivo y en su actividad de pensar (dicho de otra forma, en su vida espiritual).

La salud sólo es accesible si comprendemos por alimento(s) todo lo que "absorbemos"; alimentos que vienen del ambiente natural (aire, luz, imágenes y sonidos…) experiencias y prácticas de vida, alimentos culturales (verdaderos o virtuales), alimentos de sabiduría, lecturas, encuentros, etc. Los apetitos son variados.

La sociedad cambia. Las nuevas tecnologías (ordenadores, Internet y comunicaciones) han tomado tal lugar en la vida cotidiana, que las prácticas compensatorias de salud se han vuelto indispensables.

Quien es tentado por un proceso de libertad, debe poder determinar sus necesidades en función del destino que ha elegido. Esto no puede hacerse sin una disciplina personal y metódica de vigilancia. La Antroposofía propone múltiples maneras de conducirla. El camino a seguir aparece siempre a quien se muestra decidido a progresar, a *devenir*.

La alimentación más sana no es suficiente, es *una* de las claves que permite *crecer* a lo largo de toda la existencia, como buscador de verdad.

Se trata en definitiva de encontrar un puente, una coherencia entre nuestra concepción de la existencia y su aplicación en el día a día, en los actos más ordinarios. Lo que tiene en cuenta conjuntamente la vida de los pensamientos y las necesidades corporales, armonizadas por una higiene de sentimiento y de la vida del alma.

Uno se puede rebelar con razón, entristecerse, maldecir los efectos perversos de la tendencia moderna al sobreconsumo. ¿Qué hacer?

Es en esta óptica que los elementos de este libro, resultados de la experiencia del autor, querrían ser compartidos.

Chatou, noviembre de 2008

Indice

"Por muy práctico que se crea el materialismo, en realidad está desprovisto de sentido práctico cuando se trata de captar la vida en toda su plenitud." (1907)
Rudolf Steiner, *La educación del niño*.
Ed. Rudolf Steiner, Madrid, 1991.

"A pesar de los maravillosos progresos de la ciencia, o más bien a causa de ellos, cada vez se sabe menos de la vida." (1996)
Michel Henry, C'est *moi la verité*.
Pour une philosophie du christianisme, Seuil, París.

"De la vida, tangible y no obstante incomprensible,
puede decirse simplemente que es un enigma." (1999)
René Friedman, *Dieu, la médecine et l'embryon*,
Odile Jacob, París.

Introducción

En estas primeras páginas, deseamos presentar las ideas directrices que serán desarrolladas en el curso de esta obra. Necesariamente tienen un carácter un poco incisivo, que esperamos se matizará después.

Existen ya tantos libros sobre la alimentación, que ¿para qué otro? ¡Ya no nos amenazan la carestía ni el hambre, sino la abundancia! Y como las despensas están bien surtidas, todos formulan su comentario sobre la mejor forma de aprovecharlas. Hay pues también abundancia de opiniones. De entrada, diré que mi primera intención no es dar otra opinión, sino abordar las cosas de forma distinta a como se hace. Redactar el catálogo de recriminaciones es una costumbre en nuestro país; nosotros no querríamos hablar de lo que consideramos como males sin hablar también de lo que consideramos como remedios. Se trata de colocar al alimento y al humano que lo consume (el ""comedor"") sobre un plano distinto al que prevalece hoy. [*NdT: siguiendo esta definición del autor, la palabra "mangeur" es traducida como ""comedor"". Cuando el autor escribe "convive" o "convive à table", es traducido como "comensal"*] De hecho, las páginas que siguen querrían proponer otros puntos de vista, otros criterios de juicio, que esperamos sean fructíferos.

Vivimos una situación particular. Ya no podemos contar con una sabiduría instintiva que nos haga escoger nuestros alimentos según sus cualidades. Por otro lado, la ciencia está tan al servicio de la industria y del rendimiento, que las cosas se han vuelto muy difíciles de separar. En nuestra época no se hablaría tanto de alimentación si se tratara de un ámbito protegido. Hay inquietud porque este sector (como todos los sectores de lo vivo) está fuertemente amenazado por una tecnología galopante, ella misma también a sueldo del mercado. Como los supervivientes de un cataclismo, tan a menudo descritos en las historias de ciencia ficción, estamos ahora en la obligación de reconsiderar nuestras necesidades vitales, porque sentimos que el crecimiento industrial las amenaza.

"Alienado, amenazado de sentirse excluido por el sistema que él ha engendrado, el hombre está inquieto, querría que la biología le proporcionara una tierra humana (...) El hombre y lo vivo se han vuelto las preocupaciones mayores de la sociedad industrial, amenazada con desaparecer por el mismo hecho que hace su riqueza."[1]

Este malestar nos ayuda a comprender la forma singular en que se habla hoy de la comida, ya sea con una masa blanda de sentimientos, ya sea como un conjunto de nutrientes numerados, considerado en una relación impersonal con quien la come.

Mostraremos desde las primeras páginas que hay que comenzar por ponerse de acuerdo sobre el significado de la comida. ¡Cuántos debates se revelan estériles porque en realidad no se habla de lo mismo! Si se llama comida a este carburante calórico buscado al precio más barato (que el civilizado moderno llama papeo), entonces quedaremos fuera del debate. Claro que se habla también de placer y de gastronomía posible durante el tiempo de ocio, pero ¿eso es suficiente? Los datos vivos son llevados a consideraciones impulsivas o contables y maquinistas. El "comedor" se limita a desempeñar el papel del consumidor ahíto, anóni-

---

[1] Pr. Jean Trémolières, *Partager le pain*, Robert Laffont, París, 1975, § 1.

mo, mantenido en la ignorancia, que se puede manipular a voluntad según la orientación del mercado.

Los dramas que afectan a lo agroalimentario –primer sector económico en Francia- desde hace varios años, deberían sin embargo conducir a más sabiduría y modestia, y al despertar sobresaltado del "comedor". ¿Cómo interpretar este sueño de las consciencias? Una parte de la respuesta nos es dada al enterarnos de que numerosas encuestas indican que el francés ya no pone su confianza en el enfoque religioso (y esto desde hace mucho tiempo), ni en el discurso político (...), sino en las afirmaciones y las promesas de los científicos.

Hay que recordar que hubo un tiempo no tan lejano, en el que la ciencia y la industria se mantenían independientes una de otra, lo que podía dejar lugar a una cierta forma de ética. Hoy es muy distinto; la simple evocación del asunto de la sangre contaminada da toda la medida de un pacto lícito entre la ciencia y el comercio. Esta alianza sólo se concretó verdaderamente a partir de la edad media...[2].

En nuestros días, es el mercado el que ordena la utilización de tal o cual técnica. La idea actual prevaleciente es que mañana el mundo será mejor, que se encontrarán soluciones a nuestros sufrimientos y a nuestros errores; nuestro medio ambiente estará atiborrado de alta tecnología y viviremos felices.

Este ambiente de cientifismo con inflado optimismo no debería hacernos olvidar que *"la ciencia siempre procede por errores y revisiones sucesivas..."* Por ejemplo, Jean-Claude Guillebaud nos dice que se podría *"trazar un divertido cuadro de las mil y una teorías científicas aparecidas en el curso del*

---

2 P. Duchase, *Histoire des techniques*, Que sais-je?, n° 126, PUF, París, 1983, § 3.

siglo XX "explicando" la evolución de las especies (según Darwin o contra él)."[3]

Recordemos también los vuelos progresistas de los primeros tiempos de la agricultura industrial-científica de los años 50: *"hubo que adaptar el tamaño de las parcelas al de las máquinas, racionalizar sus formas (si era necesario negando la geografía y la hidráulica), desembarazarse de los setos que obstaculizan el paso de las máquinas y compiten con los cultivos. Esto ha favorecido la erosión de los suelos, una disminución de la capa de humus y una reducción importante de la flora y de la fauna. (...) Otro resultado de esta remodelación geográfica a golpe de excavadora: hoy, mientras que hay una vuelta de la práctica del pastoreo, los animales ya no están al abrigo del viento y del calor."*[4]

Y no decimos nada de las consecuencias ecológicas y meteorológicas de tales perturbaciones del paisaje. Convendría no aceptar muchas teorías, salvo para inventariarlas.

Nos damos cuenta después. ¿Estamos (como se quiere hacernos admitir implícitamente) condenados a estas pruebas y errores? Jean-François Revel lo formula pesimistamente (es cierto), pero pertinentemente: *"La vida es un cementerio de lucideces retrospectivas."*

Philippe Meyer, cronista de France-Inter, recordaba con humor que si el Titanic fue concebido por especialistas, el Arca de Noé fue construida por… aficionados. Estas pocas observaciones no se proponen denigrar a la ciencia, sino estimular la reflexión y declarar algunas reservas en cuanto a una posible idolatría cientifista.

---

[3] Jean-Claude Guillebaud, *Le principe d'humanité*, Seuil, París, 2001, p. 340-41.

[4] José Bové y François Dufour, *Le monde n'est pas une marchandise*, La Découverte/Poche, 2000, p. 91.

Vivimos la experiencia del abandono. Hemos denigrado el sentido religioso y el sentido mismo: la mayoría de nosotros ha reemplazado al sacerdote por el científico. En esta lenta búsqueda de libertad, sentimos el abandono del cielo, si no la desesperación. *"La ciencia es extraordinaria cuando se trata de destruir las respuestas metafísicas, pero es incapaz de aportarles substitutos. La ciencia desarraiga los fundamentos sin procurar una solución de reemplazo. Querámoslo o no, la ciencia nos ha colocado en una situación que consiste en vivir sin fundamento."*[5]

En definitiva, si los hombres esperan tanto de la ciencia, ¿de qué ciencia debería tratarse? *"Toda ciencia no sería más que la satisfacción de una curiosidad ociosa, si no tendiese a realzar el valor existencial de la personalidad humana."*[6]

Credulidad y otras aceptaciones

En un tiempo donde las fuentes de información son múltiples, se podría pensar que los individuos están bien informados; pero no es tan simple. Por todo tipo de razones, incluyendo exceso de información (pariente cercano de la desinformación), tenemos problemas de percepción, de asimilación, de comprensión y habría que añadir problemas de credulidad. ¿Qué quiere decir esto? Desde la forma en que nos enseñaron en la escuela, no es exagerado decir que hemos sido llevados a creer cierto número de cosas sin comprenderlas con todo nuestro ser, sin *conquis-*

---

[5] Hilary Putnam, citada en F. Varela, E. Thompson, E. Rosca, *L'inscription corporelle de l'esprit. Sciences cognitives et expérience humaine*, Seuil, 1993. Todo citado en la obra de la nota 3.

[6] Rudolf Steiner, Introducción a la primera edición de *La filosofía de la libertad*, 1894, Ed. Rudolf Steiner, Madrid, 1999.

tarlas, sino aceptarlas porque provenían de una autoridad juzgada creíble. Estas mismas autoridades nos han incitado a no creer cierto número de otras cosas. Así hemos sido educados más en las definiciones "pro" o "contra" que en la práctica del juicio personal. Conservamos nuestras ideas bien planas en nuestra caja craneana y dudamos en probarlas confrontándolas al mundo. Solamente una actitud de poner a prueba esta confrontación podría llevarnos hacia una *veneración de la verdad*. Hablando del joven en la escuela, esto es lo que dice el pedagogo Ernst Michael Kranich: "*Comprender no es solamente examinar las cosas de forma neutra; quien comprende cultiva un lazo caluroso con la realidad que reconoce. La verdad toma entonces para él un significado personal; se une a su sentir personalizado. La comprensión se vuelve convicción.*"[7]

En la edad adulta, hay que reconquistar y revivir esta veneración de la verdad por un camino personal.

"Una verdad que nos viene del exterior lleva siempre la marca de la incertidumbre." (6) Tal afirmación puede extrañar en un tiempo en el que nos complacemos en "conveniencias personales", pero una verdadera investigación mostraría que no es un mito: forma parte integrante de la enseñanza que se da en una pedagogía basada sobre un conocimiento real del hombre,. Estas pocas observaciones forman parte de la vivencia del autor y no constituyen ninguna forma de proselitismo. Sin un camino personal, sufrimos en nuestra vida de adulto esta visión deformante desde que tenemos acceso a fuentes de información. Leemos cierta prensa, escuchamos ciertas radios, vemos ciertas

---

[7] Ver concretamente Henning Köhler, *La jeunesse déchirée*, Novalis, Montesson, 1999 y para el pasaje citado: Ernst-Michael Kranich, *L'enfant en devenir*, Triades, París, 2000, p. 85.

películas, hablamos con amigos, etc. Esta visión perturbada lleva a una desviación del juicio en varios grados.

Ante los acontecimientos, coloco primero mis prejuicios: "ya lo sabía" o "no me extraña". Los optimistas, por ejemplo, van a minimizar la gravedad de los hechos, los pesimistas van a agravarla... Tal actitud no está alejada del deseo inconsciente. A fuerza de recurrir de este modo a esta actitud de desviación, la propia percepción queda lisiada. Acabamos chocando contra un obstáculo interior que hemos construido. Nos observamos a nosotros mismos como en un espejo constituido por el recuerdo de nuestros prejuicios y nos cuesta romperlo. Cogemos la cómoda costumbre de no ver lo que molesta. Para abordar un problema como el que nos ocupa aquí, hay que poder hacer un espacio limpio (en cierto modo) y considerar ciertos aspectos con nuevos ojos. La originalidad de un enfoque diferente no es a priori un defecto, solamente hace falta poder observarlo con franqueza para después poder juzgarlo.

Estamos impregnados de prejuicios de todo tipo, que nos frenan, y al mismo tiempo estamos llenos de escenarios de ficción de toda naturaleza, que nos arrastran. Cuando hemos de ver e interpretar hechos de nuestra vida, se nos hace muy difícil. A menudo prevalece el confort, el de guardar la explicación menos dolorosa de todas. El discernimiento sereno está mal llevado; hay que reconquistarlo. La determinación es necesaria, la búsqueda de la verdad se vuelve como una sed ardiente e incluso, si es necesario, una cólera. Veremos más adelante que la información en general, y la que concierne a los alimentos en particular, está llena de conveniencias personales que no son nada más que mentiras.

Señalemos sólo algunos ejemplos:

- cosas que no se mencionan (alimentos irradiados, OGM)
- bebidas sin alcohol que precisan con toda inocencia: "sin alcohol", menos de 1% de alcohol,
- indicaciones engañosas, como la famosa "sin azúcar", que duerme al glotón respecto a la naturaleza de los *falsos* azúcares utilizados.

Aquí no se trata de librarse de una inquisición vana, teñida de melancolía, de estas innumerables prácticas confusas: toda persona sensata puede hacerlo por sí misma. No, lo que importa es captar que la inexactitud sobre fondo de amable engaño se ha convertido en moneda corriente (en el propio sentido de la palabra). Es importante no desanimar al comprador; igual que a un enfermo se le esconde la naturaleza de su mal. El espíritu mercantil, por su propia naturaleza, amenaza con manchar la veracidad de lo que toca. En los negocios, los padres y amigos se jactan de timarse mutuamente. El Dios Beneficio[8] extiende su poder por todos lados. Se habla demasiado poco de esta barbarie, o más bien, puede que nos hayamos habituado.

"La barbarie multiforme que golpea hoy a la puerta de cada uno de nosotros, invita a hacer una elección: la de la resignación desesperada o la de un sobresalto de las consciencias, aquí y ahora."[9]

---

[8] Expresión tomada de John le Carré, El jardinero fiel, Plaza & Janés, Barcelona, 2003.

[9] *Pour une insurrection des consciences*, llamamiento lanzado por Alain Lecuyer para la candidatura a las elecciones presidenciales de Pierre Rabhi en 2002.

La cosificación de lo vivo

Para habituarse a considerar lo vivo como una simple mercancía, hace falta que lo vivo sea desposeído progresivamente de todo atributo que lo vuelva superior a la vulgar materia inanimada. Es algo que se ha hecho desde hace mucho tiempo con la comida: todos los alimentos se declinan en una lista de nutrientes, sea cual sea su naturaleza particular y su lugar de origen. Se presentan en calorías, en porcentajes de minerales, de azúcares, de proteínas, etc. El alimento de los hombres se ha vuelto fácil de comprender, ¡es un rompecabezas! El buen negocio. La frontera entre lo vivo y lo inanimado se vuelve cada vez más incierta.

Ya no nos damos mucha cuenta de la amalgama que se hace en todos los ámbitos. Usted busca en el mercado del sábado productos del terruño, su banquero le presenta su gama de productos según sus deseos; la crónica bursátil le habla de los buenos negocios del día… Los objetos y los seres son cosas o productos. Se hacen tan "buenos negocios del día" en el mercado de frutas y verduras como en la Bolsa (y pronto en el hospital, ¡para una puesta a punto!); sin embargo, detrás de todo ello no hay ni tornillos ni tuercas, sino muchos hombres y mujeres o, para decirlo crudamente: humanidad puesta en venta. Este sueño de eficacia no es de ayer. La investigación que tuvo lugar (antes de ser abandonada) para hacer tomates cuadrados, para perder menos espacio en las cajas, sería una broma si no hubiera sido obra de gente muy seria…El tomate industrial actual que no se pudre, pero que no tiene ningún sabor, muestra que nos obstinamos en el callejón sin salida de la apariencia.

Toda una corriente científica dedicada al Dios Beneficio se ha consagrado a este trabajo particular de cosificar, de "utilitarizar".[10]

Hay que comprender la temible eficacia económica de este triple proceso: cosificar, mercantilizar, adinerar. Las modestas plantas que nos cruzamos en nuestros paseos viven entre cielo y tierra para el artista; para el hombre de negocios, su código genético reposa bajo seguridad en un cofre y hace soñar a los accionistas. El mismo principio de la propiedad de lo vivo es una aberración, y sin embargo... La primera patente sobre lo vivo dataría del asunto Chakrabarty en 1980. Chakrabarty había puesto a punto un microorganismo genéticamente modificado para absorber el petróleo de las mareas negras. En un primer momento, la demanda de patente sobre este proceso vivo fue rechazada. Tras años de juicios, la justicia tomó posición. Como lo dice Jeremy Rifkin: *"Fue el primer caso de jurisprudencia que afirmó la inutilidad de distinguir a los seres vivos de los objetos inanimados en materia de explotación comercial."*[11]

Sin querer salir del marco de esta obra, es interesante preguntarse lo que se tiene derecho a patentar. La propiedad industrial es una buena cosa y sirve para proteger a los inventores de los procedimientos técnicos particulares que han descubierto; en las patentes sobre lo vivo, no se paga un derecho sobre un descubrimiento técnico, una invención o el medio de aislar tal o tal gen. No. Los derechos son reclamados sobre la propia substancia. ¿Se puede

---

[10] Ver concretamente la obra citada en la nota 3 (que es rica en referencias) y Jeremy Rifkin, *Le siècle Biotech*, Pocket, París, 2001. Jacques Testart, Christian Godin, *Au bazar du vivant*, Points Virgule/Senil, París, 2001. Jacques Testart, Jens Reich, *Pour une éthique planétaire*, Mille et une nuits, París, 1997.

[11] Jeremy Rifkin, obra citada en nota 10, p. 95.

imaginar a Pierre o a Marie Curie depositando una patente sobre el uranio? El alcance humano, social y espiritual de tales acciones es inmenso: unos hombres se permiten apropiarse de los bienes comunes para revenderlos a sus semejantes. ¿Cuándo llegará la patente sobre el aire?

De lo inanimado a lo vivo, del animal al hombre, todo se ha acelerado en una veintena de años.

"Pues tal es la implacable dialéctica que prevalece a partir de ahora: todo lo vivo, del vegetal al animal y luego al hombre, corre el riesgo de volverse un objeto de apropiación, de comercio y de beneficio."[12]

Sin embargo, se elevaron voces para denunciar el comercio –por no decir el tráfico- de órganos humanos, que constituía una primera etapa; el desciframiento del genoma humano y la patentabilidad de lo vivo acrecientan de manera dramática la cosificación. *"¿El hombre habrá llegado al término de una evolución irresistible de la sociedad mercantil, a este resultado alucinante de producirse a sí mismo como mercancía?"*[13]

Es forzoso responder afirmativamente.

Cuanto más grave es, menos creíble

Se ha visto un ejemplo de esta mercantilización galopante con el drama de las vacas locas. ¿Qué ha sido de él hoy? El pánico ha durado unos meses, luego la vida ha retomado su curso (casi) como antes. El reflejo ha sido y sigue siendo tabicar: el peligro proviene de tal o cual parte del

---

[12] Ver la obra citada en la nota 3, p. 102.

[13] Bernard Edelman, *La personne en danger*, PUF, París, 1999, Citado en la nota 3, p. 101.

animal, dejemos el nervio, comamos el músculo. Como los arcones estancos del Titanic: ¡no! No se comunican… Vigilemos éste y estaremos tranquilos…Dulce ilusión que nos dicta nuestro apego al pensamiento más confortable (ver el capítulo 7).

La persona sensata habituada a una vida sana –y a un agua de calidad- podría afirmar con todo derecho que en la región parisina -¡y no es la única!- el agua del grifo es imbebible. No es propiamente potable. Para quien ha vivido la diferencia entre un agua sana y ésta, esta afirmación está perfectamente fundada. Sin embargo, el periódico que la convirtiera en sus titulares provocaría un rechazo general. Cuanto más grave es, menos creíble. No lo olvidemos.

Por otra parte, los recientes desaguisados en la industria agroalimentaria dan más que nunca el derecho a cuestionar muchas teorías consideradas hasta entonces como "científico-intocables". Abramos los ojos: sí, son otros especialistas los que han alimentado desconsideradamente a nuestros bovinos, hasta volverles locos. Demasiadas teorías han sido admitidas y puestas en práctica, bajo la presión de los accionistas, sin que el discernimiento y la ética, en el sentido noble del término, hayan tenido el lugar que hubieran debido tener. Desgraciadamente, el futuro podría mostrar que estos desaguisados están lejos de acabar. Se verá cuántas desilusiones vivirán los especuladores: se han sobreestimado los beneficios en lo que respecta a los OGM y a la investigación genética. Ha habido demasiadas promesas y esperanzas en un enriquecimiento fácil. ¡Cuidado con el mañana! Lo dicen hombres prácticos.

¿Cuántos dramas, cuántos Chernobyl esperamos todavía para reformar nuestra forma de ver las cosas, nuestra forma de considerar lo vivo? La creencia ciega y exclusiva en una autoridad científica amordazada por los imperativos económico-industriales que buscan lo inmediato y descuidan el futuro de los procesos, cede ahora terreno a otros valores que están emergiendo. Los discursos lúcidos de escritores como Jean-Claude Guillebaud, Jeremy Rifkin, de investigadores como Philippe Breton, Jean-Marie Pelt o Jacques Testart, son verdaderamente fortificantes para el buscador de la verdad.

Obremos por el verdadero progreso que no hace "lo nuevo" justificado a golpe de "no hay que detener el progreso", sino obremos para lo "mejor" y el futuro de la humanidad. Desconfiemos del cientifismo continuamente maquillado, que corre el riesgo más que nunca de anestesiar las consciencias y de arruinar la salud, tanto como la libertad mental de los individuos.

Las fuentes de esta obra

El "comedor" que quiere considerar las cosas seriamente, debe comenzar a reconsiderar la cuestión central preliminar: la de su humanidad, la de su relación íntima con la comida. Como humano, debe reapropiarse del proceso de comer. Debe retomar posesión de sí mismo y poner en duda los determinismos con los que se le quiere abrumar para manipularle más fácilmente. Importa que el "comedor" *sienta* que es capaz de reconsiderar por sí mismo sus propias necesidades, sus propias preferencias. Si lo decide, puede observar la relación que mantiene con los alimentos, al mismo tiempo que puede conocer mejor sus particularidades, sus apetitos, sus prioridades, lo que el alimento hace verdaderamente en él. En una época donde una gran parte de las enfermedades está unida a la perturbación de los apetitos, él puede controlarse, mantenerse alejado de las tentaciones del mercado y volverse libre en sus opciones alimenticias, para gobernar mejor su estado de salud. Tal actitud anima al autor de este libro y autoriza a hablar de una *nueva consciencia*.

La mayoría de los puntos de vista que serán presentados están inspirados por la ciencia del espíritu o Antroposofía, fundada por Rudolf Steiner (1861-1925).

El curso de alimentación del Dr. Hauschka (cuya traducción francesa no se comercializa) y los dos tomos de Gerhard Schmidt (*Dynamique de l'alimentation*, en las Ediciones Triades, 1986 y 2001) son una fuente inagotable de estudio para quien busca ampliar la cuestión de la nutrición humana. En efecto, en estas dos obras principales, se encuentra un gran número de indicaciones de lo que la ciencia del espíritu puede aportar al investigador moderno que quiere liberarse de una visión reduccionista de la cuestión. Estas obras han podido construirse gracias a las numerosas indicaciones y sugerencias que se encuentran en la obra escrita y oral de Rudolf Steiner, que cuenta con más de 350 tomos.

Las conferencias dadas por Steiner enteramente consagradas a la alimentación son poco numerosas. Dos obras reúnen lo esencial: *Alimentation et santé* y *Alimentation et développement spirituel*, en Éditions Anthroposophiques Romandes (EAR). [*NdT : no traducidas al castellano*]

Para quienes las conocen, estas obras distan de ser fáciles. No es que sean eruditas en el sentido corriente del término, pero la visión que se propone de la alimentación y del "comedor" que la ingiere se revela muy distinta a la corriente de pensamiento actual. Esta visión requiere (en nuestra opinión) cierta preparación y ciertas adaptaciones. Ése es uno de los objetivos esenciales que me he fijado al redactar mi propio trabajo: facilitar el acceso a estas otras formas de ver las cosas y mostrar toda su riqueza para el futuro.

¿Cómo hablar hoy de la alimentación?

No ha sido fácil fijar por escrito elementos que, desde hace más de veinte años, han sido dados oralmente, en un intercambio constante, a personas o a grupos específicos siempre diferentes, animando seminarios. Sin embargo, esto constituye un excelente ejercicio y permite extraer algunos aspectos universales con la meta de cultivar una visión viva de la alimentación humana, que pueda dar más que pensar, y más que comprender.

Este libro, incompleto, es una especie de balance condensado y provisional de todo un viaje a un área donde reina, hay que repetirlo, cierto caos. No se trata en absoluto de presentar nuevas reglas infalibles. Las reglas no son válidas más que para el individuo que se las fija libremente. Tampoco se tratará en ningún caso de un manual exhaustivo de la sensibilidad alimenticia antroposófica; una obra así sería inquietante en más de un sentido. Se trata más bien de un complemento sobre la cuestión alimenticia, con intención práctica, que anima al "comedor" a hacer ejercicios no solamente culinarios, sino también interiores. El autor ha trabajado *algunos aspectos* de la alimentación que no constituyen más que una proposición, una base de trabajo. Nada más. El lector que espere encontrar en estas líneas directrices definitivas y estrictas o recetas a seguir ciegamente, quedará decepcionado. En nuestra época, se trata ante todo de informar al "comedor" sobre las implicaciones de sus preferencias, dando una información clara y objetiva. Por lo demás, él debe escoger. También se tratará de hacer aparecer los aspectos insidiosos de toda forma de propaganda mercantil que usa informaciones incompletas o desviadas, de fenómenos de moda o de "reduccionismos" de todo tipo, incluyendo ése tan tenaz de la asimilación del hombre a una máquina térmica.

Por otra parte y arriesgándome a herir sensibilidades, la información incompleta o la mala fe no son de ningún modo propiedad de lo agroalimentario tradicional; también se encuentran en gran medida en muchos medios de comunicación llamados "bio", tanto más cuando son los mismos industriales de lo agroalimentario tradicional los que extienden su actividad al sector de lo bio…Una información sana no puede en ningún caso desembocar en dogmas, sino en un nuevo despertar de la consciencia. Todo el camino presentado en esta obra está penetrado por el respeto a la libertad individual. Al fin y al cabo, el autor está mucho más atraído por compartir fraternalmente que por adquirir poder.

La idea de libertad puede dar pretexto a muchos malentendidos y el discernimiento que se trata de ejercer aquí es uno de los grandes trabajos "de interior" del tiempo presente. Ser libre no significa desinhibirse sin ninguna consciencia, dejando "para más tarde" las consecuencias; no, la libertad supone que se actúe teniendo en la consciencia las implicaciones de las preferencias, sobre sí y sobre los otros. Se trata (en este caso como consumidor) de acercarse a una responsabilidad adulta y en cierta forma ética. La experiencia muestra que el camino no es fácil: la mayoría de los seres hablan de la libertad, pero en realidad reclaman del exterior cierto número de reglas que puedan permitirles no plantearse más preguntas, seguir el movimiento, des-responsabilizarse. La libertad consiste para muchos en poder cambiar de amo cuando les parezca bien. Una enseñanza moderna de higiene alimenticia, si quiere generar comportamientos libres, exentos de dogma, de polémica y de discordia, debe apoyar la actividad interior de cada cual y no puede ahorrar cierto trabajo de conocimiento de sí mismo y de auto-educación.

Ése es el sentido profundo de la expresión dinámica de la alimentación, dinámica que engloba la calidad de los alimentos y la cualidad de la actitud del "comedor". Una conducta de esta naturaleza reclama constancia y tiempo. No es posible "curarse" en algunas semanas de los años de inconsciencia, con ayuda de algunos dictados que se impondrían brutalmente a nuestro entendimiento (y que por eso mismo nos incitarían a imponerlos a los demás). Hay que reapropiarse de lo que vivimos distraídamente, reanudar los lazos con el proceso de comer. Este cambio de actitud, este vigoroso volver a tomar las riendas se expresa en un gran "¡basta!" y reclama una buena dosis de ira santa.

Homenaje a un gran pionero

Se oye decir, con razón, que es difícil orientarse: las publicaciones sobre la alimentación se han vuelto innumerables, se suceden las guías que proponen soluciones simplistas, que pretenden explicar en algunas líneas la compleja cuestión de la alimentación humana, mientras que ella evoluciona sin cesar. También conviene precisar con la mayor claridad que el autor de estas líneas no pretende entregarse a demostraciones autoritarias, haciendo tabla rasa del pasado. Investigadores honestos ya trazaron una parte de lo que nos parece ser el buen camino a seguir para la nutrición humana del futuro. Nuestro deseo más íntimo es añadir tras ellos algunos elementos inexplorados, otros puntos de vista propios para hacer avanzar la cuestión. Ya han aparecido numerosos libros muy notables sobre este vasto tema, que citaremos en el transcurso del nuestro. Sin embargo, a riesgo de repetirnos, nos parece fundamental presentar con método otra mirada que no esté guiada únicamente por un lado por una ciencia materialista que practica abusivamente la contabilidad nutricional y la concepción del "comedor" como máquina, y por otro lado por la visión mística de un "comedor" desencarnado en ruptura con el mundo, como nos incitan ciertas tendencias orientalizantes, sino cultivando una mirada que sea –para decirlo sin ostentación– más humanista, más cercana (esperamos) a las realidades humanas. Los combates que hay que luchar en este siglo reclaman individuos en plena salud que cultiven la lucidez.

Cuando comenzamos, hace una treintena de años, a trabajar en este área de la alimentación sana, utilizando alimentos ecológicos, éramos considerados francamente como anormales, marginados derrotistas, enemigos de la ciencia... Observemos que desde entonces, oportunistas de todo pelo se han unido a los pioneros convencidos, a veces para coger el tren en marcha. Sobre este punto, habría que permanecer vigilante y distinguir tanto como sea posible a los que conviene apoyar cuando hacemos nuestras compras. Está claro que las cosas evolucionan, en un sentido y en otro. Podemos predecir que dentro de algunos años, tras nuevos fracasos, se admitirá más fácilmente que hoy que ya no es posible utilizar exclusivamente los modelos de pensamiento de una ciencia que no ve en la vida más que procesos físico-químicos, por definición privados de vida. La gravedad de la situación hace que las alternativas se reduzcan. Como lo resume Jean-Marie Pelt en una frase lapidaria: "*La agricultura de mañana será transgénica o ecológica.*"[14]

El hecho de no haber seguido una formación científica profunda en nutrición es un obstáculo en ciertos aspectos,

---

[14] Jean-Marie Pelt, *Plantes et aliments transgéniques*, Pocket, París, 2002, p. 154.

pero también es una ayuda, en la medida en que esto exime de tener que desaprender dogmas que, en la práctica, son inoperantes. Esto permite (privilegio del aficionado) atreverse a hacer otro enfoque y otras reflexiones, ante todo alimentadas por la observación, el entusiasmo y la experimentación. Si, en el marco de tal obra, varias cuestiones han debido ocupar un espacio relativamente modesto, esperamos darles más tarde el desarrollo que merecen.

Liberarse poco a poco de informaciones que se sitúan generalmente en planos secundarios, ir a lo esencial, es la condición para hacerse "comedores" adultos, atentos y serenos a pesar de todo. Los viajes requieren entusiasmo y... esfuerzos. Se ha vuelto indispensable para quien quiere formar su propio juicio, no esperar soluciones fáciles venidas de arriba, sino ponerse interiormente en actividad, implicarse valientemente para lanzar, con toda consciencia, un puente entre la alimentación y la propia individualidad. En este sentido, el lector es animado fuertemente a verificar activamente por sí mismo las proposiciones que serán hechas en las páginas que siguen y a no contentarse con tener algunas "ideas hechas sobre la cuestión". En otros términos, se ha vuelto deseable no considerar más nuestra alimentación como algo que nos es exterior, sino encontrar los lazos que permiten hacerla nuestra.

En la práctica, esto nos llevará a considerar también otro equilibrio alimenticio, más sano y liberado en lo posible de la presión mercantil del ambiente. Estamos orgullosos de nuestra ciencia nutricional y sin embargo nos saltamos diariamente sus grandes principios. Todo el mundo está de acuerdo en decir que comemos demasiado y con demasiada riqueza, que nos faltan fibras, frutas y verduras frescas.[15]

---

[15] Código europeo contra el cáncer, 5º punto, concerniente a la alimentación.

¡Estas recomendaciones oficiales resumen por sí solas la orientación general de la alimentación sana! Lo importante aquí no es sermonear ni prohibir tal o cual actitud excesiva, sino primero analizar sus motivos y luego proponer alternativas. Si estas páginas pueden estimular al lector a considerar la alimentación de una forma más amplia, no en la crispación interior de lo prohibido, sino en el discernimiento de los aspectos fundamentales, entonces no habrán sido inútiles.

Rindamos homenaje a una figura central de nuestra ciencia nutricional en Francia: el Pr. Jean Trémolières (1913-1976). Nutricionista, erudito y gran humanista, fue uno de los principales fundadores de la enseñanza de la dietética en Francia. Sobre todo conocido por los trabajos científicos que le valieron su fama, el Pr. Trémolières mantenía en varias de sus obras un discurso extraño, de gran libertad de tono. Así, en 1975 decía: *"La civilización industrial construye una sociedad patógena para el hombre, porque no está a su medida."*[16]

Por otro lado, era perfectamente consciente de la necesidad de extender el debate nutricional, cuando precisaba:

"(...) reducir la nutrición a una ciencia físico-química no satisface más que a profesores de despacho; tomé consciencia de que nuestro tiempo, que había triunfado gracias a una concepción físico-química de su universo, se arriesgaba a morir a causa a ella. No viviendo más que con palabras objetivadas, en un universo informatizado, la vida real, los gestos cotidianos más elementales se nos escapan. Incluso los que habrían debido tener bien a la vista que la concepción física del conocimiento no era más que un aspecto del hombre, una habilidad, se han dejado corromper. Perdiendo su lenguaje, perdiendo el conocimiento

---

[16] Obra citada en la nota 1, p. 19.

afectivo, con las intuiciones locas, el hombre se arriesga a morir por lo que produjo su éxito. Ha comido demasiada física." (16) Es particularmente valeroso, para un científico reconocido por sus iguales, cuestionar algunos principios que estuvieron en el centro de su propia formación.

No son precisamente estos principios los que conviene rechazar, sino la manera abusiva de utilizarlos o de no superarlos, sólo hay que moderar el sitio que deben ocupar en las aplicaciones de la ciencia nutricional. *"Y ésa es justamente la corriente hacia la cual la dietética debe ir, conjugando la comprensión más profunda de la biología con la intuición más justa del ser humano."*[17]

He ahí, pues, precisada gracias a estas palabras (que hay que calificar de proféticas), la meta deseada de una obra como ésta: proponer una ampliación del debate nutricional con toda humildad, pero con mi convicción: la de un profesional cuya ocupación diaria ha sido durante más de 20 años alimentar a niños y a adultos.

En nuestros días, se considera justo favorecer la eficacia; sin embargo, el respeto, la ética y la veneración, iluminadas por el sentimiento religioso considerado en un sentido más universal que confesional, así como el agradecimiento a los reinos de la naturaleza, nos parecen, en cuestión de nutrición, guías más seguros y en definitiva más duraderos que la carrera ciega por el rendimiento, a una supuesta eficacia y a la productividad. La naturaleza no es un gran almacén, sino un jardín a la espera de la sabiduría moderna de los hombres…En lugar de disertar sobre los resultados (a veces brillantes, pero también a veces desastrosos) de nuestra industria agroalimentaria, es indispensable

---

17 Pr. Jean Trémolières, *Diététique et art de vivre*, Marabout, Verviers, 1980, p. 26.

considerar lo que viene antes, o sea, el estado de ánimo, la calidad de consciencia que preside las decisiones que se toman, no solamente por parte de los industriales, sino también por parte de los individuos que llamamos consumidores.

Es evidente que cierta investigación nos lleva a ver a todos los manipuladores actuando, pero hemos adquirido la convicción de que tal actitud, llevada al exceso, no conduciría más que a una forma de paranoia dolorosa. Esta investigación debe ser compensada por otra, la de conocerse a sí mismo como gran manipulado en potencia. Solamente un camino de despertar, de auto-educación, podrá sacar a la luz la manipulación, el condicionamiento del que somos objeto en el triple plano del cuerpo, del alma y del espíritu.

En el plano del cuerpo, somos considerados más como máquinas que como organismos y por tanto alimentados como tales.

En el plano del alma, somos manipulados en nuestra esfera de deseos, nuestras elecciones son desviadas, nuestras preferencias son orientadas hacia pulsiones infantiles.

En el plano del espíritu, somos sometidos a una desculturización intensiva, bajo el pretexto de que no existiría otra realidad que la de esta vida terrestre, perceptible por los sentidos de nuestra organización física.

I

El significado de la comida

*"La forma de elaborar la ciencia
que hizo triunfar a la físico-química,
no debe ser olvidada, sino superada".*

Pr. Jean Trémolières, *Partager le pain*, obra citada.

En uno de sus seminarios, Gerhard Schmidt dijo esta impresionante frase: «*El hombre sabe cómo ir a la luna, ¡pero no sabe realmente lo que ocurre cuando come una galleta!*"Esta reflexión plantea cuestiones fundamentales. En efecto, si el hombre ha conquistado toda una parte del mundo, si ha domesticado un cierto número de fuerzas naturales, ha descuidado volver la mirada hacia dentro, ha descuidado emprender un trabajo de conocimiento de sí mismo, de sus procesos íntimos y de la verdadera naturaleza de éstos. Comemos (al menos) tres veces al día: ¿no vale la pena pasar un momento buscando su significado profundo?

Nuestra ciencia busca definir el por qué de la comida humana. La noción más corriente puede expresarse así: *"El cuerpo, como un automóvil, tiene una necesidad permanente de energía. Necesita igualmente materiales de construcción, de reparación y de mantenimiento, además de productos de reciclaje y productos que faciliten la eliminación de los deshechos. Se puede considerar que el cuerpo contiene una serie de depósitos que se llenan y se vacían simultáneamente, cuyos niveles hay que mantener constantes. Igualmente para el coche, los niveles de gasolina, de aceite, de agua, la presión de los neumáticos, el nivel del limpia-parabrisas, de frenos o de la batería. El papel de la alimentación es suministrar al cuerpo los elementos indispensables para la vida y mantener los niveles constantes."*[1]

Cuando (como un depósito de carburante) el vientre está lleno, tenemos autonomía: la máquina puede funcionar durante un tiempo. Así pues, un reflejo inconsciente nos empuja a esta idea del motor y cuando nos debilitamos, somos tentados por el reflejo familiar de mirar el depósito y llenarlo.

Esta imagen, tan chocante en ciertos aspectos para un alma sensata, no es enteramente falsa, pero debe ser bastante completada. La imagen de un mecanismo debe ser completada –si no reemplazada- por la de un organismo. También se puede considerar que la presencia de comida mantiene al organismo, con la presión de carga suficiente. Mientras los alimentos están en el cuerpo, éste trabaja en digerirlos. En este caso, la expresión "grano para su molino", por muy trivial que pueda parecer, no es falsa. El organismo humano es más complejo que lo que parece. En lugar de la idea común de un cuerpo que recibe alimentos *de energía*, consideraremos otro punto de vista. El cuerpo humano es más que un simple receptáculo de calorías. Considerar los distintos reinos por orden de complejidad no es falso; poco a poco, las necesidades alimenticias son cada vez más difíciles de establecer, la ecuación energética se vuelve cada vez más difícil de escribir.

¡Qué diferencia hay entre una máquina y un hombre! Es un bello tema de meditación. Por ejemplo, con una cantidad determinada de combustible, un motor hace un traba-

---

[1] Stella y Joel de Rosnay, *La Malbouffe, comment se nourrir pour mieux vivre*, Seuil, Points Actuels, París, 1981, p. 48. A pesar de algunas presentaciones que nos parecen esquemáticas, este libro es una buena introducción a la alimentación sana.

jo preciso (y no más); no ocurre lo mismo en el ser humano: incluso si le falta combustible, hará de todas formas lo que ha decidido hacer.

Recobrar la humanidad del "comedor"

Ocupadas en sus trabajos de análisis, las ciencias naturales han expulsado en cierto modo al hombre de su laboratorio. La complejidad de la constitución humana molesta al pensamiento intelectual, pues ahí no puede orientarse. El estudio de la naturaleza humana se sitúa en la encrucijada entre las ciencias duras (como la física y la química) y las ciencias blandas como la psicología o las ciencias sociales. Este estudio conduce a veces a las certezas, aún más a menudo a los enigmas. Entonces se trata (para esta corriente de pensamiento que quiere mantenerse reduccionista) de simplificar en lugar de sumergirse en el corazón de la realidad, de encontrar el mínimo común denominador, la idea más confortable.

Para la ciencia de la nutrición, cuyos principios datan de menos de dos siglos (concretamente con los trabajos de Lavoisier), el organismo humano ha sido considerado (todavía lo es) como una máquina de combustión, que reclama su ración de calorías, equilibrando los in-put y los out-put, las entradas y las salidas. Esta idea simplista es tan cómoda que se ha afirmado con el tiempo, a pesar de los progresos innegables de la ciencia nutricional. Tal imagen, que fue un primer paso, no ha evolucionado bastante; todavía está en buen estado, fuertemente anclada en el inconsciente colectivo, y contribuye en nuestros días a *desviar* toda la cuestión de la alimentación humana.

Una de las consecuencias mayores es que una imagen tal favorece el determinismo, incita al hombre a quedar esclavo de sus apetitos. El hombre así condicionado, reducido a una dependencia maquinista, será el consumidor dócil que renunciará tanto más fácilmente a una búsqueda que le lleve progresivamente hacia la libertad.

Los resultados surgidos del trabajo de los precursores han sido *fijados* por sus sucesores de manera abusiva. Cuántos biógrafos podrían recordarnos así el número de vidas traicionadas por una posteridad ávida de utilitarismo. Se puede pensar en Darwin o en Pasteur. Habría que recordarlo sin cesar, si queremos avanzar hacia una nueva consciencia de la alimentación.

Volvamos a nuestra cuestión. Hoy, si se quiere saber verdaderamente por qué el hombre debe alimentarse, se obtienen respuestas que no corresponden siempre a la realidad. Según la Organización Mundial de la Salud (OMS), el hombre pide a su alimentación:

- mantenerle en buena salud,
- permitirle trabajar con un rendimiento satisfactorio,
- perpetuar la especie humana, sin degenerarla.

Se presentan muchos otros motivos, por supuesto. "*Es para mantener la vida*", se oye decir. Claro, pero numerosos especialistas estiman que la alimentación (de los países ricos) es responsable de la mayor parte de las enfermedades de civilización. Habrá que preguntarse por qué los humanos más ricos y los mejores instruidos del planeta, carecen hasta este punto de sabiduría.

En lo que concierne a las cantidades preconizadas (o necesidades diarias), también se detecta un gran número de contradicciones: la prescripción corriente de una ración de 2000 a 2500 calorías al día es contradicha por la mayoría de la humanidad, que vive con alrededor de un cuarto de estas cantidades, contentándose frecuentemente con una sola comida verdadera al día. ¿Eso quiere decir que esta humanidad subalimentada –según nuestros criterios- está forzosamente inactiva? No es tan simple. ¿El pequeño campesino asiático es menos eficaz que el gran civilizado sobrealimentado? ¡Nada es menos cierto! El occidental, que en principio no carece de nada, no es el mejor preparado para llevar cargas o para trabajar la tierra con sus manos. Cómo comprender mejor estas tablas de necesidades que se nos quiere presentar como universales: *"La nutrición ha establecido que no se podían escoger normas nutricionales sin elegir un tipo de hombre. Así pues, no hay normalizaciones internacionales, si no hay un hombre de tipo internacional."*[2]

También es interesante hacer esta constatación paradójica, que crea muchos envidiosos: ¡los delgados comen generalmente mucho más que los gordos! ¿Entonces cómo puede hablarse todavía de ecuación calórica? ¿No sería más justo hablar de individuos que mantienen una relación particular con la comida? ¡Estas diferencias de relación no se observan en las máquinas!

"El ser vivo puede vivir en equilibrio nutricional en niveles que varían de 1 a 3 para las calorías y las proteínas, de 1 a 10 para los minerales y las vitaminas. El hombre no es un motor térmico. El motor térmico es un objeto definido existente en sí mismo. EL motor humano no es un objeto fijo; lo que es está en relación con lo que recibe y con lo que produce en amplios márgenes, ellos mismos relativos a un pasado. Queda por hacer la termodinámica de un sistema tan relativo."[3]

---

2 Pr. Jean Trémolières, *Partager le pain*, Robert Laffont, París, 1975, p.122.

3 *Idem*, p. 127.

También podemos recordar que el trabajo intelectual –o el hecho de hablar– no conlleva (según la ciencia nutricional) más que un consumo despreciable de calorías. ¿Eso quiere decir que las profesiones que tienen estas actividades experimentan menos que otras la necesidad de alimentarse? Cada cual puede verificar que no es en absoluto así: los maestros, por ejemplo, están provistos de un sólido apetito, ¡soy testigo!

En los últimos campeonatos del mundo de ajedrez, un médico revelaba que un jugador (inmóvil) en pleno esfuerzo intelectual, ¡puede perder hasta 2 kilos en el transcurso de una sola partida!

También se habla mucho de reconstituir la substancia corporal que se gasta en el curso de la vida activa. He aquí lo que dice sobre ello el Pr. Jean Trémolières: "*No nos sentamos a la mesa para rehacer reservas agotadas: entonces nos bastaría con comer cada tres semanas (el varón) o cada seis semanas (la mujer)(!). En cuanto al estómago (y a su buen funcionamiento), nos permitiría comer una vez al día o una vez cada dos días.*"[4]

Los estudios más serios sobre lo que puede llamarse la contabilidad nutricional, llegan a veces a resultados como mínimo sorprendentes. Dos autores que han seguido metódicamente esta cuestión parcial de las calorías, nos ofrecen conclusiones que hacen oscilar entre la incredulidad y la hilaridad: "*Si se convirtiera el sobrepeso corporal de los habitantes de América del Norte en calorías, se dispondría de suficiente energía para iluminar las grandes ciudades de los Estados Unidos durante un año.*"[5]

---

[4] Pr. Jean Trémolières, *Diététique et art de vivre*, Marabout, Verviers, 1980, p. 40.

[5] G. Cannon, H. Einzig, *Le bluff des régimes*, Ramsay, París, 1984.

Los hechos nos recuerdan dolorosamente nuestra incapacidad de captar de forma justa el significado de la comida.

La obligación implícita que significa ser consumidores ciudadanos, también contribuye a falsear todo el debate. Los dietistas nos dicen "*¡coméis demasiado!*", los economistas nos dicen "*¡Relanzad el crecimiento, llenad vuestros carros de la compra!*". Aparte del humor o la cólera, ¿qué nos queda, sino la depresión? El consumo excesivo es un deber cívico, al mismo tiempo que un error de higiene.

Según Daniel Muller, en su prólogo al libro de G. Cannon y H. Einzig[6]: "*(...)Es cierto que **el equilibrio económico descansa sobre la perpetuación de estos errores**. Reformar nuestros hábitos alimenticios equivaldría a transformar la industria agroalimentaria, a romper el equilibrio (ya precario) de la Comunidad Europea en materia de agricultura y ganadería (...) ¿Podemos entonces extrañarnos del silencio que planea en Francia sobre los problemas de nutrición unidos a la salud?*"

Estas pocas observaciones, entre otras, sólo sirven aquí para mostrar a qué callejones sin salida nos han conducido las concepciones cuantitativas y maquinistas utilizadas excesivamente por la ciencia nutricional actual; además, los problemas de peso que todos encontramos –un día u otro- ilustran esta paradoja (ver el capítulo 6).

Retomemos una reflexión que da Rudolf Steiner en su introducción a *La metamorfosis de las plantas* de Goethe. Es verdad que aquí se trata de la vida de los organismos vegetales, pero estas líneas conducen la reflexión en la buena dirección, pues ayudan a meditar sobre la diferencia que existe entre organismo y máquina:

---

6 *Idem.*

"(…)En la máquina misma, todo resulta de interacciones entre las partes. En ésta, nada real existe fuera de estas interacciones. El principio que crea la unidad y que domina la acción coordinada de estas partes falta en el propio objeto, está presente exteriormente al objeto, en la cabeza del arquitecto: en el plano. Solamente la miopía extrema puede negar que la diferencia entre organismo y mecanismo reside precisamente en el hecho de que el principio que es la causa de las relaciones recíprocas de las partes se encuentra en el segundo en el exterior (de un modo abstracto), mientras que en el primero adquiere él mismo una existencia real. Así, los caracteres perceptibles sensorialmente no aparecen causados unos por otros, sino dominados por este principio interno, como consecuencia de tal principio, que ya no es perceptible para los sentidos. En esta perspectiva, es tan poco perceptible como el plano en la cabeza del arquitecto, plano que no existe más que para el espíritu; es incluso esencialmente este plano, con la salvedad de que ahora ha entrado en el interior del ser y ya no cumple sus efectos por intermediario de un tercero –el constructor-, sino que lo hace directamente él mismo."[7]

Las contradicciones de nuestra ciencia alimentaria se explican cuando nos damos cuenta de que se obstina en reducir el organismo humano a una máquina. ¿Una máquina tiene estados emotivos? ¿Una máquina puede orientarse, a partir de su propia constitución, en un camino de trascendencia, de autodisciplina, de libertad? Si se quiere salir de este reduccionismo (de consecuencias desastrosas en varios planos), hay que volver a situar al hombre en el centro de los procesos y considerar la alimentación humana de forma muy distinta.

---

[7] Goethe, *Teoría de la naturaleza. Metamorfosis de las plantas*, Tecnos, Madrid, 1997.

Como hemos esbozado, la nutrición humana es una disciplina particular, molesta, pues el estudio del hombre pide prestados los conceptos de las ciencias llamadas "duras", como la química (o las exigencias económicas) y muchos más conceptos de las ciencias llamadas "blandas", como la psicología o el estudio del condicionamiento social y cultural... Hay que abandonar la creencia en una pasividad o un automatismo del vientre y desarrollar la percepción de un *proceso altamente dinámico*, penetrado de fuerzas de vida, de fuerzas de alma y de espíritu. Es cierto que todo el proceso digestivo se desarrolla en un lugar del cuerpo que normalmente escapa a la consciencia, pero un estudio de la digestión, incluso elemental, muestra la intensa actividad que se desarrolla.

Rudolf Steiner inauguró esta nueva vía de investigación, al afirmar: "*La nutrición consiste en trabajo y no en substancia*" y "*La vida no consiste en ingerir coles y nabos, sino en el trabajo que hay que ejecutar para que las substancias de las coles y de los nabos penetren en nuestro cuerpo.*"[8]

Tomemos consciencia de hasta qué punto la digestión es una formidable actividad interior del Yo. La salud no es en este caso sinónima de un silencio de los órganos, sino al contrario: la salivación, la masticación y la digestión implican una secreción de varios litros de jugos digestivos diarios, y además estos movimientos de mezcla y amasado, estas presiones reptilianas del intestino (tanto más fuertes cuando se trata de verdaderos alimentos), están más cerca de una gran actividad que del silencio. Claro que, generalmente –aparte de algunos sonidos incongruentes- esta actividad del vientre se hace sin que tengamos que ocuparnos

---

[8] Rudolf Steiner, citado en: Gerhard, Schmidt, *Dynamique de l'alimentation*, París, Triades, 2001, p. 50-51.

de ella: la cabeza queda libre y cada uno se mantiene en su territorio y en sus actividades. Mirar como se activa el vientre no es del gusto de todos. Y sin embargo, ¡cuánto trabaja! La reacción violenta de nuestro cuerpo ante una simple astilla de madera, incluso minúscula, muestra que no dejamos entrar fácilmente cualquier cosa *en el interior* sin oponernos activamente.

Si el hombre no reaccionara a la intrusión de substancias extrañas en su cuerpo, estaría en perpetua indigestión, tendría mala salud. Es lo que se dice en un antiguo proverbio árabe: *"Al comer, el hombre cae enfermo; al digerir, se cura."*

En realidad, que el hombre esté activo –desde el fondo de las entrañas hasta la punta de los dedos-, no es posible sino gracias a un acto continuo de oposición, de afirmación de sí en tanto que fuerza de metamorfosis, ya se trate de ideas, de percepciones o también, por supuesto, de alimentos.

Eso es lo que vamos a intentar desarrollar, formulando nuestra interrogación de otra forma, o sea, al revés.

¿Qué ocurre cuando no comemos?

Ya no conocemos realmente ese momento particular de ligereza que es el hambre y después ése no menos particular de la saciedad. Alternancia de carga y descarga. La opulencia en la que vivimos hace que al menor retortijón…"piquemos". En las ciudades, a todas horas, en todas partes, con tal de que tengamos algunas monedas, podemos "picar".

¿Cómo y por qué aparece el hambre? ¿Cómo y por qué la satisfacemos? Estas preguntas serían de una gran enseñanza; planteárselas seriamente sería una gran *lección de natu-*

raleza humana. Nos parece que la experiencia extrema de la privación voluntaria de alimento puede aportar elementos decisivos en la verdadera comprensión del proceso alimenticio. Si la saciedad –considerada como una forma de bienestar- no nos instruye realmente sobre el significado de la comida, ¿entonces por qué no renovar la cuestión en una experiencia voluntaria de privación? Es lo que permite la experiencia del ayuno.

Aquí no se trata de hacer ninguna propaganda de esta práctica, que necesita algunas precauciones y advertencias[9], sino ver qué puede enseñarnos la privación de comida sobre el verdadero significado de ésta. Permítanme hablar de mi experiencia en esta área. He tenido la ocasión de practicar varios ayunos hídricos experimentales de tres días a tres semanas.

(Antes hay que precisar que la mejor manera de comenzar un ayuno hídrico es desembarazar al intestino de toda reliquia de comida. El método preconizado más drástico es la purga.)

---

[9] El ayuno higiénico es una práctica que tuvo numerosos adeptos en el pasado, con autores como H. Shelton o el Dr. E. Bertholet, autor de la notable obra: *Le retour a la santé par le jeûne*, Ediciones Rosicruciennes, Lausanne, 1974.

Actualmente, algunas clínicas practican todavía estos métodos con mucha seriedad (concretamente en Alemania o en Suiza), en casos de enfermedades graves. La disociación que se opera en el ayuno hídrico, como acaba de ser descrito, no carece de peligro para la vida del alma del individuo y su vínculo con la comunidad de los hombres. La ascesis debería en definitiva hacernos fuertes, presentes en el mundo. Encontramos preferible recurrir a los consejos de un médico que esté al corriente de estos métodos, más que empezar solo esta aventura. Las prácticas higienistas van actualmente hacia curas más moderadas: las monodietas (curas de arroz para los macrobióticos) o las curas de frutas (manzanas, uvas) o de comida cruda (método Bircher-Benner, ver capítulo 3).

La primera constatación que se hace al abstenerse voluntariamente de comida, es que el hambre, en lugar de aumentar, ¡disminuye! Si, todo haría pensar que en nuestro organismo sufriente resonarían rápidamente señales de alarma y cada vez más fuerte. Pues bien, no. Si observamos los primeros días con serenidad, el hambre decrece progresivamente y rápidamente. ¡Tras dos o tres días ya no tenemos hambre! Entonces tenemos la posibilidad de vivir una tranquilidad relativa. ¡Qué largos parecen los días sin comidas! Los mejores especialistas están de acuerdo en un hecho inquietante: el verdadero hambre tarda tiempo en volver: ¡entre 4 y 6 semanas!

La segunda constatación notable que hacemos durante el ayuno es que ¡todavía estamos vivos! ¡Claro que los materialistas hablarán de las reservas que hemos acumulado antes de la privación! Sin embargo, de forma paradójica, varias observaciones muestran que las personas delgadas tienen a menudo más facilidad de ayunar que las otras; por lo demás, una persona con buena salud, en circunstancias favorables (calma, reposo, atmósfera favorable), podría ayunar hasta 40 días antes de que aparezcan síntomas alarmantes. *"El hambre no tiene nada que ver con lo que nos incita a hacer tres comidas al día. Nuestras reservas nos permiten subsistir fácilmente tres meses con agua, 100 a 200 g de glúcidos y un poco de sal de potasio."*[10]

Por supuesto que se manifiesta un debilitamiento progresivo. Pero si nos obstinamos en hablar únicamente de reservas, ¡entonces es forzoso constatar que disponemos de muy buenas reservas!

La tercera constatación extraña que hacemos durante el ayuno se refiere a la sensación íntima de que en ausencia

---

[10] Obra citada en la nota 2, p. 55.

de alimento palpable, nos unimos más a otro alimento más fino. ¿Qué significa eso? Pues sí: el aire puro, la luz, los olores sutiles de la naturaleza, así como la belleza o la armonía, entran en nosotros y nos satisfacen como alimentos. Entonces percibimos cómo adquiere importancia otra corriente alimenticia, por compensación. En nuestra manera de vivir y de alimentarnos normalmente, también percibimos ciertamente este otro alimento, pero su percepción está como atenuada. En periodo de ayuno, está acrecentada.

Ahora es útil preguntarse ¿cuáles son las funciones, las capacidades que disminuyen en nosotros, y cuáles son las que eventualmente mejoran? Así podremos comprender mejor lo que nos aporta verdaderamente el acto de nutrirse. En el capítulo de las mejoras, ciertamente es justo hablar de una mayor claridad mental, de una mejor actividad psíquica, más orientada hacia lo suprasensible que hacia lo sensible. No es fortuito que durante siglos, todas las indicaciones prácticas de las religiones y de los místicos hayan estimulado la templanza, la frugalidad y el ayuno. En ayuno, el espíritu está como liberado del peso corporal.

Yendo más lejos, se podría incluso decir que la alianza entre la vida psíquica y la corporcidad se degrada progresivamente. El instrumento corporal, con el que antes podíamos contar, comienza a escapársenos, a volverse mucho más desobediente. Desde un cierto punto de vista es como un lento divorcio que se opera en nosotros entre lo que deseamos y lo que físicamente somos capaces de hacer. Esta constatación es extremadamente instructiva: lo que estaba unido se separa. El simple hecho de levantarse provoca vértigo, bien conocido por las personas familiarizadas con el ayuno; se es más friolero y el esfuerzo muscular se vuelve más difícil. Estos síntomas aumentan a medida que dura el ayuno. El cuerpo se hace cada vez menos utilizable, pero los órganos instrumentos de la consciencia quedan intactos. A finales de abril de 2000, el periodista tunecino M. Ben Brik, que había hecho una huelga de hambre de varios semanas, para denunciar la falta de democracia en su país, respondió de forma muy convincente y emocionante a preguntas hechas por teléfono en France-Inter.

El ejemplo de los grandes místicos que se abstuvieron de alimento durante meses, si no años, no está exento de enseñanza. No se trataba de una privación voluntaria, sino más bien de una incapacidad progresiva a unirse al alimento. El caso de la francesa Marthe Robin[11] es ejemplar desde este punto de vista y nos lleva a la cuestión de la doble nutrición: ponderable-inponderable, terrestre-cósmica, como la califica Rudolf Steiner. Se puede captar esta polaridad cuando se comprende que en ciertos individuos, el alimento espiritual es tan importante, que vuelve menos necesario cuantitativamente el alimento terrestre. Extrañamente, todos los individuos de esta categoría se han declarado unidos al ser del Cristo. El camino de la mística Marthe Robin ilustra este caso: todavía joven, en una especie de éxtasis continuo, su cuerpo rehusó progresivamente la absorción de todo alimento. Los observadores (y los ha habido) estiman que Marthe Robin vivió varias decenas de años con la hostia cotidiana como único "alimento". Por mucho que algunos científicos materialistas vigilaron a la mística de día y de noche…no se descubrió ninguna superchería. En cuanto a la composición

---

[11] Ver concretamente Jean Guitton, *Portrait de Marthe Robin*, Le livre de poche, París, 1978.Mircea Eliade y otros autores, *Corps à prodiges*, Tchou, París, 1977.

calórica de la hostia…más vale sonreír. Por otro lado, ésta desaparecía totalmente en la boca de la mística, sin que la deglución fuera necesaria.

Si damos estos detalles es, recordémoslo, para acercarnos al significado de nuestra comida terrestre. La actividad de Marthe Robin se reducía a unas consultas intensas, que daba desde su cama a personas que le preguntaban. Encontramos esta disociación evocada precedentemente (aquí llevada al extremo) entre el espíritu, el alma y el instrumento corporal (reducido a un estado cercano a la catalepsia).

Otros místicos con características similares (como Catherine Emmerich y Thérèse Neumann), muestran esta regresión corporal absoluta. A pesar de ello, en estos seres profundamente unidos a la pasión del Cristo, ¡se podían observar regularmente derramamientos de sangre y la aparición de estigmas!

La alimentación humana
entre luz y gravedad

Hemos descrito una forma de ingravidez corporal que acompaña al ayuno. Tras el ayuno interviene la fase de la re-alimentación. Se estima generalmente que esta fase debería durar tanto como el ayuno propiamente dicho. Bella imagen de una especie de ida y vuelta. Si el ayuno es largo –de varias semanas- los primeros alimentos serán líquidos: tisanas con miel, caldo aguado; luego, los días siguientes compota, papilla de cereales, etc. ¡Una verdadera comida de bebé, que evidencia la regresión del organismo! Una comida demasiado consistente enfermaría con seguridad.

Seamos conscientes o no, todos nos entregamos cada día a estas experiencias de ayuno, en la medida en que dormimos. Sí, cada noche, tranquilamente acostados, ¡ayunamos! (Observemos de paso que estamos más ligeros por la mañana que por la noche). Si la comida de la noche no ha sido demasiado copiosa, de noche vivimos experiencias un poco similares a las vividas en el transcurso de un periodo voluntario de ayuno. Vivimos interiormente encuentros y "viajamos", la vida del alma se expande, mientras que el cuerpo reposa tranquilamente en el lecho. Una domina al otro. Verano del alma, invierno del cuerpo. Tras el despertar, el proceso se invierte: actividad sensorial del cuerpo, sueño del alma. Platón decía que: *"el cuerpo es la tumba del alma"*; el momento del despertar permite verificarlo.

Los acontecimientos del mundo comienzan a entrar en nosotros; en el mejor de los casos comenzamos a digerirlos psíquicamente: ¿Qué hora es? ¿Qué tiempo hace? ¿Cuáles son las noticias del mundo?, etc.

Sólo más tarde empezamos a *dejar entrar partes del mundo por la boca*; el vocabulario está bien hecho: des-ayunamos. Pero no se trata de tragar maquinalmente. Solamente afirmándose, confrontándose, digiriendo la materia comestible del mundo, uno puede ponerse en actividad. Si no fuera el caso (y eso ocurre), estaríamos tentados de volvernos a acostar. Si se comparan varios menús, se siente enseguida lo que significa esta cuestión de confrontación matinal. ¿Se trata, por ejemplo, de pan mojado en el cuenco, de croissants, de frutas frescas o de un verdadero pan integral que revela lentamente sus sabores en el transcurso de la masticación? En este sentido, la expresión *comer cualquier cosa* tiene mucho sentido e indica una relación con el mundo un poco grosera.

Estos pocos hechos ayudan a comprender que, si podemos vivir en el mundo, es porque somos capaces de incorporarlo psíquicamente y corporalmente, es la actividad interior la que nos mantiene erguidos y vigorosos. ¿Eso quiere decir que la substancialidad de la comida no cuenta? Los adeptos de un régimen frugal orientado hacia una alimentación más vegetal, saben que una alimentación demasiado rica –sobre todo en proteínas- tiene tendencia a "sentirnos de plomo", por la simple razón de que pasamos tiempo y consagramos energía a desembarazarnos de tantas substancias inutilizables. Durante esta labor, la consciencia es oscurecida.

Aquí no se trata de dar reglas generales de régimen a lectores que son todos distintos, aunque tantos autores se obstinen en hacerlo. Cada cual puede darse cuenta de su posición en sus preferencias alimenticias; al levantarse por la mañana es un momento ideal para hacer nuestro balance de salud y poner nuestras opciones alimenticias a la prueba de los resultados. Nuestro propósito es simplemente mostrar, como decíamos al principio, que la alimentación sana consiste en dinamizar el organismo, más que en cargarlo; en rebotar contra el mundo manifestado, más que hundirse en él. Sin duda, guardamos un poco de substancia de nuestra comida, pero es mínima.

Cuando ella se deposita, en forma de grasa o de intoxicación, significa que el organismo no ha sabido transformarla ni "quemarla". El problema generalizado de la obesidad y de las alergias digestivas muestra claramente nuestra incomprensión profunda del significado de la nutrición. Dicho esto, está claro que la libertad humana es (aquí como en los demás ámbitos) fundamental. Cada uno escoge el régimen que conviene a su verdadera naturaleza. La meta de esta obra no es abogar por tal o cual régimen, sino traer algunos elementos a la consciencia, proponer alternativas para que cada uno haga sus elecciones o las modifique, si es necesario, lo más lúcidamente posible.

En el transcurso del día, sería bueno que hagamos de forma que puedan sucederse periodos de hambre y de saciedad, de carga y de descarga, para que se expresen todas las potencialidades de nuestro ser. En nuestro mundo de opulencia, es bueno que recuperemos la verdadera satisfacción de las cosas simples, auténticas. Es lo que expresa magníficamente Solzenitsin:

"Para comprender la naturaleza de la felicidad, hay que analizar la saciedad. ¿Te acuerdas de la Lubyanka? ¿Te acuerdas de esa sopa de cebada diluida o de esas gachas de avena sin una onza de materia grasa? ¿Puedes decir que comes una cosa parecida? No: comulgas con ella. ¡La tomas como un sacramento! Es como el "prana" de los yogis. Lo comes lentamente con el extremo de tu cuchara de madera, lo comes absorbiéndote totalmente en el proceso de comer, pensando en el hecho de comer...Y esto se extiende a través de tu cuerpo. Tiemblas sintiendo el dulzor que se escapa de estos granitos demasiado cocidos y del líquido opaco en el que flotan. Y después, sin casi ninguna comida, continúas viviendo seis meses, doce meses. ¿Puedes comparar verdaderamente eso a la forma grosera con la que se devoran los filetes?...Así es como en nuestras pobres carcasas aprendemos la naturaleza de la saciedad. La saciedad no depende en absoluto de la cantidad de lo que comemos, sino de la forma en que comemos...Cualquiera capaz de contentarse estará siempre satisfecho."[12]

Uno de los objetivos principales de la alimentación sana es desarrollar este sentido del contentarse: estar más contento con menos. ¿La publicidad no busca a hacernos creer lo contrario?

---

[12] Solzenitsin, *Le premier circle*, Robert Laffont y Le livre de poche, París, 1974, p. 40.

Comemos para ser capaces de oponernos desde el interior al mundo que nos rodea; es todo nuestro ser el que está ocupado en esta tarea, hasta nuestro Yo, que debe penetrar en lo más profundo de nuestro organismo para que la digestión y después la humanización del alimento sean completas. Esta limitación existencial del hambre y de la sed no excluye ni la libre sabiduría en nuestros apetitos, ni el equilibrio en nuestras elecciones, ni por supuesto la facultad de transformar esta necesidad en placer...

La llamada del hambre y de la sed reclama una precisión importante:

"Si el hombre no tuviera que vivir sobre la Tierra entre su nacimiento y su muerte, y cumplir en ella sus tareas terrestres, no necesitaría comer. Podría tomar todo del espacio cósmico. Pero quiere andar, trabajar con sus manos (...), la comida le es indispensable."[13]

Comprender profundamente el "comer" en la existencia humana, nos lleva a considerarlo como un acto rítmico de encarnación. La ingestión de comida obliga al Yo a penetrar en el instrumento físico y a activarlo. Este acto es rítmico, porque es realizado a horas regulares del día.

---

[13] Gerhard Schmidt, *Alimentation dynamique*, Tomo 2, Triades, París, 1986, p. 43.

Algunas aplicaciones prácticas

La noción de confrontación, cuando se toma la molestia de experimentarla, se revela de una gran riqueza. Ehrenfried Pfeiffer, colaborador de Rudolf Steiner, informa que en 1924, le hizo la pregunta siguiente:

"-¿Cómo es que, a pesar de sus numerosas y precisas directrices, el impulso espiritual y particularmente la formación interior de los individuos hayan tenido tan poco efecto? ¿Por qué muestran tan poca experiencia espiritual, a pesar de sus esfuerzos? Y sobre todo, ¿cómo es que, a pesar de los conocimientos teóricos, la voluntad de pasar a la acción, de llevar a bien el impulso espiritual, sea tan débil?"

Luego precisa lo que esperaba como respuesta:

-"Esperaba sobre todo que me dijera cómo lanzar un puente hacia la participación activa y la ejecución de las intenciones espirituales, sin ser desviado del camino recto por la ambición personal, las ilusiones y los celos mezquinos. Rudolf Steiner había mencionado estos tres defectos como los principales obstáculos interiores a superar. Su respuesta fue memorable y sorprendente:

- Esto es un problema de nutrición. Tal como es actualmente, la comida ya no da al ser humano la fuerza de manifestar el espíritu en lo físico. Ya no se es capaz de lanzar un puente del pensamiento hacia la voluntad y la acción. Las plantas alimenticias ya no contienen las fuerzas que deberían dar a la gente."[14]

La falta de calidad de la comida no es solamente perjudicial para la salud, sino que debilita la voluntad, la fuerza de realización de los "deseos" que lleva el individuo. Es cierto que todo esto reclama medida y gradación. Una

---

[14] Postfacio de E. Pfeiffer a Rudolf Steiner, *Curso de agricultura biológico-dinámica*, Editorial Rudolf Steiner, Madrid, 1924.

máxima bien conocida por la fisiología ("Un órgano debe trabajar lo más posible, si no, se atrofia") ha dado lugar, por falta de matización, a muchos excesos. Varios movimientos de alimentación sana han preconizado así regímenes estrictos sin tener en cuenta a los individuos. Cada persona tiene su propia capacidad de trabajo. Para uno, un paseo de una veintena de minutos será perfecto, para otro habrá que contar con toda una hora. Los dos habrán hecho el ejercicio que les conviene. Vemos, pues, las posibilidades de errores sin fin que se pueden encontrar en nombre de un buen principio. Abordaremos esta cuestión importante del temperamento en el próximo capítulo, por el momento se trata de añadir algunos argumentos a esta idea directriz del ejercicio. En efecto, en nuestra época, la posibilidad de hacer menos esfuerzo aparece como un lujo de civilizado, del que hay que aprovecharse a todo precio. El progreso científico e industrial ha permitido al hombre moderno más confort y sería tonto no reconocerlo. Sin embargo, conviene aportar algunas matizaciones.

Si hay una cosa en la que todo el mundo está de acuerdo, es la de poder disponer de tiempo libre. Es un vasto debate. Inventos que se han vuelto triviales (como el lavavajillas, por ejemplo), hacen ganar tiempo. Hay muchos otros y se puede esperar que el tiempo ganado sea verdaderamente ganado. En la práctica, ¿es ése el caso?

Los ahorros de actividad o de ejercicio, ¿son verdaderamente provechosos? Se habla mucho de hacer menos esfuerzo en todas las áreas, como si esta idea de la hamaca constituyera en sí un ideal y borrara la formidable virtud del ejercicio razonado, de la actividad fortificante.

Esto se vuelve de una actualidad rabiosa para el crecimiento armonioso de los niños que ya no se ejercitan con sus cuerpos y sus manos: *"Cuando el ambiente está desprovisto de estímulos numerosos y variados, el desarrollo del cerebro puede sufrir daños; la creatividad, la imaginación creadora y la inteligencia se quedan quietas."*[15] Cuando se quiere hablar de un periodo feliz y fausto de la vida de un individuo, en Francia se dice que "comió su pan blanco". Todos saben más o menos que la digestión de éste es mucho más perezosa que si se tratara de un pan de centeno. Si comprendemos bien, el periodo de actividad perezosa es considerado por algunos como un lujo, como un periodo de felicidad, como un ideal. ¿Eso es serio? El compromiso y la noble ambición, ¿no están más cerca de la felicidad? Habría que preguntarse adónde lleva esta manía de hacer lo menos posible, manía que es, por otra parte, un puro producto del pensamiento mercantil, pues consiste siempre en pagar algo o pagar a alguien para liberarse de hacer algo. Entendámonos bien: la manía de la pereza de la que hablamos no se muestra siempre claramente, puede mostrarse en gestos relativamente anodinos. Nos pueden gustar zapatos sin cordones para no agacharnos más, las calculadoras para ahorrarse el menor cálculo mental, el zumo de naranja para no tener que exprimir el fruto, la lechuga en bolsa para no mojarse más las manos, etc. Naturalmente, continuamos deslomándonos para lo esencial (para el trabajo, los transportes o las compras), pero sin saberlo, hay facultades que nos abandonan lentamente, porque no hemos percibido la amenaza que pesa sobre ellas. Consideramos degradante hacer la cocina, ¡hasta el día en que quizás un médico, preocupado por nuestra falta de contacto corporal, nos aconseje hacer ergoterapia (trabajo manual) o modelado! Nuestra época tiene tendencia a denigrar las virtudes del ejercicio, propone vender el "producto" ya amasado, comentado, digerido. Pongámonos en guardia, las facultades (como si fueran órganos) pueden atrofiarse.

---

[15] Rainer Patzlaff, *L'enfance deviene muette*, en L'Esprit du Temps, n°33, Primavera 2000.

Con estas consideraciones no estamos muy alejados de nuestro tema, en la medida en que las decisiones alimenticias que tomamos influyen directamente sobre nuestra digestión y consecuentemente sobre nuestro dinamismo interior, por tanto sobre nuestra vida de voluntad. En función de nuestras preferencias, estos procesos que ocurren en una región substraída a nuestra consciencia, se convierten en focos de salud o de letargia.

La simple experiencia de masticar un rato un trozo de pan ordinario y luego un trozo de pan integral, ya da la medida de nuestro tema. La alimentación sana se caracteriza particularmente por una mayor proporción de fibras o celulosa. Esto es un alimento de pleno derecho y no un simple lastre.

"El Yo ejerce sus fuerzas sobre estas substancias celulósicas."[16]

A menos de ser un experimentado, se es fácilmente engañado por la importancia que se da a alimentos presentados como superiores porque son nutritivos (carne, huevo, pescado, productos lácteos; siendo aquí "nutritivos" sinónimo de digestión larga) y se descuida la importancia de las modestas verduras y de las frutas frescas, sin olvidar los cereales integrales o semi-integrales, que animan las fuerzas de digestión y no abruman al organismo. El hombre no puede nutrirse solamente de lo físico, también debe nutrirse de fuerzas de vida.

Veremos en los capítulos que siguen, cómo esta idea directriz de una justa confrontación está en el trasfondo de toda la alimentación sana. Para estimular la reflexión, también se puede considerar esta confrontación como un cuestionamiento: cada alimento presenta una pregunta

---

[16] Rudolf Hauschka, Cours d'alimentation, § IV.

energética a nuestro organismo, el cual debe suministrar una respuesta adaptada.

La salud corporal (y más allá) podría ser considerada como la facultad de reaccionar, de responder a los estímulos, a las preguntas, de la forma que conviene.

II

¿Qué régimen para cada individuo?

En la medida en que se trate de ello en este capítulo y a lo largo de esta obra, querríamos como preámbulo presentar lo que se llama la ley de los elementos. Tendremos ocasión de mostrar repetidamente que esta ley no hay que considerarla desdeñosamente; hoy todavía posee un fuerte poder pedagógico, con tal de utilizarla de una forma moderna, o sea, en una actitud de consciencia clara que preserva la libertad.

La cruz de los elementos según los Antiguos

Para el sabio de la Antigüedad, la simple acción de viajar le permitía vivir la experiencia de las cualidades elementales. En efecto, el desplazamiento hacia el Norte evocaba el frío; el desplazamiento hacia el Sur, el calor; a medida que progresaba hacia el Oeste, la atmósfera se volvía húmeda, mientras que hacia el Este, encontraba la sequía. Sin tener que desplazarnos, encontramos estas cualidades particulares cuando comemos. Se puede, por ejemplo, amar el pan duro, con mucha miga, crujiente, con mantequilla, etc. Volverse loco por los "soufflés" ligeros, aéreos, o por los gratinados ricos y pesados. Los distintos platos culinarios viven en estas atmósferas elementales y cada uno se siente más o menos bien.

Una de las maneras vivas de considerar los elementos es observar que nacen de la acción conjugada de las cualidades elementales que acabamos de citar. La combinación del frío y de lo seco da el elemento de la **tierra**. El frío y lo húmedo se encuentran en el **agua**. El **aire** está en el encuentro del calor y de lo húmedo. El **fuego** asocia el calor a lo seco. Los elementos asociados a sus cualidades secundarias obran siempre juntos, en concierto, en proporciones cambiantes sin cesar, en el exterior y en el interior de nosotros mismos.

Esta doble cuatripartición, que ocupaba un gran espacio en el trabajo de los médicos y alquimistas medievales, se encuentra en el esquema siguiente:

Norte

Frío

AGUA   TIERRA

Oeste/*Húmedo*   *Seco*/**Este**

AIRE   FUEGO

Calor

Sur

FIG. 1

Naturalmente, estas combinaciones se conjugan al infinito. No es fácil en nuestra época hacerse una idea verdaderamente viva de la ley de los elementos, en la medida en que se tiene tendencia a reducir esta ley a su lado material, substancial. Sin embargo, el lenguaje corriente muestra que se presienten otras dimensiones sutiles. Por ejemplo, independientemente de toda referencia directa al alimento (y son numerosas), un discurso puede ser seco, una acogida calurosa, un estilo literario untuoso, un pensamiento frío, un cumplido empalagoso, un tono rugoso, una reflexión prosaica [*NdT: "terre à terre" en francés*], etc.

No se trata en modo alguno de expresarme aquí como terapeuta o como médico que da preceptos, sino como cocinero que hace partícipe de algunas de sus observaciones; dicho de otra forma, de alguien que ha compartido una buena parte de su tiempo entre la cocina y el "comedor".

Cuando voy a ver en la mesa *quién* come qué cosa, lo que es apasionante son las diferencias de comportamientos alimenticios. Además de la relación individual con la comida, también (para los adultos) la manera en que cada uno ha podido integrar (o no) las informaciones alimenticias que le llegan y que pueden influir en su actitud en la mesa. Esto es particularmente cierto en el medio de la alimentación sana, donde se plantean generalmente numerosas preguntas.

La relación individual con la comida y la forma en que cada uno utiliza las informaciones que encuentra, he ahí pues las dos cuestiones que querría intentar aclarar un poco.

Para ver mejor a los comensales y para intentar comprenderlos en su comportamiento alimenticio, he adquirido con el tiempo el reflejo interior de colocarme sucesivamente en varios puntos de vista, a partir de los cuales pueda percibir lo más posible a cada persona en su globalidad.

Los elementos constitutivos y el estilo del "comedor"

Lo que se presenta primero a la observación es una silueta, un rostro, un cabello, manos, formas y colores, una apariencia física que presenta características propias de la materia, que por otro lado cambia, crece o sufre la usura del tiempo. En los individuos, la apariencia física ocupa un lugar muy desigual, no en volumen, sino en intensidad. Unas apariencias físicas se imponen más o menos al observador. Es el cuerpo físico el que así se muestra.

Es chocante que se nos haga creer que la comida se dirige exclusivamente al cuerpo. De hecho, bien se ve que es todo el individuo el que participa en la comida. El cuerpo no es al fin y al cabo más que un aspecto, más que el instrumento más o menos denso de la persona. ¿No deja al final de su vida el despojo? (palabra admirable de la lengua francesa) [*NdT: "dépouille" significa despojo y restos mortales*]

Percibo algo diferente en el individuo, distinto a su cuerpo palpable: percibo la vitalidad, el tono, las fuerzas de vida que vienen como a impregnar, a recorrer el instrumento físico y aligerarlo. La irradiación más o menos fuerte de la vitalidad es de un tipo muy particular, que se revela en los gestos más insignificantes. Se puede comprender que se haya estado tentado por la antigua apelación de "fuerza vital". Es un aspecto de la persona.

Si aquí es perceptible un principio, ya no es sólo el cuerpo físico, sino el organismo que lo impregna de vida: es el cuerpo energético o cuerpo etéreo.

También observo todo el aspecto emocional de la persona, toda esta potencialidad del sentimiento, de la vida del alma. La manera de pedir el menú, de coger los cubiertos y por supuesto la elección de las bebidas y de los platos (que calienten o que refresquen, vitalizantes, crudos o cocidos…) ¿Cuál es su sensibilidad, la viveza de su reacción, su sentimiento hacia la comida?

Lo que se llama el carisma –que no está lejos del encanto- ¿no es una exteriorización atrayente de esta sensibilidad? Algunos mantienen una relación de placer (si no de ternura) con el contenido de su plato. También hay personas que se preocupan mucho en la mesa: "¿Es justo...lo que como?" O "¿Es verdaderamente un buen momento?" Rudolf Hauschka decía que *"el estómago es un teatro donde se expresan las fuerzas cósmicas"*. ¿Qué decir de un restaurante de alimentación sana? Cada día es una representación nueva de los colores del alma en la mesa.

También tenéis otras personas que parecen pensar: *"Hay que comer para vivir, pero...¡sigamos, tengo otras cosas que hacer!"* Esta vida psíquica que se manifiesta entonces en la relación con la comida ya no es un simple principio de vitalidad, sino que está más emparentada con la vida psíquica, con la organización nerviosa, con los sentimientos, con la esfera de los deseos. Es un cuerpo nervioso o astral.

Y además, la actitud general del comensal, aunque a veces es exuberante, puede también manifestarse discreta y más difícil de definir. Cuando uno tiene la posibilidad de trabajar muy a menudo con ciertas personas, es más fácil sentir la personalidad, la manera individual de pensar, la vida de voluntad y naturalmente (como veremos), lo que llamo el estilo de la persona, que se acerca al temperamento.

El "comedor" es capaz de tomar decisiones sobre su vida en general y sobre cuestiones de alimentación; también puede, en un momento u otro, afirmar su naturaleza profunda. Puede emanciparse completamente del medio o de las ideas de moda. Estas tomas de posición, estos enderezamientos desde el interior, estas direcciones tomadas en la vida muestran el núcleo de la individualidad, que es justo llamar el Yo. Es debido a su Yo que el hombre es verdaderamente humano.

Por estas pocas descripciones (limitadas por el momento al estado de esbozos), es posible observar que algo importante se abre, se manifiesta a la consciencia: la noción de elementos constitutivos. Cada cual está diversamente unido (tiene afinidad) con estos principios constitutivos, y de ello surge una noción esencial para nuestro tema: la de diferencia.

¿Para qué insistir sobre la noción de diferencia en este capítulo y en los otros? Las discusiones sobre las necesidades alimenticias son la causa de conflictos sin fin, por la simple razón de que las meras nociones de la dietética tradicional no permiten percibir netamente el estilo de los "comedores". Cada uno enfoca la comida de forma original y por eso mismo, tiene necesidades personales. Sí, hay que insistir: necesidades personales.

La ley de los elementos desemboca naturalmente en la de los temperamentos, en la que se reconocen relaciones entre los constituyentes de la entidad humana y los elementos.

Intentemos, primero de todo, considerar al ser humano en relación con estos elementos.

Hay en el hombre una rigidez, una especie de armadura que mantiene el conjunto del instrumento corporal en una forma duradera. Podríamos hablar con razón de hombre-substancia densa, de hombre-mineral, que encuentra su expresión típica en el esqueleto, verdadera cristalización.

Cuanto más vivos son los organismos de los distintos reinos, más agua contienen. Se descubre en el hombre un organismo-agua, un conjunto de líquidos circulando constantemente, bañando los órganos vitales y sosteniendo su actividad. Gracias a este elemento, la forma es continuamente modificada, amasada en el interior del cuerpo físico, que es su receptáculo.

También encontramos un hombre de aire y de luz, cuya vida tiene continuamente ritmo por la inspiración y la expiración. Lo aéreo penetra lo líquido, se une a él y luego se libera. *"El gas ha renunciado a querer una forma terrestre, se resiste a todo lo que pudiera limitarle (…). Sus modos de expresión son la expansión y la contracción (...) se expande y luego se comprime; ahí están también los modos de expresión del alma. Pero la expresión del elemento del aire no aparece completamente más que en el aliento de una criatura animada (dotada de alma). Su forma más alta (el vocablo hablado) es una forma aérea, al mismo tiempo que la traducción física más perfecta de la intimidad del alma."*[1]

Claro que también existe en cada uno lo que podría llamarse un hombre de calor, con su conformación individual. Cada región del cuerpo conoce su clima interior. El elemento del calor actúa en el mundo vegetal desde el exterior. Si el mundo animal posee un calor propio, éste depende en diversos grados de las condiciones exteriores. Sólo el hombre es capaz de emanciparse más de las condiciones exteriores y geográficas. Una actividad interior guiada por el Yo puede llevar al hombre a producir la forma más alta del calor, que es el fuego del entusiasmo.

Todos llevamos en nosotros y de forma individual esas cuatro cualidades elementales, que son cada una el terreno favorito (el substrato) de uno de nuestros cuatro principios constitutivos. El cuerpo físico está unido a las cualidades del elemento de la tierra. El cuerpo etéreo o cuerpo de vida está ligado a las cualidades del elemento del agua. El cuerpo nervioso o astral está unido con las cualidades del elemento del aire y de la luz en nosotros. El Yo vive en el calor.

El temperamento puede definirse como la medida en que la persona mantiene un lazo más estrecho con uno o varios de sus constituyentes.

El temperamento que se une más a la organización física y estructurante es llamado en terminología antroposó-

---

[1] Wilhelm Pelikan, *Fitoterapia. El poder curativo de las plantas*, Ed. Antroposófica, 2005.

fica el temperamento melancólico (lo que no constituye en absoluto un juicio de valor). Su misma apariencia evoca esta importancia de la forma, de la gravedad; desarrolla una forma de consciencia que percibe las contingencias terrestres.

El temperamento que está más ligado a su metabolismo, a todos los intercambios líquidos de sus órganos, a todos los movimientos de fuerzas de vida que se operan en él, es llamado temperamento flemático; desarrollará una consciencia acrecentada de los procesos vitales, de los intercambios, de las relaciones. Su apariencia evoca la redondez, la bonachonería, la tranquilidad.

Quien mantiene una relación más estrecha con su sistema nervioso, con su psiquismo y los estados versátiles del humor, vive en la emoción, en los deseos. Le gusta expresarse. Es un hombre de comunicación, de movimiento, ya no en el interior, sino en la periferia, es de un temperamento nervioso o sanguíneo.

Quien está unido con su calor interior, con su fuerza de decisión, da la impresión de un poder tranquilo en el esfuerzo, en la persecución de los proyectos. Este ser determinado, voluntarioso, con una cólera tranquila como la brasa, es del temperamento colérico.

Se pueden sentir muchas reservas al dar así una descripción esquemática de los temperamentos; la idea de temperamento necesita una incesante revisión, una puesta en movimiento. La creemos útil y fructífera porque disminuye los errores provocados por la creencia en un organismo tipo. Pero la creencia rígida en cuatro organismos tipo sería fuente de otros errores.

De todas formas, tras todos estos años de seminarios, de conferencias, de cursos de cocina, pensamos que esta ley de los temperamentos permite, una vez más, ponerse interiormente en movimiento y comprender mejor todas las diferencias de los "comedores", con tal de utilizarla con sabiduría. El cuadro siguiente retoma lo que acaba de ser dicho:

ELEMENTO	PRINCIPIO CONSTITUTIVO	TEMPERAMENTO
TIERRA	Cuerpo físico	Melancólico
AGUA	Cuerpo de vida, etéreo	Flemático
AIRE	Cuerpo nervioso, astral	Sanguíneo
FUEGO	Yo	Colérico

En la edad media, una máxima cuádruple evocaba de forma lapidaria (pero con justicia) uno de los rasgos fundamentales de cada uno de los cuatro temperamentos. Hela aquí: **callarse, saber, osar, actuar.**

- La virtud de poder guardar un secreto, la interioridad, la firmeza, la fidelidad, la constancia, pertenecen más al temperamento melancólico.
- La capacidad de impregnarse del mundo que nos rodea, de acumular pacíficamente los elementos que permiten saber y sentir, son virtudes del temperamento flemático.
- El movimiento, la vivacidad psíquica, la fantasía, la facilidad para atreverse, para aventurarse en el mundo de las ideas, de entablar relaciones, corresponden al temperamento sanguíneo.
- El fuego interior, el poder, la determinación que lleva a concluir, a concretar, pertenecen al temperamento colérico.

Si admitimos que la comida está provista de cualidades específicas, entonces podemos avanzar en nuestra reflexión. Tratemos de definirlas, por el momento, a grandes rasgos:

- Cualidades substanciales, nutritivas.
- Cualidades vivas: frutas y verduras frescas, zumos recién exprimidos, granos germinados, etc.
- Cualidades curativas que van a sostener al individuo en su biografía, cuidarle y permitirle vivir su proyecto de vida en las mejores condiciones.

Entonces, los "comedores" de distinto temperamento van a unirse individualmente a estas diversas cualidades de la comida.

Ordenar las informaciones

Intentemos ahora comprender por qué los individuos están sobrecargados de informaciones de naturaleza alimenticia y están, desde ese punto de vista, (sin juego de palabras) en estado de indigestión psíquica permanente. Si se cuenta el número de artículos, de libros, de emisiones de todas clases que nos llegan cada mes, llegamos a miles, es absolutamente impensable. Todo esto para oír que, al fin y al cabo, ¡el francés no está muy en forma! Autores de cómics, ¡coged vuestros bolígrafos!

El individuo no puede digerir todas las informaciones, tanto más cuanto que se sabe que para escribir, es bueno decir lo contrario de lo que ha dicho el precedente: eso alimenta el debate. Es una técnica periodística probada. Si usted es un redactor de revista eficaz, hará un informe a favor de la carne y un poco más tarde un informe contra la carne. Frente a esta polaridad continua, el individuo ya no está sereno.

¿Cómo tomar las cosas por el principio? Cuando alguien os da una información, habría que preguntarle: "*¿Qué imagen tiene usted del hombre? ¿Es una máquina? ¿Es una espe-*

cie de pila solar que no busca más que la energía de los alimentos? ¿Es un ser que cultiva para sus elecciones alimenticias el pensamiento emotivo, la convicción apasionada, el placer de la gula? ¿O es un ser que trabaja para liberarse de toda enseñanza, que quiere encontrar su camino él mismo y que reclama informaciones que le hagan pensar?"

Es importante ejercitarse en descifrar lo mejor posible este sentido escondido, de elevarse por encima del primer efecto que os produzca una información. Se constata cierto desconcierto en las personas que se interesan por la alimentación, porque "caen en la trampa" de informaciones completamente secundarias. Hay ejemplos de todas clases.

La cuestión de saber si hay que salar la comida antes o después, debería ser resuelta por la experiencia o los gustos individuales, y no necesita mucha palabrería.

Otras informaciones parecen más peligrosas y hay que desconfiar de ellas. Tomemos un ejemplo característico, que ha hecho muchos adeptos: se trata de la revelación que choca. En su obra *Les combinaisons alimentaires*, H. Shelton consiguió la hazaña de convencer a gente de buena constitución de que no digieren bien. Su libro no carece de interés para casos particulares, pero no es para ponerlo en todas las manos. El autor explica en él que las grandes familias de nutrientes (glúcidos, prótidos, lípidos) no pueden digerirse juntos. Por tanto, hay que comerlos separadamente (notemos que esta separación es el principio de todo régimen adelgazante). Volveremos sobre ello. Así, pues, usted ha vivido tranquilamente hasta una edad respetable y un día decide, por consejo de un amigo, hacerse un regalo: un libro. ¡Ah! ¡no hubiera debido hacerlo! Así, pues, usted gasta dinero para aprender que, finalmente, la cosa no va bien: ¡usted no digiere! Es increíble el número de libros de este tipo. Y se puede dar este consejo fraternal: ¡amigos míos, no os dejéis engañar! ¡Estad en guardia!

Nos reímos de esto, como esperemos que usted se ría de ello, pero desgraciadamente, no todo el mundo se ríe. Cuando se frecuenta al "comedor" en el marco profesional, cuando uno se sienta a la mesa con él, se reciben confidencias. Son cosquillitas, si no son pequeñas crispaciones: se oyen cosas que se han fijado muy fuertemente y que muestran falta de orden en las informaciones. Los que frecuentan los medios de la alimentación de salud lo saben: es difícil mantenerse sereno.

Los primeros auxilios consisten en relajar, ¡y si es posible, hacer reír! En los seminarios que damos, es siempre lo primero. Cultivamos el proverbio: la gente triste no es seria.

Opongamos una justa resistencia a las informaciones que nos llegan, no nos dejemos desesperar por algunos autores con falta de delicadeza, ¡ni abramos la puerta a cualquiera! El número de experiencias de laboratorio que han sido extrapoladas al hombre es impresionante. Innumerables informaciones no tienen ningún fundamento real: confiemos en nosotros mismos. Tenemos la gran suerte de poder experimentar nuestra comida día tras día, y cuando experimentemos, dejemos toda idea preconcebida en segundo plano: es algo necesario. Conviene separar las informaciones esenciales de las informaciones secundarias. Eso es lo que es importante. Numerosas informaciones basadas sobre malentendidos han hecho mucho daño... Cada cual podría hacer el inventario. ¡Ánimo, camaradas!

A cada cual su coherencia

Cuando se ha comprendido que las informaciones nutricionales son dadas a partir de puntos de vista distintos, entonces uno se dice que todos tienen razón, cada cual tiene su coherencia.

El que preconiza el pan blanco tiene razón, si su objetivo es no dinamizar la digestión. El que desaconseja la leche tiene razón, si él mismo es alérgico a este alimento. El que recomienda el vegetarianismo tiene razón, si este régimen le conviene. En definitiva: cada uno tiene razón para sí mismo. Algunos escriben libros, dispensan una enseñanza; otros no. ¿Quiere decir esto que todos los libros son inútiles? Ciertamente que no, las personas que os dan su opinión sobre la comida tienen ciertamente razón en un aspecto u otro; solamente se trata de percibir el carácter universal de los argumentos en relación con los argumentos personales de los autores. Esto se hace posible cuando se rehúsa hacer propaganda para tal o cual régimen. Cada uno hace lo que implícitamente le conviene, está bien, pero que se guarde de hacer de ello una cruzada.

Incluso los que cometen los peores ultrajes en su alimentación son coherentes consigo mismos: porque finalmente, se acomodan a ello. Eso les conviene: las profesiones que requieren facultades bien específicas, son facilitadas por una alimentación instintivamente escogida y muy a menudo particular. Si algunas personas cambiaran profundamente de alimentación, podrían ser progresivamente llevadas a cambiar su vida, si no su oficio. Cada uno vive en su coherencia y, si es posible, debe intentar mantenerse en buena salud; el individuo sólo dará un paso y buscará otra cosa cuando llegue el malestar, cuando la coherencia se fastidie.

Es bueno intentar encaminarse en la reflexión de una coherencia entre nuestra vida y nuestra comida. Lo esencial nos parece estar más cerca del logro de la vida. El éxito de un régimen particular, considerado como un fin en sí mismo, nos parece de un interés muy discutible.

El gran rompecabezas

En nuestros días, las informaciones más taquilleras se refieren a la imagen del hombre más reducida posible, o sea, el hombre-máquina. Las informaciones sobre el carburante son innumerables y suelen proceden de lo que podemos llamar el rompecabezas alimenticio. Se sabe que la alimentación puede ser descompuesta por el análisis en sus constituyentes principales, que son unos 45. Tenemos tres familias principales: proteínas, glúcidos, grasas, las vitaminas, luego los minerales y los oligo-elementos. Una corriente de pensamiento utilitarista no ha dejado pasar la ganga y la industria agro-alimenticia ha hecho de ello una estrategia. El mensaje elaborado se parece a éste: "*¡Tenemos las piezas del rompecabezas, dejen que nos ocupemos nosotros, nosotros controlamos la situación!*"

La complementación se ha vuelto una idea maestra de lo agroalimentario. Casi todos los alimentos son vestidos de pies a cabeza, coloreados, aromatizados, complementados con vitaminas, hierro, etc. Lo cual es una gran operación comercial. Los vendedores de leche industrial lo confiesan, podrían escribirlo: "*Le vendemos una leche verdaderamente indigesta y con carencias, pero, créanos, hemos añadido lo que hacía falta.*"

Tomemos el caso ejemplar del pan. La sabiduría es comer pan moreno o pan integral; en él se encuentran una infinidad de cosas preciosas: vitaminas, minerales, metales, hasta trazas de oro. Pero no es un buen negocio comercial. El buen negocio, ¡eh! ¡eh!, es vender pan blanco.

Como el pan blanco favorece el estreñimiento, usted encontrará salvado en la farmacia.

¿Y el magnesio? Es una de las grandes carencias actuales. Se puede encontrar en tres alimentos básicos, cuando no están refinados: el pan, la sal y el azúcar. También se encuentra en la farmacia, en múltiples formas.

¿Le falta a usted aceite fino de gérmenes de trigo o gérmenes de trigo elaborados?: tienda de dietética. ¿Le faltan minerales, oligo-elementos?: tenemos lo necesario. Finalmente, ¡su pan le cuesta caro! Así, pues, toda una suma de informaciones procede de este espíritu de alimentación rompecabezas. Todos actuamos en la obra: *"En busca de la pieza que falta"*. Numerosos investigadores son sinceros y han hecho descubrimientos importantes en este camino. Señalemos la palabra clave de la medicina orto-molecular: "la buena molécula, en la buena cantidad, en el buen lugar." Se experimenta un sentimiento contrastado: aunque esta medicina cosecha ciertos éxitos en esta complementación fina, convendría sin duda partir de otro punto de vista, concentrar la búsqueda en una alimentación sana que, en principio, implica menos carencias. La complementación no carece de inconvenientes: en un alimento natural, los distintos elementos están como ensartados a lo largo de un hilo vivo, de forma que todos los nutrientes interactúan en una armonía que es una sinergia.

Goethe evoca esto en su *Fausto*:

"Se tiene en la mano las partes,
No falta más que, ¡ay!, el espíritu que las una."[2]

---

[2] Goethe, *Fausto*, en la sala de estudio, Alianza editorial, Madrid, 1833.

El proceso de la separación, del desprendimiento, es portador de metamorfosis fructíferas, ya sea a propósito de la historia de la Tierra, de la humanidad o de las distintas fases de la biografía humana. Para que haya metamorfosis, no hay que reducir todo a la nada. ¡Han de permanecer fuerzas de devenir! La separación de las substancias vivas es más sinónimo de mecánica que de alimento. La gran ilusión de la ciencia materialista es pensar que un rompecabezas de substancias aisladas puede mantener la vida. Si ése fuera el caso, desde hace mucho tiempo se habrían construido seres vivos a partir de substancias aisladas: es un viejo sueño que no está cerca de concretarse.

El hombre de ciencia que reconstituye el alimento en su laboratorio, imita y se acerca al modelo natural utilizando trozos separados: no crea la vida. Además, las piezas del rompecabezas que usa han sido (en el mejor de los casos) arrancadas al mundo vivo. Usualmente se trata de nutrientes y vitaminas sintéticos, fabricados. Tales métodos estimulan una especie de egoísmo de la substancia. ¿Qué fuerzas de vida quedan? ¿Cómo se va a digerir tal reconstitución? Lo que es conveniente para la fabricación de un simple combustible, se revela mucho más problemático para un alimento. Para hacerse una idea concreta de la noción de complementación, habría que hacer visitas guiadas a los grandes almacenes. Lo hemos hecho varias veces. Hay que ir a ver sobre el terreno aquello de lo que se habla, desconfiar de los deseos ocultos y de las exageraciones. El buscador de la verdad trabaja sobre lo real; precisa y matiza sus apreciaciones, sin odio, pero con determinación. Hay que constatar por sí mismo, sobre el terreno, que hay demasiados alimentos concebidos por personas que han reducido el hombre a su cuerpo físico. Siempre deberíamos plantearnos esta pregunta en el tema de los alimentos complementados o manipulados: ¿cómo se van a digerir?

Las grandes escuelas

Si se quiere aclarar el tema, sin esquematizar, no es ocioso considerar las grandes categorías de escuelas alimenticias. Captar sus características esenciales ayuda verdaderamente a ordenar las informaciones que recibimos. Una mirada más atenta indicará que, aunque estas tendencias se mezclen, no se vuelven menos reconocibles.

Antes intentamos pasar revista a las cualidades buscadas en los alimentos; nos servirán de guía en las líneas que siguen.

Sin sucumbir totalmente a ellas, se ve bien que la tendencia a favorecer las cualidades substanciales (corporales) de la comida, procede de una tendencia a favorecer lo físico. Nombraremos a esta tendencia **materialismo**. Aunque se denuncia regularmente el carácter intoxicante de tal alimento, los que continúan en este camino son legión. Esto entra dentro de una coherencia. Nos equivocaríamos si creyéramos que los movimientos de alimentación sana se han desembarazado siempre de ciertas ideas con tendencia materialista; lejos de ello, muchos cabecillas pasados al bando de la alimentación sana, son "maquinistas biológicos": aconsejan los alimentos naturales salidos de la agricultura ecológica, pero manteniendo los razonamientos reduccionistas basados en la idea del rompecabezas. El consejo de complementar las proteínas de cereales con las proteínas de leguminosas es un ejemplo. Volveremos sobre ello.

Entrando en fuerte oposición a esta corriente vuelta selectivamente hacia la substancia, ha habido todo un movimiento de opinión, sobre todo al comienzo del siglo [*NdT: s.XX*], que ha enseñado esto: ¡lo que importa ante todo en la comida, son las fuerzas de vida! Pensamos en pioneros como Gayelord Hauser, el Dr. Jackson, el Dr. Bertholet, Montovani, el Pr. Mono, Raymond Dextreit (…) o también en investigadores notables, como el doctor suizo Bircher-Benner y muchos otros. Los Hunzas (pueblo del Himalaya célebre por su vigor y su longevidad) han inspirado a numerosos investigadores. Todo ha sido enfocado sobre la moderación y el poder real que tienen los alimentos vivos de regenerar el organismo, al contrario de los alimentos demasiados sustanciosos y desvitalizados por los tratamientos industriales. Se puede llamar a este movimiento **el vitalismo**. Considerar la comida bajo el ángulo de la vitalidad no carece de sentido, y hay evidentemente buena parte de verdad en el discurso vitalista o higienista. Bircher-Benner hablaba muy justamente de alimentarse de luz solar.

Ahora se podría añadir otra corriente alimenticia. Hemos visto que cierta concepción de la substancia está orientada más bien hacia el cuerpo físico; una dimensión adicional concierne a las fuerzas de vida e incluso al cuerpo vital o cuerpo etéreo. El mundo de los pensamientos, de las convicciones, es otro elemento que determina nuestras elecciones alimenticias. Esta es una tendencia completamente particular, que se encuentra por ejemplo en los medios de la ecología, de la protección animal y en gran número de filosofías orientales, que hacen al respecto promesas bastante extrañas.

Este mundo de los pensamientos maneja tanto ideas directrices como pensamientos-emociones. A falta de una palabra mejor, calificaremos a esta tendencia de **sentimentalismo**. No tratamos de dar a esta palabra una connotación negativa: los sentimientos son inseparables de nuestra relación con la comida. La brújula (por así decirlo) está en lo sentido. En el desarrollo de la gastronomía se encuentra esta propensión a subrayar los pensamientossentimientos, al servicio de una relación de placer con la comida, creando igualmente todo un refinado ceremonial. Es cierto que en la gastronomía se encuentran tendencias distintas, de las más substanciales a las más sutiles. Así, que sepamos, pueden verse trabajos sobre la gastronomía de las verduras, completamente nuevos.

Luego veremos que se puede esbozar una cuarta vía, apoyándose en una toma de consciencia global e individual de todas estas cualidades, en una óptica de verdadera salud.

Riesgos y desviaciones
de una elección exclusiva

En esta etapa de nuestra reflexión, es bueno marcar un momento de pausa, para considerar los inconvenientes y desviaciones posibles cuando una de estas tendencias toma una amplitud excesiva.

Encontramos los peligros evocados antes, de una separación que amenaza romper la armonía. Cuando se hace una elección exclusiva de unas cualidades en detrimento de las otras, entonces surge el riesgo de una actitud obsesiva. Entonces se pueden observar interpretaciones de principios justos completamente exageradas.

Cuando damos demasiada importancia a la naturaleza substancial de la comida, hemos visto que nos arriesgamos a provocar depósitos, a intoxicar y sobrecargar el cuerpo físico, en vez de dinamizarlo, de incitarlo a rebotar.

Alrededor del vitalismo se desarrolló toda una corriente para incitar al gran retorno de unión con el seno de la Madre Naturaleza. Este camino está perfectamente justificado hasta cierto punto. La gente de las ciudades puede encontrar una gran ayuda yendo al campo. Me vienen a la memoria recuerdos emocionados y divertidos, como esas estancias de supervivencia en los bosques, donde se va a degustar hojas de árbol y a desenterrar raicillas suculentas. Se puede calificar afectuosamente esta tendencia (cuando se vuelve obsesiva) de "salvajismo". El naturismo defendido antaño por Jacques Demarquette va en este sentido. ¡El individuo no es dinamizable a voluntad! Se encuentran adeptos irreflexivos, ¡que se deterioran por exceso de comida viva, cruda! Se observará que esta corriente, toda impregnada del ideal de salud, está sin embargo muy cristalizada en el cuerpo físico. ¡La vida social y nuestra facultad pensante son otros dos aspectos principales de la vida sana!

En movimientos como el de la macrobiótica (que por otra parte contiene aspectos completamente positivos), se encuentran pensamientos-emociones exaltados. Si aquí se emplea el calificativo de pensamientos-emociones, es porque sucede que los protagonistas se animan hasta el punto de perder todo sentido común. En el libro de base de G. Oshawa *"El zen macrobiótico"*[3], se puede leer esto:

"Mi método (basado prioritariamente en el régimen de arroz integral) no consiste únicamente en destruir los síntomas a cualquier precio (incluyendo la violencia, la química o la física), ni en alcanzar el psiquismo, sino que es un procedimiento simple que no solamente otorga la curación, la eliminación de los síntomas o el control de la salud, sino también la paz del alma, la libertad y la justicia; es más revolucionario que el descubrimiento de la energía atómica y las bombas de hidrógeno, trastorna todos los valores, todas las filosofías y toda la técnica moderna." Más adelante, el mismo autor nos dice: *"el cáncer es*

---

[3] G. Oshawa, *Le zen macrobiotique*, Vrin, París, 1972, p. 25.

una enfermedad común que será curada en 10 días." El autor de estas líneas sucumbió él mismo a esta enfermedad.

Uno se queda un poco atónito cuando oye afirmaciones parecidas. Y también se da cuenta uno de que todo alumno de alimentación sana, cuando procede de la alimentación corriente, pasa por una especie de euforia que le vuelve dispuesto a aceptar ciertas ideas simplistas sobre la felicidad y la salud, pues es verdad que una alimentación frugal "espiritualiza". Esta euforia puede dar la ilusión de que basta con mantener correctamente nuestro régimen alimenticio para pensar mejor, sentir mejor, comportarse mejor, conducir nuestra vida mejor, etc. Sólo podemos esperar que esta euforia ingenua no dure demasiado tiempo, sino que se transforme en una consciencia más global de la existencia.

También se puede ver en esta óptica de pensamientos-emociones, una corriente de informaciones totalmente digna de interés: el vegetarianismo. Todo lo que consiste en hablar con detalle del sufrimiento de los animales es completamente justo en sí mismo. Le hemos consagrado un capítulo. Lo que es menos justo, es hacer una especie de chantaje a la mala conciencia del otro. Deberíamos guardarnos de cambiar brutalmente de régimen sin preguntarnos si somos capaces. Los movimientos de alimentación sana son extrañamente discretos acerca de este punto. Nunca se consideran seriamente los cambios profundos que se operan en los individuos cuando optan por un régimen nuevo, muy diferente al suyo. Cuando sometéis a alguien a un alimento menos corporal, cuando dais más vegetal y estimuláis la ligereza, también estimuláis nuevas facultades. Pero nunca se habla de esto en los libros de alimentación sana. Esto lleva a decir que todo consejero o instructor lleva una responsabilidad más pesada que lo que se imagina.

Rudolf Steiner ha sido el primero en hablar de esto con detalle, o sea, el primero que ha osado hablar de los excesos, tanto en un sentido como en otro. En otros términos: desconfíe ciertamente de los alimentos demasiado corporales, ¡pero desconfíe también de los alimentos que no lo son suficientemente! Ser demasiado terrestre le coartará, pero también será coartado si no está suficientemente enraizado en lo terrestre. Fue el primero que se expresó así, que puso los extremos frente a frente. ¡Qué revelación!: por fin alguien que incita a pensar en la alimentación del hombre en su globalidad y no como la mayoría de los jefes de escuela, que cultivan el pensamiento único, que no piensan más que en expulsar las toxinas, en aligerar los cuerpos. Si existe un demonio de la gravedad, existe un demonio de la ligereza. Y si se habla de vegetarianismo, se puede avanzar que la humanidad va sin duda en esta dirección. Veremos en el capítulo 7 (consagrado a este tema) que hay que conservar el juicio.

Ya que hablamos aquí de pensamientos-emociones, no es inútil atraer la atención del lector sobre el hecho de que ciertos movimientos espirituales con poca consideración por la libertad individual, imponen a sus adeptos regímenes bien específicos y muy estudiados. Podemos interrogarnos sobre las prácticas actuales de los medios de espiritualidad devocional que se llamaban en Oriente Batki Yoga, donde los discípulos son llevados a una especie de automatismo devocional. Es muy interesante observar la comida que favorece este estado: es azucarada, con pocas especias, casi vegetariana estricta.

Hemos intentado (ayudados por algunos ejemplos) mostrar que numerosas tendencias de la alimentación se dirigen selectivamente a uno u otro de los constituyentes humanos.

Una dirección de la alimentación gobernada por el Yo nos garantizaría decisiones que tengan en cuenta nuestra globalidad, la salud en el sentido más noble, es decir: la salud del cuerpo, el mantenimiento de nuestras fuerzas de vida, la salud del alma y de nuestra vida de pensamientos, y la búsqueda de una conformidad, de una coherencia entre nuestra alimentación y nuestro destino individual.

Elementos y temperamentos

En nuestro trabajo de animación de seminarios de alimentación, frecuentemente hay ocasiones de volver a esta evidencia: los "comedores" tienen estilos y la ley de los temperamentos puede ayudarnos a activarnos para enfocar la cuestión central que todo investigador serio debería plantearse, a saber: ¿cuál es mi relación individual con la comida y cómo puedo comprender mis necesidades particulares, diferentes de las del otro?

En la medida en que la ley de los temperamentos encuentra analogías con los constituyentes del hombre, los reinos y los elementos (o más bien las cualidades elementales), posee un fuerte poder pedagógico. En efecto, descubrir que las cualidades elementales de la comida (calor, frío, seco, húmedo) se encuentran en nuestro interior, lleva progresivamente a ampliar nuestro punto de vista sobre la comida.

Un rasgo genial de Rudolf Hauschka fue haber presentado las cosas de esta forma en su curso de alimentación. Entendámonos bien: no se trata de un sistema, sino de una especie de gimnasia de flexibilización del pensamiento en un terreno complejo. El estudio de los distintos elementos en la nutrición sigue siendo útil para quien quiere hacer un primer trabajo profundo de relajación. Presentaremos este tema naturalmente, mediante sucesivos retoques. Seguiremos con él en los capítulos siguientes.

Cuando descendemos a la Tierra, estamos en cierto sentido en la encrucijada entre nuestras tendencias individuales y las tendencias que nos dan nuestros padres, la herencia. Estamos apretados entre estas dos tendencias. Venimos con un proyecto, nuestra familia nos da el instrumento terrestre para realizarlo. Esta polaridad encuentra un compromiso (si se puede decir así) en el temperamento.

Por este hecho, el temperamento está más cerca del "estilo" de la persona que de su yo profundo. La persona hecha adulta, se ha forjado un estilo en la realización de su vida, que naturalmente hay que estudiar con la mayor seriedad, con los matices más finos. Este estilo es frecuentemente el resultado de la coexistencia de dos o tres temperamentos, raramente de cuatro. Generalmente predomina un temperamento. Cuando nos referimos a los temperamentos, se comprenden mucho mejor las diferencias de comportamientos alimenticios y de ideas sobre la naturaleza. Esta ley de los elementos tiene esto de universal: que es posible ponerla en movimiento con nuestra consciencia moderna. Intentemos ahora caracterizar por primera vez, a grandes rasgos, lo que podrían ser los comportamientos, las tendencias de estos cuatro estilos principales en la mesa.

¿Cómo va a reaccionar en la mesa el temperamento melancólico? ¿Cómo va a considerar la comida? Con poco interés sensual, pero a veces con todo un cuestionamiento. Estará muy tentado por todos los enfoques que miden, que cifran, que estructuran, disciplinan y prohíben. La composición del plato será más bien geometrizada. En este temperamento, es habitual seleccionar en el borde del plato las cosas menos apreciadas. En exceso, se hablará de maniaco. La sopa es apreciada por este temperamento.

¡El temperamento flemático es un buen cliente! De ninguna manera se saltará una comida. En un poco como un niño hambriento, impaciente de sentarse a la mesa, más glotón que gastrónomo, no debe sentir restricciones de cantidad. El caldo sabroso, el guiso, la sopa espesa (como la que se hace añadiendo picatostes: trozos de pan fritos), no van a desagradarle; la comida tampoco debe tener poca grasa. En general simpatiza con las salsas y las digiere bien. En exceso, se hablará de comilón.

Para el temperamento sanguíneo, la originalidad, el descubrimiento, la novedad, el "buffet" en una buena atmósfera, es lo que le conviene. Muchas escuelas alimenticias originales, que "molestan", como la instinto-terapia (por ejemplo), pueden seducir a este temperamento, con tal de que las reglas sean flexibles. El sanguíneo se atreve con las asociaciones culinarias divertidas, con modas exóticas o ideas estrafalarias. Para él, la imaginación es el mejor aperitivo; los ambientes influyen mucho en su apetito, que es bastante débil y más bien caprichoso. Necesita colores, presentaciones divertidas, amigos a su alrededor. En exceso, se hablará de agitado o de iluminado. El temperamento colérico busca la eficacia, la rapidez, la puntualidad, las impresiones netas y fuertes (o sea, las especias, los condimentos fuertes como la mostaza o la guindilla). Los representantes de este temperamento son los que aprovechan mejor los regímenes de alimentos crudos, refrescantes, vitalizantes, pero que reclaman también un gran poder digestivo.

Algunos de entre ellos, preocupados por los valores inmediatos, parecen apreciar un régimen de comida a la plancha, de especias, incluyendo un poco de alcohol; mientras que para otros, con ideales más espiritualizados, también podrán convenir regímenes muy estrictos, espartanos, que honran su fuerza de voluntad, como el régimen de frutas. En exceso, se hablará de loco furioso.

Hay que perfeccionar las imágenes que se dan aquí, pero ya pueden contribuir a relajar muchas comidas familiares de directrices demasiado severas. Estas indicaciones serán muy ampliadas en los capítulos siguientes. Hay que poner estas imágenes en movimiento para comprender en profundidad este misterio de los temperamentos, que repercute hasta en el comportamiento alimenticio.

Esto ofrece una ampliación humanista saludable, consciente y matizada, para una dietética de convivencia en el futuro.

III

Lo crudo y lo cocido
Cualidades de los alimentos

La cuestión de lo crudo y lo cocido está en el centro de muchas conversaciones (si no disensiones) en los medios dietéticos. Esta guerra de los partidarios de lo crudo-vivo en oposición a los otros (como usted y yo, que continuamos comiendo lo cocido-muerto), ha tomado proporciones ridículas.[1]

Con el fin de elevar el debate más allá de la polémica y de las ideas simplistas, en este capítulo se intentará echar una mirada distinta sobre los procesos, para descubrir lo que está verdaderamente en juego en la cuestión de lo crudo y lo cocido. Esto nos llevará luego a considerar las cuestiones de calidad de la planta y después la de las relaciones de ésta con el hombre.

Hemos podido ver en el capítulo precedente que nuestro discurso incita a participar activamente en los procesos. El método científico moderno trata de convencernos de la fría objetividad de los hechos y querría mostrarnos que todo sentimiento, toda imaginación, perjudica la comprensión justa de los fenómenos. Tal actitud imparcial es ciertamente justificada en ciertos ámbitos:

---

[1] Véase concretamente Guy-Claude Burger, *La Guerre du cru*, Roger Faloci, París, 1985.

"Todos los esfuerzos que los científicos han desplegado después de Francis Bacon (1561-1626) para eliminar al hombre de la experiencia, no habrán sido vanos, aunque pueda pensarse así a primera vista. Fue ciertamente la condición necesaria para el desarrollo de un pensamiento vigoroso, único capaz de captar los fenómenos inertes y de eliminar de ellos toda mística. Habiendo sido dado este paso y habiendo expulsado al experimentador de esta capacidad de pensar, parece necesario reintroducirlo muy prudentemente (es cierto) en la experiencia, al abordar los reinos vivos. El observador mismo se convertiría entonces en instrumento de medida."[2]

A lo largo de toda esta obra, trataremos de hacer consciente al lector de sus relaciones particulares con la comida; tras este despertar, podrá, si lo desea, tomar la decisión de ser "comedor" libre.

Naturaleza y cocina

El hombre ha descubierto la manera de hacer fuego y sus múltiples aplicaciones, pero la polaridad culinaria crudo-cocido y cocido-caliente no es una simple invención del cocinero, procede más bien de una imitación de los ritmos de la naturaleza, encuentra un eco en el alma humana. Es indispensable e incluso salutífero luchar contra una parálisis del alma mantenida en todas las formas posibles por un enfoque científico que se confina a lo cerebral. La observación de los ciclos naturales permite ya ponerse en movimiento. Pensemos en el encadenamiento de las esta-

---

[2] Jean-Paul Gélin, *Les méthodes morphogénétiques dites sensibles et l'étude du vivant*, cuaderno 1 del Institut Kepler, 6 avenue Georges Clemenceau, 69230 Saint-Genis-Laval, 1994.

ciones, que gradualmente, en un ciclo majestuoso, pasan del frío y de la interioridad del invierno, a la brasa chisporroteante del verano, arrastrando en su ronda toda la vida terrestre.

Si se observan y prueban algunos de nuestros frutos de verano, hinchados de azúcar y de sol, ¿se trata todavía de algo crudo? En realidad, sólo la raíz (aspirando su alimento subterráneo) puede ser considerada como cruda. No está (contrariamente al resto de la planta) expuesta de forma directa a la radiación solar.[3]

Cuando, saliendo de esta raíz, las primeras hojas encuentran el aire luminoso, se produce lo que hay que llamar una lenta cocción solar. Las hojas, primero enrolladas alrededor del tallo, se elevan; ellas son las que, desplegándose por turnos, acogen el calor y la luz para formar los hidratos de carbono (azúcares) necesarios para la planta. Este alimento luminoso, *que viene de lo alto*, nutrirá a la planta durante todo su ciclo. Apoteosis de la vida de la planta, en la flor alcanza finalmente esta cocción su plenitud; entonces se vive allí como una cocción seguida de una delicada "ebullición", una ofrenda radiante al cosmos, con su despliegue de colores, de polen y de perfumes.

Tras esta llamarada, ocurre la condensación, la formación del grano y del fruto, que madurando, completando su "cocción" [*NdT: esta idea es de Aristóteles*], se separa progresivamente del resto de la planta. La semilla permanece para unirse de nuevo a la gravedad de la tierra, que la acoge en su seno.

Goethe menciona tres etapas que desvelan de tres formas distintas, un juego combinado de fuerzas de expansión con fuerzas de contracción:

---

[3] Rudolf Steiner, *Navidad, Pascua, San Juan, Micael*, Ed. Antroposófica.

"De la semilla (muy contraída) o de la yema, nace la planta con hojas, que se contrae de nuevo en el cáliz y se dilata en la flor; finalmente, se contrae en el grano y se dilata de nuevo en la formación del fruto. Y el juego de la vida recomienza con el grano."[4]

Esta rápida descripción podrá no satisfacer al aficionado a la botánica; por el momento sólo se cita aquí para ofrecer orientaciones e ilustrar la cuestión de lo crudo y lo cocido (y también habría que decir, para estimular al lector a cultivar otra observación del mundo vegetal, distinta a la que consiste únicamente en identificar las plantas). Se pueden encontrar analogías entre este ritmo grandioso de la maduración de la planta con flores y la prolongación más o menos hábil de la cocción que efectúa el ser humano cuando obra en el horno para humanizar el alimento exteriormente, antes de completar esta humanización en el interior por la digestión. Una modesta zanahoria rallada –por tomar un solo ejemplo-, que se aliña con aceite de oliva, quizás no esté cocida en sentido estricto, pero de todos modos está delicadamente "calentada". La cuestión de lo crudo y lo cocido no debe en ningún caso quedar como una abstracción, una definición simplista que hace que algunos consejeros de dietética impongan lo crudo al principio de la comida y a veces en todas las estaciones.

En los seminarios que damos, nunca olvidamos proponer una corta meditación sobre lo crudo y lo cocido. Se trata de tomar algunos minutos para elaborar interiormente y luego describir en qué ambiente se imagina uno:

- un plato crudo (por ejemplo, una ensalada).

- un plato cocido (por ejemplo, una sopa).

---

[4] Wilhelm Pelikan, *Fitoterapia. El poder curativo de las plantas*, Ed. Antroposófica, 2005.

Entonces se escucha decir que lo crudo, generalmente, evoca el exterior soleado, el aire libre, la naturaleza, el jardín.

Las descripciones que se dan de la sopa, evocan más el interior, la intimidad, el calor o el fuego de la chimenea.

Estas imaginaciones simples son de gran alcance; pueden ser calificadas de verdaderas, en la medida en que surgen normalmente de la vida del alma de sujetos cuya imaginación se ha mantenido libre y viva. Esta imaginación es también una forma de intuición que percibe que lo crudo y lo cocido tienen muchas propiedades específicas, como veremos más adelante.

Los individuos que manifiestan su preferencia en materia de crudo y cocido, no lo hacen sin razón: expresan algo de su temperamento. Para unos, se trata de refrescarse, de salir, para los otros, al contrario, se trata de entrar en casa, de calentarse. En términos de salud ¿les convienen estas preferencias? No es éste el lugar para decir si tienen razón o están equivocados, eso es cosa de la libertad individual o eventualmente del diagnóstico médico. Cada uno puede determinarse (o pedir ayuda para hacerlo), la cuestión que hay que plantearse es la del buen equilibrio entre el interior y el exterior.

Es cierto que intervienen numerosos factores en estas preferencias, como las estaciones, los lugares, el humor... Si se observaran un poco finamente los hábitos alimenticios de ciertas categorías profesionales, se harían extraños descubrimientos. Por ejemplo, los campesinos (la mayoría de los cuales viven mucho al exterior) son grandes aficionados a las sopas; ¡ya hemos tenido la ocasión de compartir con ellos la sopa en el desayuno!

Observemos ahora los ambientes de las grandes ciudades, en las que se vive esta experiencia singular de no encontrar realmente espacio ni horizonte. Las paredes suceden a las paredes, como en una gran milhojas tan nerviosa como ruidosa. La tendencia es a la frescura, al espacio: ahí se encuentran más fácilmente ensaladas que sopas. Por otro lado, el neologismo "Ensaladería" ¿no viene de las grandes aglomeraciones? Mientras que en el campo batido por los vientos, usted todavía encontrará pancartas que indican "La sopera".

La aventura del civilizado es cotidiana...

Maneras de cocer

La lengua francesa ofrece una gran riqueza de vocabulario para calificar las distintas formas de cocer: sancochar, "mijoter" (cocer a fuego lento), dorar, asar, "griller" (hacer a la plancha o a la parrilla), saltear, rehogar, hervir, estofar, freír... Lo que muestra que la cocción debe adaptarse al alimento a tratar. Observemos, por ejemplo, que las distintas partes de la planta no se cuecen con la misma intensidad. Algunas orientaciones prácticas para ilustrar estas afirmaciones:

Raíz	cocción prolongada
Hoja	cocción muy breve
Tallo	cocción un poco más sostenida
Flor	infusión o cocción al vapor
Fruto	cocción breve
Grano	remojo, cocción prolongada

Los tipos de preparación de los remedios vegetales son significativos, ya se trate de maceración (flores), de infusión (hojas), de decocción (raíces) o de calcinación (carbón vegetal), que no son más que unos ejemplos entre tantos. Es evidente que en la práctica culinaria (sin llegar a la calcinación...), estas indicaciones generales se modulan al infinito. La cocción justa aparece pues como un *suplemento de cocción solar*.

Es completamente exagerado afirmar que la cocción destruye el alimento: lo modifica y muy a menudo mejora su digestión. En realidad, sólo la esterilización puede ser calificada de "cocción a muerte". Toda la alimentación sana se sitúa entre lo CRUDO y la ESTERILIZACIÓN, en un rango de opciones individualizadas entre estos dos extremos. Se percibe sin duda con qué mala fe se llegan a expandir ideas simplistas sobre lo crudo y lo cocido, según la fórmula: crudo-vivo, cocido-muerto. El aficionado a la fruta, si no quiere enfermar, deberá esperar a que la cocción solar le prepare un fruto maduro. Algo crudo puede revelarse como una crueldad, del latín *cruditas*, que significa indigestión. Mesura, pues. Es necesario encontrar la justa medida entre lo crudo y lo cocido; es individual.

Las cocciones y los platos son numerosos, pero cada uno de ellos posee un lazo más íntimo con una de las fuerzas elementales. Algunos envuelven, favorecen la pesadez; otros viven en la brasa, en el corazón el calor incandescente. La cocción abierta al vapor, ¿no es un poco opuesta al estofado? ¿lo hecho a la parrilla no es opuesto a lo hervido? Las cocciones y los platos tienen un lazo con uno o varios temperamentos. Esta constatación no tiene como objetivo reducir la cocina a clasificaciones o a tablas. Al contrario, aquí la cuestión es encontrar lazos vivos, comprender un poco mejor nuestras propias preferencias, tomar consciencia de la naturaleza de nuestra vida anímica en la mesa. En resumen: apropiarse del hecho de comer.

¿Existe por ejemplo una cocción colérica o una cocción flemática? Puede sentirse que la parrilla es una cocción de naturaleza determinada, eficaz y rápida: ese "Tschhh" impetuoso es opuesto al "Blup-Blup" pacífico y redondo de la sopa o del caldo.

La cocción al vapor nos coloca en una atmósfera muy distinta de ligereza, que se encuentra en todos los platos donde interviene la cualidad del aire; evoquemos el misterio del "soufflé", de su soberbia y su debilidad: la del desinflado, siempre posible. Nos acercamos a las fábulas de Jean de La Fontaine.

La cocción cercana a la tierra nos puede hacer viajar hasta la India: el tandoori es una especie de jarra de barro cocido calentada por debajo, en cuyo interior son cocidos los alimentos, en las paredes. Señalemos de paso que el tandoori también es una mezcla aromática. Las técnicas que usan el barro cocido para la cocción son numerosas y se encuentran recipientes de esta naturaleza para cocinar en Alemania y en Alsacia, hasta el célebre Kugelhopf. Si los platos relacionados con el elemento del aire ilustran la ligereza y la expansión, los platos unidos al elemento de la tierra están en el gesto de la interioridad, del secreto, del enterrar. La pizza inflada y soleada por sus ingredientes calurosos, es distinta en su versión "calzone", o sea doblada en dos como una zapatilla. Así, los gratinados, tortas y quiches están en esta atmósfera cubierta, introvertida, muy de moda en los países fríos, donde se está bien en casa.

El autor quiere precisar que hay que completar numerosas evocaciones hechas a lo largo de esta obra; ante todo tratan de *estimular* al lector para animar su actividad interior, para que se haga sus propias representaciones. Ciertamente se podría desear agrupar todo lo que concierne a los elementos y las cualidades elementales en un vasto cuadro, pero esto sería en definitiva opuesto a lo que se intenta aquí, a saber: el ejercicio de una dinámica de la alimentación que no quiere fijar, sino poner *en movimiento* la relación de cada uno con la alimentación. Este movimiento es, por su propia naturaleza, continuamente cambiante.

Una cocción reina

La práctica del oficio de cocinero lleva a considerar con un gran respeto un tipo de cocción que está en la encrucijada de las cuatro cualidades elementales que acabamos de ver: el estofado. Es raro que esta cocción se haga correctamente y sin duda por ello no se capta toda su riqueza. Esta cocción reúne magníficamente las virtudes cardinales de las otras cocciones.

Tomar una cacerola de metal noble: de cobre, de hierro fundido o de acero inoxidable –evitar el aluminio-[5], tapizar el fondo con una fina capa de aceite de oliva y la misma cantidad de agua. La cocción de las zanahorias es un ejercicio muy bueno para quien quiere perfeccionarse en la sutil preparación de las verduras.

Poner a calentar a fuego medio durante algunos minutos con un poco de sal, tapando. Cuando el vapor comience a circular, poner a fuego lento durante 7 u 8 minutos, después dar la vuelta una sola vez a las verduras y dejar cocer todavía una decena de minutos; degustar. La zanahoria debe permanecer firme y presentarse como un fruto maduro. Si se es adepto de la gastronomía vegetal, hay que poder interrumpir la cocción de un minuto a otro. En realidad, no es solo una cuestión de gula, sino también de preservar fuerzas: existe una cocción justa para cada verdura, eventualmente con aromas escogidos, como lo veremos en la parte práctica.

---

[5] Estos últimos años se han multiplicado las acusaciones más graves respecto al aluminio y la salud humana. Un artículo bastante completo ha aparecido en la excelente revista mensual gratuita *Biocontact* de julio-agosto 2002, Catherine Martínez, Association Bio-Santé 31, 2355, route du Plantaurel, 31860 Labarthe-sur-Lèze, tel/fax: 0561085196. e-mail: Numerosas publicaciones, ver concretamente *Science et avenir*, octubre 1996, artículo: cocción intolerable: el aluminio.

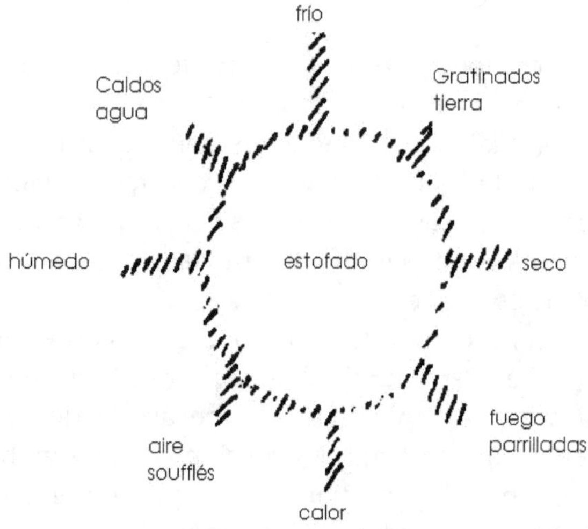

Fig. 1. Elementos y cocciones

¿Qué ocurre durante el estofado? Encontramos por supuesto la acción del calor, luego rápidamente el propio jugo de la verdura se une a los líquidos que hemos puesto al principio y facilita la cocción. Una circulación de vapor se arremolina en torno a la verdura, para hacerla madurar un poco más, pero este vapor ligeramente graso permite conservar unidas las fuerzas vivas del alimento; el fondo del recipiente recoge así un verdadero aceite esencial de verdura. Esta alquimia secreta se hace posible porque el recipiente de cocción se mantiene cerrado sin excesiva presión. Hay que probar un puerro a la vinagreta cocido de este modo o una zanahoria con sabor a naranja, para reconocer lo bien fundado del método. El estofado bien hecho es fácilmente practicable y nunca pasa de media hora; numerosas verduras pueden ser cocidas de esta forma, ¡incluso las patatas!

La cocción al agua o al vapor harán maravillas con algunas verduras, como las judías verdes, la coliflor o los guisantes.

La fermentación láctica

Es justo señalar el método de fermentación láctea, que produce alimentos como la col fermentada o "choucroute"; pero también todos los cereales fermentados, comenzando por el pan de fermento y numerosos productos lácteos. Además de la col, también se encuentran los pepinillos, las zanahorias, las judías verdes y las remolachas rojas lácteo-fermentadas. Las verduras son puestas a fermentar en jarras de "grès" o de vidrio, con agua y sal. Este tipo de cocción en frío, anaerobia, es muy particular, produce alimentos con virtudes preciosas y un notable gusto. En este proceso de fermentación, no se asiste a pérdidas de nutrientes, sino a un aumento de algunos de ellos, ¡concretamente vitaminas! Se encuentran alimentos y bebidas de esta naturaleza en los países del Este y en numerosas regiones del mundo. El ácido láctico así producido, difiere según el vegetal del que se saca, pero en todos los casos es un tónico para el organismo, conocido desde la Antigüedad, que purifica y enriquece la flora intestinal. Los alimentos lácteo-fermentados son incluso considerados desde principios de siglo como preventivos del cáncer, concretamente por el hecho de que procuran fuerzas de calor. Este vasto tema ya ha sido objeto de una obra de Claude Aubert, a la que dirigimos gustosamente al lector.[6]

---

[6] Claude Aubert, *Les aliments fermentés traditionnels*, Terre Vivante, París, 1985. Doctor Johannes Kuhl, *Échec au cancer* y *La bouillie idéale*, Humata, CH-3000, Berne, 1984.

El Jugo de pan del panadero Kanne, fabricado según este método, es una bebida vitalizante a base de fermento de pan de centeno, y fermento de avena biodinámicos; este notable jugo, también llamado *Kwas*, sigue siendo poco conocido. El grano fermentado, secado y reducido a polvo (del mismo fabricante), posee virtudes similares y complementarias.[7]

Las partes de la planta y los procesos de vida

La cuestión de lo crudo y lo cocido desemboca naturalmente en otro enfoque de la planta alimenticia; las líneas que siguen querrían conducir al lector a considerar la calidad de los alimentos de forma distinta al único método numérico, tan de moda en nuestros días.

La observación fina de la planta que se desarrolla a partir de la polaridad luz y tinieblas, cosmos y Tierra, ingravidez y gravedad, es un notable ejercicio para quien quiere vivificar su actividad pensante y encontrar lazos entre el mundo vegetal y la nutrición humana.

En su curso de alimentación, Rudolf Hauschka[8] insiste con razón sobre el fenómeno primordial de la planta: formación del azúcar en la hoja verde gracias a la acción de la luz solar, azúcar que se transforma inmediatamente en

---

[7] El jugo de pan se vende en tiendas de alimentos naturales y de dietética.

[8] Rudolf hauschka, *Cours d'alimentation*, Capítulo XI y también *Cours sur la substance*, traducción privada al francés, no comercializada. Estas dos obras están en alemán en Vittorio Klostermann, Frankfurt am Main, 1981.

94

almidón, que primero circula en calidad de *primario* y luego es puesto de reserva como *secundario*, concretamente en las raíces.

"La transformación del gas carbónico inorgánico, mineral, en compuestos orgánicos, es el fenómeno bioquímico más importante de la naturaleza. Es la reacción básica que, de forma totalmente general, permite que la vida exista sobre nuestro globo."[9]

¡Producir oxígeno! *"Ni el hombre ni los animales tienen este poder. En revancha, sus actividades se orientan en otra dirección."*[10]

Hacia una sensibilidad interiorizada en el animal y hacia lo psico-espiritual en el hombre.

Hay que añadir que, en definitiva, todo el alimento de nuestro planeta depende de la fotosíntesis. Este misterio no puede resumirse en una fórmula. Además, todas las energías fósiles que ayudan al desarrollo de las civilizaciones (madera, turba, carbón, petróleo, etc.) tienen como punto de partida una única substancia: el azúcar.

Un aire pesado (gas carbónico) entra en relación con los procesos de vida de la planta y la arrastra a un proceso de densificación del carbono. Los hidratos de carbono resultantes son los materiales principales con los que la planta edifica su cuerpo. Simplificando el conjunto de los procesos y sin traicionar la dinámica general, Rudolf Hauschka sugiere el proceso siguiente: hacia la flor, el almidón se afina en azúcar. *"A partir de la flor, la planta atraviesa grandes transformaciones en su materialidad. La substancialidad de la flor irradia, aparecen los efluvios y los colores. Como una respuesta del cosmos, aparece a nuestros ojos una segunda ola de*

---

[9] A. Frey-Wyssling, citado en Gerhard Schmidt, *Alimentation dynamique*, Tomo 2, Triades, París, 1986, § Les Hydrates de carbone.

[10] *Ibíd.*

densificación, que tiene como consecuencia la formación de los frutos y de los granos. En la parte superior de la planta nos aparece pues el polo de transformación de las substancias."[11]

La cosa es muy distinta cuando la mirada sigue la planta hacia abajo, hacia la raíz. Ahí observamos una densificación mucho más fuerte de las substancias. Las fuerzas estructurantes de la Tierra atraen la substancia virginal del almidón y lo precipita (por así decirlo) en una forma lignificada: la celulosa.

Podemos impregnarnos de la imagen que nos propone Rudolf Hauschka, cuando compara la formación del almidón con un arco iris densificado.

El almidón, el azúcar y la celulosa son todos hidratos de carbono.

Este "aumento de peso" del almidón en celulosa forma en la raíz la carpintería de toda la planta, pero también (en distintos grados) en el tallo. Este movimiento, que va hacia una polaridad a partir de la parte media, nos hace aparecer la planta como un organismo triple.

La fuente creadora original vive en la planta media: la hoja. El polo de la forma vive en la raíz y edifica la carpintería de la planta. El polo de transformación de las substancias se activa en las cumbres.

Los Antiguos hablaban del triple aspecto de lo vivo: Sal-Mercur-Sulfur. Podemos encontrar relaciones entre estos tres principios y la planta.

- Forma, fijeza, aspiración, cristalización, así como conservación: SAL.

- Movimiento, circulación, metamorfosis en ritmo: MERCUR.

- Calor, fructificación, transformación: SULFUR.

---

11 Véase la nota 8.

El principio Sal hay que ponerlo en relación con el fundamento radical de la planta que, provisto de una relativa fijeza, penetra lo mineral.

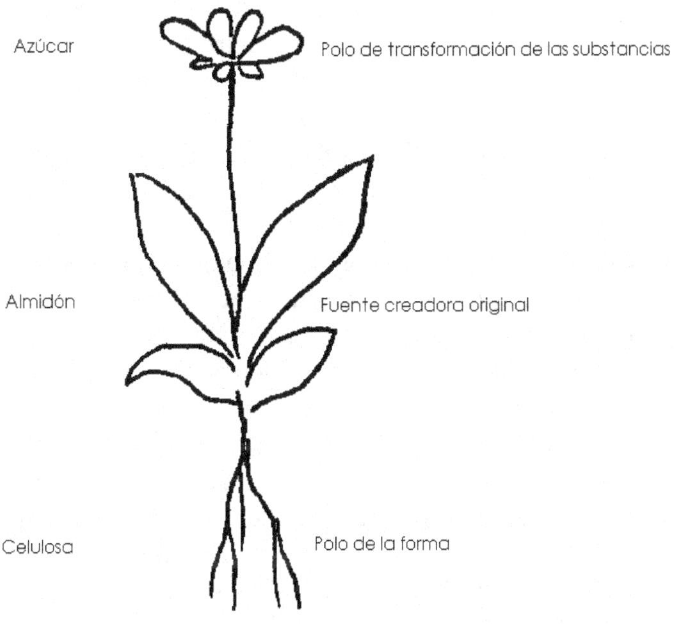

Fig. 2 Las partes de la planta y los procesos de vida

Lo que los Antiguos llamaban el principio Mercur, se encuentra en la hoja, este extraordinario plano medio, que mira hacia arriba y hacia abajo, esta dinámica continuamente circulatoria y respiratoria.

El principio inflamado del Sulfur se encuentra en la flor y en su llameante desarrollo.

Estas tres palabras-símbolos describen procesos universales en la naturaleza y no en vano toda la literatura alquímica retoma estos tres principios, que fundan una tri-articulación de todos los procesos vivos. Estas indicaciones dinámicas servirán al "comedor" que quiera discernir mejor las cualidades de los alimentos.

Para comprender bien el sentido de estas palabras, hay que considerarlas como procesos, tendencias generales que nos servirán como indicaciones cualitativas en la alimentación.

Luego daremos algunos ejemplos.

Queremos precisar que el objetivo de este capítulo y de los otros no es encontrar soluciones simplistas aplicables como recetas. La ley cuaternaria de los elementos da indicaciones, como hemos visto; es esencial comprender su espíritu. Como una partitura musical, exige ser interpretada. La caracterización de los principios de la planta tiene las mismas reservas. Estas grandes nociones sólo son viables si fructifican ¡al menos que permanezcan biodegradables!

El estudio de la botánica según el enfoque goetheano vivifica la relación del hombre con su alimento, pero además constituye un notable ejercicio de pensamiento vivo. En nuestros seminarios de verano, no dejamos de añadir esta reflexión botánica con Jean-Michel Florin, para comprender mejor la alimentación.

Al mismo tiempo, hay que poder utilizar principios y captar todas sus aplicaciones, todos sus matices, así como también se considera el tipo de una familia de plantas observando con cuidado todas sus variantes.

Las partes de la planta
en relación con el hombre

Hay que recordar que el conocimiento *vivo* de la naturaleza ha pasado por numerosas etapas. Desde las primeras intuiciones clarividentes, pasando por la medicina hipocrática (que se prolongó a través de la edad media), hasta la teoría de la metamorfosis de Goethe (por no citar más que algunas etapas), el mundo vegetal se ha desvelado poco a poco en sus distintos aspectos (particularmente el medicinal), con la ayuda por supuesto de toda la investigación científica moderna. Pero hasta entonces no se disponía de una idea directriz que pudiese poner en relación la planta y el hombre; gracias a los descubrimientos de Rudolf Steiner (expuestos por primera vez en 1917) sobre la tri-articulación humana[12], se ha podido empezar a encontrar estas relaciones vivas entre la planta y el hombre. Si insistimos sobre este punto, es porque estas analogías son de alguna forma la clave de bóveda de una obra como ésta.

Ya lo hemos dicho: para que el "comedor" pueda tomar consciencia de su relación con la comida, ha de establecer lazos vivos entre él y los alimentos.

Las formas de encontrar relaciones entre la planta y el hombre son numerosas. Wilhelm Pelikan propone partir de lo que llama el fenómeno fundamental, ya esbozado antes: la relación entre la vida vegetal y la respiración humana, entre el colorante de las hojas (clorofila) y el colorante de la sangre (hemoglobina). *"Esta es una polaridad arquetípica de la existencia. Dado que el órgano capital de la planta, aquél por el cual ella es más pura y fuertemente vegetal,*

---

12 Rudolf Steiner, *Les énigmes de l'âme*, EAR, Ginebra, 1984.

es la hoja (con el nudo adyacente), y dado que todos los demás órganos de la planta deben ser comprendidos como variaciones de la hoja, de ella debemos partir para comprender las relaciones entre la planta y el hombre; el aparato foliar ya aparece por su forma como el "sistema rítmico" de la planta: apilamiento y repetición rítmica de los nudos. Tiene su análogo en el sistema medio, rítmico, del ser humano, que se apoya anatómicamente sobre la estructura rítmica de la columna vertebral y de las costillas torácicas. La respiración y la asimilación clorofílica de las plantas son también rítmicas: siguen los ritmos luminosos del día y de la noche. Están en contraste (polaridad) con la respiración humana y el proceso de desasimilación ligado a ella. La hoja toma de la atmósfera el ácido carbónico y lo arrastra a un proceso de densificación del carbono, de donde nacen los hidratos de carbono, que son los materiales principales con los que la planta edifica su cuerpo. Expulsa oxígeno. El sistema rítmico del hombre, en el organismo torácico, absorbe oxígeno y destruye la "materialidad carbonada" del cuerpo, combate su densificación, expulsa gas carbónico al exterior. Estos dos procesos rítmicos juegan un papel entre lo líquido y lo gaseoso, pero van en sentido inverso uno del otro. La cavidad pulmonar, con la traquea y sus ramificaciones bronquiales, puede ser vista como un árbol ideal: como un verdadero árbol, absorbe anhídrido carbónico y expulsa oxígeno (al mundo interno de la sangre, que llena el pulmón): esta imagen nos es ofrecida por la propia naturaleza y nos permite comprender las relaciones ideales entre el sistema rítmico del hombre (corazón-pulmones) y el de la planta."[13]

Como lo señala Gerhard Schmidt, en 1939, Hans Fischer consiguió explicitar el parentesco entre la clorofila y la hemoglobina, mostrando que el magnesio juega un papel central en la clorofila y el hierro en la hemoglobina.

---

[13] Obra citada en la nota 4, p. 18-19.

Después se estableció que la génesis de la clorofila también necesita hierro, pero éste actúa desde el exterior. Por el contrario, el hombre interioriza el hierro. Por otra parte, el cobre está igualmente implicado en los procesos formadores de colorantes, tanto en la hoja como en la sangre. Es interesante señalar que el espectro de las radiaciones luminosas activas en la fotosíntesis es muy próximo al que percibe el ser humano (entre 400 y 800 nanómetros); además, la génesis del azúcar en los orgánulos clorofílicos (cloroplastos) se efectuaría (según las especies) a una temperatura que va de 35 a 40°C.

"En resumen, puede decirse: *los sistemas rítmicos del hombre y de la planta se corresponden, pero forman una polaridad (...) El sistema rítmico en el hombre actúa como un mediador complejo entre dos polos opuestos (cabeza y metabolismo). Este papel medio, aunque más simple, se reencuentra en la planta: su proceso rítmico, foliar, está a mitad de camino entre los procesos de la flor y los de la raíz. La forma tripartita del hombre y la forma tripartita de la planta invitan a buscar sus relaciones mutuas.*"[14]

El proceso de la raíz
y el sistema neurosensorial[15]

Miremos por el lado de la raíz: aunque ésta obedece a las fuerzas de la gravedad, también está continuamente "en busca": extiende sus ramificaciones, percibe las substan-

---

14 *Ibíd.*, p. 20.

15 Tomamos prestado de W. Pelikan el término de "proceso" de la raíz, de la hoja o de la flor, pues nos parece corresponder al dinamismo del que se trata en estas líneas.

cias del suelo, su contenido en agua, su concentración salina. La raíz selecciona y sintetiza las substancias terrestres, las cuales substrae a la gravedad para toda la planta. Igualmente, la cabeza humana percibe por sus órganos sensoriales la periferia, las imágenes del mundo, las sintetiza y las piensa. Desde la cabeza, los impulsos formativos irradian a todo el cuerpo.

Como la raíz para la planta, la cabeza para el cuerpo humano es la parte más mineralizada.

Más allá de los parentescos, hay que hablar evidentemente de las oposiciones: en la cabeza, orientada hacia las estrellas, el cerebro vive en estado flotante. La raíz se entrega a la gravedad. *"Se han llegado a encontrar en las células de las raíces, órganos sensoriales que perciben la gravedad: los estatolitos."*[16] La raíz es el órgano más vivo de la planta, mientras que en todo el sistema neuro-sensorial, substrato de la consciencia, los procesos vitales están atenuados al máximo. En la cabeza humana y en el esqueleto, se ve que los procesos minerales están constreñidos a plegarse a una arquitectura que es una verdadera obra maestra de la creación. El sistema neuro-sensorial humano es una proyección inversa del proceso de la raíz. *"Numerosas drogas extraídas de las raíces lo demuestran por sus acciones cefálicas y nerviosas."*[17]

Los procesos de la flor y del fruto y el sistema del metabolismo

Si la hoja evoca la noción de espacio exterior, la flor (considerada bajo distintos ángulos) evoca y delimita espacios interiores finamente formados. La hoja es una parte del

---

[16] *Ibíd.*, p. 20.
[17] *Ibíd.* p. 21.

102

plano, la flor es una parte de la esfera. *"Estos espacios internos encierran al ovario, que es una metamorfosis suprema del principio de los nudos. Por ello, la flor exhala olores, colores, néctar, calor y polen. Lo que inhala le viene de la atmósfera o de la actividad animal (polen). A la última contracción (que es la del grano) se une la última expansión: el hinchamiento del fruto. El fruto no es solamente un órgano que limita y envuelve: llena de substancias el espacio interno. Con el fruto, el mundo exterior se vuelve algo interior. La génesis de estas substancias se hace bajo la influencia de un calor exterior que, en ciertas flores, implica la aparición de un calor propio."*[18]

Los órganos superiores de la planta son los de la reproducción; hay que ponerlos en relación con los órganos del abdomen humano. Los procesos flor y fruto de la planta, en la medida en que traen consigo transformaciones de substancias materiales, hay que ponerlos en relación con el metabolismo humano. Desde este punto de vista, la evocación de la flora intestinal es inquietante.

Pero también aquí hay que considerar las polaridades. La planta depende toda entera de las influencias del cosmos. *"El hombre, por el contrario, ha tomado en él e interiorizado estos centros de impulsos en el mundo de sus órganos internos. El hígado, el riñón, el corazón, la vesícula biliar, etc., ejercen de una manera autónoma (en colaboración con la entidad humana global), las actividades que la planta no puede desplegar más que en colaboración con el universo exterior."*[19] Todos saben que el hombre, por sus impulsos voluntarios, puede emanciparse hasta cierto punto de leyes naturales como las del día y la noche, por ejemplo. Es totalmente justo considerar que los procesos de flor y fruto favorecen la

---

[18] *Ibíd.*, p. 22.
[19] *Ibíd.*

movilidad en el sistema del metabolismo que irradia en los miembros del ser humano.

Por la actividad calurosa y regeneradora de su metabolismo, el hombre está emparentado con el proceso de floración y fructificación de la planta. Numerosos frutos tienen una acción cierta sobre el intestino.

Así, el cuerpo de vida del hombre está ligado de forma estrecha y sutil al cuerpo de vida de la Tierra, que se activa en el mundo vegetal.

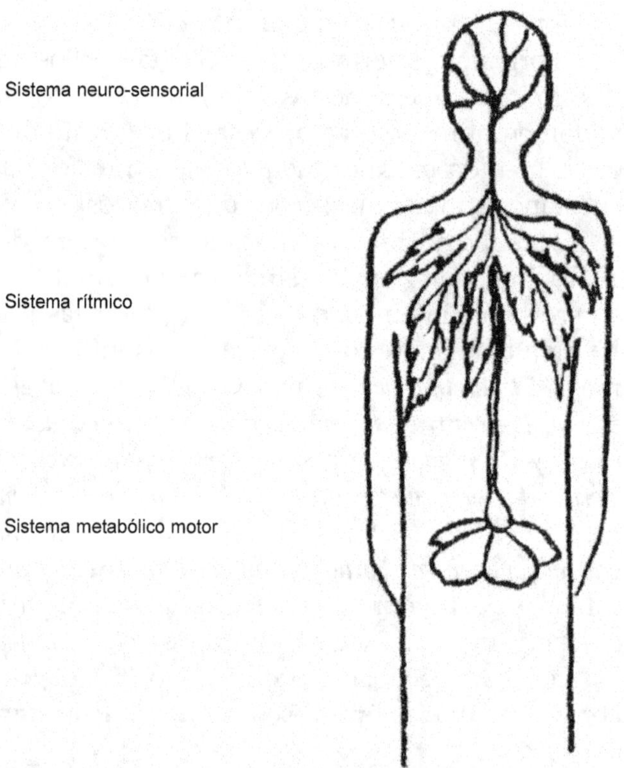

Fig. 3. Las partes de la planta en relación con el hombre

Algunas indicaciones prácticas

Afinando un poco estas relaciones entre las partes de la planta y el hombre, Rudolf Hauschka propone las relaciones complementarias siguientes:

Raíz	Sistema neuro-sensorial	cerebro
Hoja	Sistema rítmico	pulmón
Flores	Metabolismo-excreciones	riñones
Fruto	Sistema circulatorio	sangre
Grano	Formación de órganos	corazón

Para la buena comprensión de las cosas, es indispensable establecer una diferencia entre las plantas medicinales y las plantas alimenticias. Aunque la frontera no es siempre muy neta.

Para decirlo simplemente, las plantas medicinales tienen de particular que uno de sus principios se revela particularmente marcado: es *la anormalidad* la que hace de un vegetal una planta medicinal. La farmacología llama a eso el principio activo. La planta alimenticia es en este sentido menos específica, su acción sobre el organismo es más amplia y por este hecho puede ser consumida más a menudo. Dicho esto, ninguna planta alimenticia es totalmente anodina, cada una revela un tesoro más o menos precioso.[20]

Igual que en el hombre, los distintos sistemas que hemos evocado no están en absoluto separados, sino mezclados sutilmente en grados diversos según los individuos; las

---

[20] Doctor Jean Valnet, *Traitement des maladies par les légumes, les fruits et les céréales*. Le livre de poche, París, 1985. Ver así una obra reciente muy documentada, Doctor Jean Seignalet, *Alimentation ou la troisième médecine*, colección ecología humana, François-Xavier de Guibert, París, 2002.

plantas (manteniendo las diferencias) ofrecen características variadas en su tri-articulación según las especies. Sin entrar en detalles, puede decirse que el color es una de las direcciones posibles. Una raíz arquetípica será más bien de color claro, crema. La hoja, por supuesto verde. La flor y el fruto están coloreados de amarillo, naranja, rojo o granate.

A partir de estas direcciones, podemos maravillarnos de las variaciones sobre el tema general.

En una u otra dirección, el tesoro está más bien en la raíz: por ejemplo en la zanahoria, el nabo, la remolacha roja o el rábano blanco. Estamos en nuestro derecho de hablar de tesoro, porque una raíz en el sentido vegetal ordinario está al servicio de la planta y no ofrece (a priori) regalos que se encuentran más frecuentemente en las hojas o en la flor o en los frutos (colores, perfumes, azúcares). Cada cual puede encontrar ejemplos. Un régimen equilibrado incluirá raíces, hojas, flores y frutos. Si se quieren calificar ciertos vegetales, a veces se tiene derecho a hablar de raíz-fruto (zanahoria, lo que por otra parte permite realizar postres) o de fruto-hoja verde (kiwi) o de hoja-flor (como las hierbas aromáticas). Las coles pueden ser consideradas en general como verduras-flores. Es inquietante hablar de fruto-raíz o de fruto-hoja, pero la agricultura *industrial* llega a producirlos...

Si se quiere ir un poco más lejos, se verá que algunos procedimientos culinarios o industriales aportan un suplemento de uno o varios de estos principios. Una cocción justa es comparable a una fructificación. Cuando es exagerada, implica un proceso de mineralización. Una verdura o un fruto de cultivo intensivo, hinchado de agua, sin perfume ni gusto, indicará una tendencia al proceso hoja, etc. Se ve, por ejemplo, que una carne preparada con hierbas se encuentra, en cierto sentido, aligerada.

¿Qué agricultura?

No está en las competencias ni en la intención del autor (hijo de la ciudad más que del campo), hacer una exposición profunda de esta cuestión. Ya lo hemos dicho: esta obra intenta considerar otros puntos de vista poco usados y no repetir cosas que se encuentran en obras especializadas. Nos contentaremos con retomar algunas nociones evocadas en el capítulo precedente, dando unas direcciones de reflexión.

Las distintas preferencias sobre agricultura provienen de la manera con que se considera el mundo vivo en general y la Tierra en particular. No nos agotemos en debates estériles. Siempre es bueno plantear la pregunta de principio: ¿de qué hablamos?

Si la tierra es considerada como una máquina de producir y el hombre como una máquina energética que ahorra carburante, entonces está justificado el comportamiento agresivo, a corto plazo, de la agricultura convencional. No habría que hacerse demasiadas ilusiones sobre lo que se llama la agricultura racional, procedimiento por el cual se busca utilizar un mínimo de tratamientos. La unión de las industrias de la protección de las plantas (UIPP), que reúne a los industriales productores de pesticidas, financia un 49'9% de la asociación Farre-Forum de agricultura racional respetuosa con el ambiente (Le Monde, 9 de enero de 2002).

Si la meta es cultivar sin contaminar, sin dañar la tierra, preocupándose por un desarrollo aceptable y por la calidad de los alimentos para nutrir al hombre y los animales, entonces se escogerá la agricultura ecológica.

La agricultura biodinámica considera las cosas con exigencias adicionales. Para resumir, citemos la definición sacada del informe técnico del "mouvement d'agriculture biodynamique": "La agricultura biodinámica es una agricultura que asegura la salud del suelo y de las plantas, para procurar una alimentación sana a los animales y a los hombres. Se basa en una comprensión profunda de las leyes de lo "vivo", adquirida por una visión cualitativa-global de la naturaleza . Considera que la naturaleza está actualmente tan degradada, que ya no es capaz de curarse ella sola y es necesario volver a dar al suelo su vitalidad fecunda (indispensable para la salud de las plantas, de los animales y de los hombres), gracias a procedimientos terapéuticos."[21] Lo que se llaman los "preparados" forma parte concretamente de estos procedimientos terapéuticos indispensables.

En el prefacio de E. Pfeiffer en la edición alemana al *Curso de agricultura biológico-dinámica* de Rudolf Steiner, se dice: *"Se trata de reintroducir las fuerzas cósmicas en los procesos de crecimiento de una manera consciente, directa e indirecta. Es decir, que hace falta romper el aislamiento material, puramente terrestre, en el que ha sido puesto el conocimiento del crecimiento vegetal."*[22]

Aparte de estos recordatorios sobre agricultura (que al menos precisan un poco las cosas), aquí se tratará de colocar algunas reflexiones personales que se apoyan en la práctica. Numerosos enfoques sensibles permiten mostrar las diferencias cualitativas de los métodos de cultivo.

---

[21] Annette Robert, Jean-Michel Florin, *l'agriculture biodynamique, présentation générale*. Informe técnico, informe del mouvement d'agriculture biodynamique. Rudolf Steiner, *Curso de agricultura biológico-dinámica*, Editorial Rudolf Steiner, Madrid, 1924. Para otras numerosas publicaciones, dirigirse a la Asociación de Agricultura Biodinámica y a la revista *Biodynamis*.

[22] Rudolf Steiner, *Curso de agricultura biológico-dinámica*, Editorial Rudolf Steiner, Madrid, 1924.

Están plenamente justificados y el de las cristalizaciones sensibles es el más conocido (ver los anexos).

Nuestro enfoque ha sido dictado incluso por las necesidades de nuestra actividad profesional. Por otra parte, no corresponde sólo a los cocineros de alimentación sana ser exigentes en la elección de las "materias primas" –lo que antes se llamaban víveres (¡!). Los restaurantes gastronómicos son frecuentemente reputados por su búsqueda asidua de los mejores productos.

Una primera observación concierne al tiempo: el mero hecho de observar cómo se conservan los vegetales, cómo resisten al tiempo. Si la materia inanimada aparece fijada o deshecha en el tiempo, ocurre algo muy distinto con las materias vivas, que están todas impregnadas *de una biografía y por tanto de un verdadero cuerpo temporal*. Para decirlo muy crudamente, la sabiduría popular habla de un vegetal como de un individuo: o bien está cocido, o bien está todavía verde. Estas simples palabras revelan una profunda sabiduría. O bien un alimento ha vivido, ha devenido, o bien va a devenir, a conservarse, fructificar, dar fuerzas, perfume, placer, vida.

En realidad, la mayoría de los alimentos que provienen de una agricultura frenética, están "cocidos" sin haber vivido: nacen muertos. La visita de una explotación de cultivo intensivo permite percibir signos de degeneración, si no de mohos, sobre vegetales que están todavía en tierra. Todavía peor: estos síntomas, transportados al reino animal, se encuentran en los criaderos industriales de animales destinados a la carnicería.

Para que un crecimiento sea sano, debe poder tomar su tiempo y dará organismos sanos. Impregnarse de la noción del tiempo para una substancia viva no deja, pues, de ser pertinente. ¡Cuántas verduras industriales (como las zanahorias o las coles) carecen de cuerpo y de sabor y se vuelven agua después de unos días! La sola observación del envejecimiento de un vegetal ya revela mucho a quien se interesa por las fuerzas de vida.

De todos modos, prevengamos un malentendido: el alimento vegetal no debe ser conservado inútilmente, el retraso en su utilización debe ser lo más corto posible entre la recepción y el consumo. El gusto, el color y el perfume son también, por supuesto, criterios de importancia que van en el mismo sentido, para captar la calidad global de un vegetal.

Una última observación concierne la cuestión del contenido en agua. Un especialista podría decir qué tratamientos llevan a constatar que la calidad de los alimentos elaborados en la cocina es en general inversamente proporcional a la cantidad de agua que se escapa de ellos.

Se quiere hacernos creer que los alimentos cultivados ecológicamente y biodinámicamente no son superiores en el plano nutritivo. Sólo conceden que la elección de tal agricultura permite no contaminar. ¡Es tener mucha mala fe! Una observación fina de los análisis comparativos de ciertas sales minerales esenciales, muestra diferencias importantes.[23]

Por otra parte, los contenidos de tales afirmaciones se guardarán bien de hacer pruebas comparativas del gusto... Finalmente, el recurso a ensayos como las cristalizaciones sensibles, acabarán por convencer al investigador imparcial de que existen verdaderas diferencias.

---

[23] Ver concretamente la revista Biodynamis, n°33. Abril 2001.

Las virtudes curativas de lo crudo

Antes de hablar de las virtudes curativas de lo crudo, es útil precisar que la alimentación sana es también curativa cuando es adoptada por sujetos habituados a una comida tradicional, en la medida en que los alimentos refinados, industriales o intoxicantes, han sido reemplazados por alimentos sanos. La mayoría de los grandes representantes de escuelas dietéticas se curaron así de numerosos males, adoptando una alimentación sana, por definición hipotóxica.

Para hacer comprender mejor las virtudes de lo cocido y de lo crudo, Rudolf Steiner hizo notar que en este ámbito hay "una polaridad en el organismo humano". Estamos orientados hacia el mundo exterior por la piel, los órganos sensoriales y el sistema nervioso. Por ahí estamos unidos a la naturaleza, al cosmos. Este polo de nuestro organismo está emparentado en cierto sentido con los productos crudos, inalterados, de la naturaleza. Si queremos ejercer una acción dietética sobre esta "periferia" de nuestro organismo, la fortificaremos con el régimen "crudo" (con la condición, sin embargo, de tener una digestión a la altura de esta tarea). Con la comida cocida y caliente, favorecemos las fuerzas "internas" de nuestra organización, favorecemos las fuerzas de la individualidad que se encarnan en el calor. No es falso avanzar que la alimentación cruda es, hablando propiamente, un proceso curativo de ciertas afecciones que provienen de una interiorización demasiado grande. Esto tiene el mérito de circunscribir la acción de tal régimen; aconsejarlo para todo es, como ya hemos dicho, una aberración.

Al principio de este siglo [NdT: s.XX], en Suiza, el Doctor Bircher-Benner (ya mencionado), conocido por ser el inventor del muesli, fue sin duda el primero en experimentar de manera seria las virtudes de la alimentación esencialmente vegetal y cruda.[24] Los continuadores de su método tuvieron la ocasión de colaborar en una experiencia que nos gustaría contar. En los años cincuenta, una doctora del Royal Free Hospital de Londres fue enviada a la clínica Bircher-Benner de Zurich para estudiar allí la terapéutica del régimen de comida cruda. De vuelta a Londres, le confiaron doce enfermos juzgados incurables, aquejados de artritis primaria y secundaria. Se decidió filmar todas las fases del tratamiento. Éste se hizo únicamente por medio del régimen alimenticio, excluyendo cualquier otro tratamiento. El desarrollo y las modalidades fueron las siguientes: dos semanas de alimentos crudos variados, a los que se unieron progresivamente, durante otras cuatro semanas, platos cocidos de cereales integrales, de verduras estofadas y de caldos. Recordemos que los otros tratamientos fueron dejados de lado. El resultado fue el siguiente: la movilidad fue enteramente recuperada en siete casos, parcialmente recuperada en otros tres y dos permanecieron sin resultado. Al final del tratamiento, los doce casos presentaban un estado general netamente mejor. El más notable fue el caso nº 10, el que al final del tratamiento había recuperado menos movilidad. Se trataba de una enferma de cincuenta y cinco años, que sufría poliartritis crónica secundaria en la quinta etapa. Esta enferma estaba completamente inmovilizada en su cama al principio del tratamiento. Tras un tratamiento de seis semanas, los resultados son tan mínimos, que los médicos piensan parar la cura, pero la propia enferma quiere continuar, sintiendo que "ya viene". Entonces es puesta a prueba por lo que se presenta como

---

[24] Manuales de dietética natural Bircher-Benner: Jus de fruits, Crudités, Victor Attinger, Neuchâtel, 1959.

una recaída: la fiebre y los dolores aumentan en lugar de disminuir. Durante la séptima semana, la enferma aguanta. Un poco más de un año tras el comienzo del tratamiento, vuelve sola a su casa andando sobre sus dos piernas. Diez años más tarde, cuidando todavía su régimen, aunque con más flexibilidad, esta señora es todavía capaz de trabajar el jardín y de manejar la azada.

El régimen de alimentos crudos parece, pues, más capaz de curar enfermedades de esclerosis que otras. Molesta que esta terapéutica no sea el objeto de más experimentaciones serias. Hay que deplorar todo tipo de excesos en este área, en la que los gurús charlatanes han hecho mucho daño. Según el sujeto y la cantidad, ¡un remedio reputado puede curar o matar! Hoy el régimen de alimentos crudos ya no es considerado muy serio. Es una pena.

Lo caliente y lo frío, consideraciones culinarias

Todo el discurso nutricional que se escucha en los medios especializados, concierne antes que nada a las substancias alimenticias, como hemos visto (las cantidades); el peso y la medida tienen autoridad.

La cuestión de lo caliente y lo frío es una cuestión sutil que siempre me ha parecido importante y que se ha precisado un poco después de varias observaciones. Una de ellas concierne a los helados.

A los niños les gustan mucho los helados (perdón por esta banalidad). Pero también se puede con pleno derecho –aunque queramos darles gusto– estimar que un helado es una especie de agresión...para el vientre, tan tibio por naturaleza. Es cierto que hay que considerar bien todo:

qué alivio para las familias y los restauradores proponer helados de postre (ya no hay problemas de pérdida o de preparaciones largas).

Naturalmente, la cocina es el arte maravilloso de los matices y siempre se han añadido a los helados ingredientes que, aun sin ser térmicamente calientes, no dejan de calentar: pensemos en frutos rojos hinchados de calor solar (delicadamente) recubiertos de crema Chantilly, en avellanas machacadas finamente, tostadas sobre helado de vainilla, o en el chocolate caliente. ¿No es un hecho extraño, esta especie de compensación que hacemos instintivamente para moderar el frío? En cuanto a su composición, los helados no son siempre igualmente fríos; por ejemplo, el mango en sorbete parece más caluroso que la pera o la manzana.

En nuestros días, el gran número de informaciones que circulan sobre la alimentación no siempre favorece el sentido común y la verdadera sensibilidad. Sintamos cómo las verduras ofrecen cualidades distintas. Por ejemplo, el melón, el champiñón o el pepino, aunque distintamente, pueden sentirse fríos. Mientras que el ajo, la cebolla, el brócoli o el "potimarrón" [NdT: pequeña calabaza naranja, con sabor a castaña] ofrecen características más calientes. La cuestión de lo caliente y lo frío es sutil. Un menú logrado debe tenerlos en cuenta.

Como hemos subrayado, la verdadera sabiduría culinaria no es otra cosa que disponer el alimento para el consumo humano y aportarle (si es necesario) algún complemento de cocción. Pensemos en alimentos típicamente fríos, como la patata o las setas; estos alimentos particulares, tan apreciados cuando se fríen y se "calientan" más con el ajo, la pimienta, el perejil o el rábano blanco, por ejemplo.

Las nociones de crudo y de cocido encuentran matices muy numerosos. Una sopa bien preparada, a la que se añade perejil fresco, ofrece un bello ejemplo de cocido-

114

crudo. Lo crudo puede, pues, comerse caliente y lo cocido comerse frío, como los puerros a la vinagreta. Por ejemplo, una ensalada de patatas y maíz, ya no es verdaderamente cruda, etc.

La polaridad mantenida y atizada entre lo crudo y lo cocido, deriva de un grave reduccionismo. La cocción puede ser lograda con mesura y discernimiento, sin ser obligatoriamente llevada hasta la esterilización, que es (en sentido propio), una cocción a muerte. Si el alimento caliente prepara el estómago para la comida y favorece la vida interior, ¿por qué privarse de una buena sopa como entrante, incluso antes de la ensalada? Los puristas de lo crudo lanzan gritos y afirman que diluimos los jugos digestivos. Nadie ha dicho que se tome medio litro de sopa. Una taza puede bastar. Guardemos el sentido de la medida.

Sólo una palabra sobre los "buffets". Es una costumbre simpática reunirse con lo que cada uno ha preparado. Se descubren otras formas de cocinar, es una experiencia muy estimulante. Conviene, sin embargo, no servir fríos los platos previstos para ser comidos calientes: quiches, tartas de verduras, pizzas, etc. ¡El simple hecho de ponerlas tibias hace mucho a los comensales!

Los métodos de cultivo actuales no favorecen las fuerzas de calor, estimulan más los procesos de hoja: las verduras y las frutas están muy hinchadas de agua, pero carecen singularmente de aroma y (para las frutas) de azúcar.

La visita en profundidad de una granja biodinámica, incluyendo el suelo, las plantas, los animales y los hombres, permite comprender y sentir mejor lo que significa las expresiones "organismo agrícola" y fuerzas de calor en agricultura.

Más allá de la agricultura propiamente dicha, la tecnología tiene tendencia a rechazar las fuerzas de vida en muchos sectores de la vida humana. La frontera entre lo inanimado y lo vivo no es siempre perceptible. La tecnología ha penetrado grandemente lo agroalimentario; ¿no son víctimas los alimentos de lo que se llama la cadena del frío? Entonces el proceso de raíz, mineralizante, es muy amplificado. Pensemos también en la contaminación atmosférica y electromagnética, en las pantallas de televisión y de ordenadores en los lugares de trabajo y hogares, en las condiciones y en los instrumentos de trabajo.[25] Los médicos observan que, en nuestros días, los enfermos tienen mucha menos fiebre; ahora bien, ésta es una facultad que tiene el organismo de elevar su temperatura, de encolerizarse para curarse. Las enfermedades de esclerosis son normalmente enfermedades de naturaleza fría, por oposición a las enfermedades inflamatorias (si se puede hablar con tal simplicidad).

Esto no es una lista de constataciones gratuitas, sino la indicación de que nos parece necesario compensar lo mejor posible en la alimentación lo que hay que llamar tendencias enfriantes. Estas tendencias son sin duda el signo de una actividad particular de la consciencia en nuestras sociedades, que en su búsqueda de conocimiento, practica más gustosamente el pensamiento frío. Este sería el tema apasionante de otras consideraciones y observaciones que saldrían de nuestro propósito. Por el momento se trata solamente de justificar aunque sea un poco, esta preocupación nuestra por el calor. Y veremos en nuestras consideraciones culinarias, que más allá de la elección de los alimentos, la cuestión de las especias es considerada con un cuidado particular.

---

[25] El Dr. Maschi, de Niza, se ha ocupado particularmente de los efectos de la contaminación eléctrica sobre el hombre. Ver también el número de *Science et Avenir* consagrado a las poluciones electromagnéticas (mayo 2002).

116

IV

Los cuatro sabores fundamentales y sus relaciones con los elementos y los temperamentos

En este capítulo, querríamos atraer la atención del lector sobre la experiencia (en sentido estricto) de las comidas y mostrar que en realidad, cierto número de ideas que han sido expuestas pueden ser experimentadas en el plano sensorial: con la condición, sin embargo, de estar atento. Practicar la experiencia de los cuatro sabores merece un corto preámbulo. Este ejercicio de los sabores no es tan fácil y se señalarán esencialmente tres obstáculos propios de nuestra época:

Un enfoque científico que seca la percepción y que cultiva la idea de que un conocimiento objetivo del gusto es imposible, y mucho menos una posible incidencia sobre el comportamiento.

Una relación de unión que, al contrario, hace que no sólo tengamos ganas, sino que nos convirtamos en esas ganas. Por ejemplo, en lugar de decir: "me gustan los pasteles", oímos a algunos comensales decirnos: "soy muy pastel" [NdT: en francés, las dos expresiones son equivalentes] No se trata de callar las ganas, sino de mirarlas con más distancia, para no convertirnos en ellas.

El tercer obstáculo es una fuerte tendencia a la dispersión durante la comida. Es una tendencia actual de hacer varias cosas a la vez y tener la atención dividida en diversos lugares. Las experiencias interiores que marcan en la vida no se producen forzosamente en circunstancias extremas: están a nuestro alcance y surgen en la vida cotidiana, pero no las vemos. Estamos en otro sitio.

Cada uno de nosotros absorbe como media treinta y cinco toneladas de comida en el curso de una vida. Ciertamente, tenemos ideas sobre los alimentos, pero raramente estamos disponibles para acoger dignamente los principales sabores que orquestan toda nuestra alimentación.

Para que pueda ejercerse un cierto conocimiento objetivo del gusto, es necesario que la consciencia se active en la experiencia gustativa. La mayoría del tiempo, saborear no nos da más que la alternativa del "me gusta" o "no me gusta". Esta actitud, totalmente en su lugar durante la infancia, podría ser válidamente reconsiderada en la edad adulta: es útil saber el por qué a uno algo "le gusta o no le gusta".

La primera recomendación sería "hacer el silencio": dejar expresarse plenamente el sabor con el cual se entra en relación, antes de hacer un juicio. No es tan fácil. Que un sabor nos guste o nos disguste no debería dispensarnos de preguntarnos precisamente por qué. ¿Qué efecto nos causa ese sabor?

La otra recomendación concierne a la naturaleza de las conclusiones que se pueden sacar de las experiencias de sabor. En efecto, es corriente limitarse –más allá del placer y el desagrado- a apreciaciones de naturaleza fisiológica: salivación, sensación de calor, etc.

En realidad, existe una tercera gama de apreciaciones que sería más bien de la naturaleza del sentimiento íntimo. ¿Qué quiere decir eso? Tengamos consciencia o no, los principales sabores estimulan la actividad de ciertas facultades (concentración, dispersión, relajación, gravedad, ligereza, despertar, apaciguamiento, etc.) o bien evocan un color, una estación o un compositor de música, etc. No está de más hablar aquí de *experiencias meditativas del gusto*. Cuando tragamos el alimento, dejamos de considerarlo. Entonces penetra en una región de nosotros mismos sustraída a la consciencia. En esta óptica, el ejercicio de los sabores es la ocasión de hacer la experiencia de atravesar el espejo: de ir a ver el otro lado, ¡justo antes de que el alimento se nos escape! Ésa es la razón por la cual damos a este ejercicio de los sabores una importancia fundamental. Luego permite considerar con más frecuencia lo que "hacen" los alimentos en nosotros.

Ahora revelemos nuestras fuentes. Desde 1990, nos vino la idea de organizar seminarios en torno a los cuatro sabores, teniendo conocimiento de los consejos dados por Rudolf Steiner a los actores, a petición de ellos. En este ciclo (no traducido), Steiner les había propuesto invocar ciertos sabores para ponerse en disposiciones anímicas particulares, necesarias para su papel.

Para los cuatro sabores, he aquí las substancias utilizadas: un grano de sal gorda del tamaño de una cabeza de alfiler, una cucharadita de infusión de planta amarga (como la genciana o la absenta), una cucharadita de zumo de limón y algunos granos de azúcar moreno de caña.

Lo importante es dejar un momento sobre la lengua la substancia que va a saborearse, *en observación*, antes de tragar. En las experiencias de sabores que animamos, no hacemos comentarios durante la experiencia. Las cuestiones planteadas tratan de precisar metódicamente los distintos efectos de cada sabor. ¿Cuál es la primera sensación? ¿Hay un despertar o no? ¿Se estimula algún lugar del cuerpo? En caso afirmativo, ¿cuál? ¿Este sabor incita una actitud interior?, etc.

Narrar tal experiencia por escrito obliga a proceder de forma diferente. El experimentador decidido puede tomar

ahora algunos minutos para encontrar los cuatro sabores
en el orden dado antes; anotará estas reflexiones antes de
leer lo siguiente. Esto puede repetirse para precisar sus
percepciones.

Resultados de las experiencias

Las evaluaciones y apreciaciones siguientes no tienen
ningún carácter definitivo, sólo querrían dar direcciones e
incitar a vivir más completamente las diversas posibilidades de cada uno de estos sabores:

El sabor salado despierta y llama a la consciencia; se
manifiesta inmediatamente como un gusto activo. Puede
dar ganas de enderezarse desde el interior. La experiencia
del gusto salado evoca la imagen del guardián de faro. Es
un sabor grave, solemne, que mantiene una especie de vigilancia sensorial circunscrita a la cabeza. El gusto salado estimula una toma de consciencia interiorizada, que se instala
en el tiempo con fuerza y serenidad; es una ayuda al asien-
to interior, al autocontrol. En la cocina, la sal (correctamente dosificada) hace más presente los demás sabores, los cuales revela sin imponerse. En este sentido, la sal está en cierto modo desprovista de egoísmo. A la comida, como a
muchas cosas de la vida, le puede faltar sal…Es interesante
observar que Rudolf Steiner recomendaba no salar demasiado la comida de los niños, pues ellos no han adquirido
todavía la capacidad ni el hábito de ejercer esta interiorización. Se podría meditar la frase: "Sed la sal de la Tierra".
Esto evoca a la vez la justa medida (ni demasiado, ni demasiado poco), la capacidad de tomar consciencia, en el seno
de la materia, de la vida del Espíritu. El químico hará notar
que la sal es la resultante armoniosa de la confrontación

120

entre el ácido y el álcali...Se ve que no faltan los temas de meditación. La humanidad de los países ricos no ha comido nunca tanta sal, se ha convertido en un problema de salud pública.

El sabor amargo provoca inmediatamente un reflejo de separación; su efecto tiene al principio algo astringente. Retroceder ante el gusto amargo indica su parentesco con el veneno, pero también con el remedio. Si este sabor le devuelve a uno a sí mismo, es de una forma muy distinta a la del gusto salado. El gesto de interiorización, de auto-envolvimiento, se dirige aquí ante todo a la corporeidad; ya no se orienta hacia lo alto, sino hacia lo bajo. Esto es perceptible en la garganta. Gracias a lo amargo, tomamos consciencia de nuestro organismo. Lo amargo induce una mayor consciencia de nuestras funciones vitales, como lo decía tan justamente un participante: "de nuestras entrañas". Es un gusto que cura, pues estimula la actividad de los órganos digestivos. Es un sabor impregnado de gravedad, de densidad. ¿La amargura no es una forma de volver a sí mismo, de decepción, de querer ir a casa, al abrigo del mundo? El sabor amargo existe en la cocina (cacao, café, endivia o pomelo), pero es compensado a menudo por otro ingrediente, como el azúcar, por ejemplo.

El sabor ácido es violento. Es un temblor que, aunque sea breve, nos moviliza y nos hace salir de nosotros mismos. Se acabó la interioridad: el gusto ácido tiende a dispersarnos hacia la periferia. Es una especie de burbujeo que incita a la fantasía, a la ligereza, a la vivacidad. Un día, en una sesión de trabajo sobre el gusto ácido, un joven violinista gritó: "¡Vivaldi!". Fue hermoso.

En francés se dice: "Hacer vinagre", lo que significa hacer algo rápido. Un proverbio alemán dice: "Essig macht lustig" (el vinagre vuelve raro). Paradójicamente, este sabor parece tan capaz de estimular la profusión de las ideas como la precisión de sus contornos: geometriza. Es interesante observar en qué momento de su adolescencia, los jóvenes reclaman vinagre. Es un gusto fanfarrón, aclarador, que aligera. Pensemos por ejemplo en la tabla de charcuterías, a veces servida en familia el domingo, ¡y no temamos alabar la cebollita blanca y el pepinillo! Pensemos también en las alcaparras que aligeran las salsas grasas del pescado…No olvidemos la inevitable polaridad aceite-vinagre de la vinagreta, bella extrapolación culinaria de Laurel y Hardy [NdT: el gordo y el flaco]. En cocina, el ácido anima todo plato un poco somnoliento: una punta de mostaza o una gota de limón. ¡Hay que probar! Al principio del siglo XX, las mujeres que se encontraban un poco redondas, usaban (demasiado) vinagre para adelgazar.

El sabor dulce (cuento de hadas de todos los niños y de muchos adultos) es un himno a la armonía universal, a la serenidad. Ya no hay choque, ya no hay confrontación ni retroceso, el azúcar es como una caricia. Hijo de la hoja verde y del rayo solar, el azúcar ofrece un momento –oh, cuán furtivo- de calor irradiante, de felicidad pacífica, de certidumbre jubilosa. El yo profundo ya no es llamado a defenderse, ¡es casi como si se reencontrara a sí mismo! Es una ducha de favores. Algunas investigaciones mostraron que la consciencia del gusto dulce es óptima a 37ºC. Estamos obligados a azucarar más las bebidas frescas y los helados. Pensemos también en el hecho de que, por la digestión, transformamos cada día -en lo más profundo de nuestro organismo- el pan, los cereales y las féculas en glucosa, ¡en azúcar! [NdT: el azúcar de remolacha y el de caña es sacarosa] Este sabor dulce que viene a la lengua es como un regalo. (Por supuesto que aconsejamos –cuando es posible– el mejor azúcar: el azúcar integral, como por ejemplo la Rapadura). Textos sánscritos antiguos hablan del azúcar como de una substancia próxima al amor, un amor que irradia de *las alturas* para apaciguar a los hombres encarnados en la Tierra. El gusto dulce es una alegría comparable a la que se puede sentir al escuchar grandes cantatas religiosas. Por todas estas razones, también se encuentran personas (raras) que no les gusta el azúcar: no lo necesitan.

Si debiéramos mostrar en una imagen estos cuatro sabores, diríamos que el gusto salado favorece el despertar y la consciencia de percibir y de pensar; el amargo favorece la consciencia del cuerpo, de la actividad de los órganos del metabolismo; el sabor ácido estimula la vida psíquica y la del sentimiento; el azúcar favorece la impresión de certidumbre y de fuerza.

Precisiones y perspectivas

Los cuatro sabores fundamentales no cubren toda la esfera gustativa humana. [NdT: aunque las papilas gustativas sólo reconocen cuatro modalidades básicas (dulce en la punta de la lengua, amargo y salado en los lados, amargo en la parte trasera). Así el gusto diferencia lo comestible de lo tóxico.] Rudolf Hauschka propone otros tres sabores: el graso (aceite de oliva...), el herbáceo (perejil...), el picante (pimienta, guindilla...). Los cuatro sabores sugieren relaciones con los temperamentos; se podría decir que cada uno de ellos activa las cualidades propias de los temperamentos.

La experiencia de la sal muestra cualidades de concentración y de seriedad, propias del temperamento melancólico; la de lo amargo favorece la relación con el organismo, con el vientre; este sabor está relacionado con el temperamento flemático (también llamado en otras terminologías el digestivo); el temperamento sanguíneo se define con las mismas palabras que definen el gusto ácido: ligero, burbujeante, escurridizo, voluble, divertido. La firmeza calurosa del colérico encuentra cierto número de analogías con lo que procura el gusto dulce: calor, poder que irradia.

Hay que observar que las atracciones se hacen comprensibles cuando se las considera también desde el punto de vista de las complementariedades. En otros términos: se puede estar llamado a buscar un sabor por simpatía natural (para confortar la tendencia de su temperamento) o bien al contrario (para aportarle una nota complementaria). Por ejemplo, la afirmación popular que habla del azúcar como un remedio para la melancolía no es falsa. Por el contrario, el temperamento naturalmente caluroso no buscará la estimulación del azúcar, sino la que le es opuesta: sal, pedirá a la sal que le ayude a estimular su pensamiento. Cada sabor puede ser adorado o detestado por razones precisas y a veces contradictorias. Tomemos un ejemplo: dos personas pueden detestar el gusto ácido por razones opuestas. La primera, de temperamento más bien sanguíneo, no experimenta en absoluto la necesidad de pedir a un sabor (en este caso el sabor ácido) que estimule facultades que ya posee. La segunda podría ser de un temperamento melancólico armonioso, que no soportaría gustosamente esta brusca incitación del gusto ácido a la ligereza, a la fantasía. El fuerte rechazo del sabor amargo está en relación con una cierta desconfianza del propio cuerpo. Que el lector se tranquilice: nuestra meta no es proponer recetas fáciles, sino mostrar que en un ámbito tan corriente (y tan poco conocido todavía en ciertos aspectos), deben tenderse puentes conscientes entre el "comedor" y el comer, para que pueda establecerse una nueva relación individual. Hagamos de forma que la enología no tenga el monopolio de las sesiones de degustación: habría que generalizar estas sesiones y extenderlas a la degustación de todo tipo de alimentos corrientes, como el pan, las frutas, las verduras, los quesos o los zumos de uva...

Consideraciones prácticas

¡Captar la naturaleza de los sabores nos conduce a indicaciones realmente prácticas! Se harían bellos descubrimientos si nos interesáramos en una geografía mundial de las preferencias gustativas, como el agri-dulce característico de los asiáticos, que reencontramos por otra parte con el "ketchup" (que nos viene de EEUU), pues contiene vinagre y azúcar. Los pueblos no se alimentan al azar; aunque siempre tienen apetito de placer, también tienen ganas de efectos y nada nos dice que estos dos motivos sean distintos. Cada uno pide a la comida que le procure estimulaciones particulares, con tal de tener al menos elección.

La cuestión de la sal y el azúcar permite pensar también en problemas particulares, que al fin y al cabo son poco considerados. Por ejemplo, ¿por qué existen tantos canapés salados para picar delante de la televisión? ¿Es para aguantar despiertos? Muchas personas cuyo sueño es frágil, deberían pensar distintamente el menú de la noche: evitar tanto como sea posible los alimentos-raíz (los alimentos salados), para dirigirse hacia alimentos-hoja (como las ensaladas), que ayudan al adormecimiento, o hacia frutos crudos o cocidos.

Finalmente, el ejercicio de una mejor consciencia de los sabores, permitiría sin duda comprender mejor algunos excesos de la época, en particular ése tan extendido del azúcar. No es falso hablar en este sentido de un malestar, de una frustración, aunque hay que ser prudentes. Un gusto excesivo por el azúcar muestra la necesidad de ser confortado. Hay que tenerlo en cuenta. La privación autoritaria de azúcar o el recurso a azúcares artificiales, constituyen seguramente la peor respuesta. Habría que intentar saber lo que puede dar esta certidumbre en la vida, esta fuerza que da momentáneamente el gusto del azúcar. Tal cuestión puede llevar lejos, sobre todo lejos de la alimentación; si es necesario, no habría que temer (en la medida de lo posible) reconsiderar muchos aspectos de la vida de uno, tanto desde el punto de vista de la profesión, como del ocio, etc. El simple hecho de practicar un instrumento de música puede curar muchos hematomas del alma…Para ir derecho al grano, la buena dirección podría formularse así: ¿qué actividades, qué opciones puedo escoger para dar a mi vida un sentido tal que me sienta interiormente tranquilizado, confortado?

La atracción exagerada por la sal plantea otra cuestión, no muy distinta, al fin y al cabo. Este sabor ayuda a mantenerse presente en la consciencia. En exceso, esta ayuda puntual se convierte en una amenaza para la salud, una especie de flagelación de la vigilancia. No tenemos respuesta que dar directamente sacada de la alimentación. Este exceso de sal dice varias cosas. Es el signo de ganas de despertar, pero también de un proceso mórbido que hay que intentar identificar. Podemos preguntarnos válidamente si lo hemos discernido: en efecto, el interés por un tema noble que estimula el alma, es regenerador, nos da ánimo y capta naturalmente la atención. El entusiasmo por una actividad del espíritu, (lectura, seminarios, cursos) que realmente le llene, llevaría probablemente a moderar la necesidad de sal.

Los gustos artificiales

En su tendencia progresiva a la industrialización, la comida ha perdido el carácter de inocencia que podía aun poseer en el pasado. Sólo la experiencia meditativa del gusto nos puede enseñar hasta qué punto los falsos sabores perturban la consciencia, introduciendo fantasmas gustativos en nuestra organización psíquica, en nuestra *documentación interior*, si puede decirse. Quedaría por escribir todo un capítulo sobre los efectos perversos de todos estos aromas calificados abusivamente de naturales[1], que se encuentran añadidos a tantos de nuestros alimentos y que contienen siempre una parte de moléculas artificiales. Si comparáramos (en la cualidad de consciencia que hemos descrito antes) las diferencias entre los verdaderos frutos y los aromas artificiales, entre la vainilla de síntesis y la vainilla natural, e incluso entre los falsos azúcares y los verdaderos, ¡haríamos extraños descubrimientos!

Los sabores artificiales son simulacros, realmente son gustos virtuales, son azúcares virtuales como los falsos azúcares (¡!), introducen una no-realidad, una ilusión en nuestra vida de sentimiento. Desde este punto de vista, no tememos decir que facilitan la atracción que se puede sentir por toda una realidad virtual vehiculada por los

---

[1] La denominación "aroma" indica un sabor artificial. La denominación "aroma natural" es la abreviación de aroma natural reforzado químicamente. Es molesto que se encuentren también dos tipos de aromas en los productos ecológicos garantizados: pensamos concretamente en ciertas cremas de sopa aromatizadas a la vainilla o en algunos postres lácteos (yogurt y otros). Solamente la apelación *extracto natural* (o vainilla en vaina, para la vainilla) ofrece una garantía real. Estas menciones existen, son raras en la alimentación tradicional, pero más frecuentes en la alimentación ecológica.

medios de comunicación electrónicos. No miento si digo que nacieron de toda una fascinación por una realidad virtual cada vez más extendida, pero que teje discretamente su tela desde hace largos años. Los números de los ilusionistas y los imitadores no se ven solamente en las salas especializadas: han invadido nuestros platos, antes de invadir otros sectores de nuestra vida.

Hay que hacer notar que estas substancias sintéticas provocan graves desórdenes en la vida sensorial, en la medida en que los olores ya no corresponden a los gustos y los gustos ya no encuentran más referencias conocidas. Si un vago olor de banana llega a nuestro olfato, el sabor que le sigue y espera que el organismo, no corresponde a esta expectativa. Ocurre lo mismo con los falsos azúcares: el gusto dulce hace su promesa, los órganos se ponen en actividad, pero nada de lo que estaba previsto llega. Fuera del sector de la alimentación, las estimulaciones virtuales crean perturbaciones cuya amplitud sólo empieza a medirse ahora, y no estamos más que al principio.

Los medios de comunicación planetarios eran para muchos el signo de un avance de la humanidad, de un reparto de poder; el tono ha cambiado, numerosos espíritus lúcidos nos incitan a la prudencia.[2]

Se ve que el tema de los sabores artificiales lleva lejos; nuestra intención es solamente atraer la atención del lector sobre este gran problema. Volveremos a este punto en el capítulo siguiente. Alguien dijo con brío: *"La obligación de consumir da el derecho a saber"*. Es útil saborear atentamen-

---

[2] Ver concretamente : Philippe Aubertin, *Les réseaux informatiques*, en L'Esprit du temps nº 10, verano 94; Jeremy Rifkin, *L'âge de l'accès*, Pocket, 2002, París ; Philippe Breton, *Le culte de l'Internet, une menace pour le lien social ?*, La Découverte/poche, París, 2000, y otras obras del mismo autor, en la misma editorial.

te (aunque sea difícil) estos productos lácteos, estos caramelos "aromatizados" y otros chicles que sufren nuestros hijos, ¡por falta de algo mejor! Y no siempre en casa ajena…

Hay que comprender que el problema de los aromas es económico. Se trata de mejorar alimentos inferiores o de imitar los alimentos raros, y hay que hacerlo al menor coste. Esto tiene consecuencias precisas. Tomemos el ejemplo de los frutos: la naranja y el limón están extendidos y son bastante baratos. Los sabores de naranja y de limón estarán por ello menos "trabajados" que sabores de frutos rojos más raros; ocurre igual con el sabor de menta, bastante barato en estado natural.

Alimentación y cualidades elementales

Todos tenemos en nosotros una especie de paisaje culinario particular más o menos rico, un jardín…que no es siempre secreto. Ciertamente es cambiante, pero conserva generalmente algunas características: para algunos, la comida debe ser consistente o pesada o harinosa, para otros grasa, para otros ligera, aérea o fluida, fría o crujiente, etc. Tras haber considerado los cuatro sabores fundamentales, nos gustaría desarrollar un poco lo que los Antiguos llamaban las cualidades elementales, que encuentran naturalmente ilustraciones ejemplares en la comida. Estas consideraciones nos llevarán a sentir cierto número de cosas, porque esta forma escrita no permite las experiencias prácticas. Tomemos el ejemplo diario de lo que se llama en nuestro país el desayuno. Después de la noche (este periodo de reposo y…de ayuno), viene el despertar. Primero absorbemos (gracias a nuestros sentidos) las informaciones que nos da el mundo exterior: ¿qué hora es? ¿qué noticias hay en el mundo? ¿qué tiempo hace? ¿se han levantado los niños?, etc. Después…absorbemos el mundo ya no psíquicamente, sino físicamente: rompemos el ayuno. La "música" de esta comida es rica en enseñanzas.

En ciertos casos, es un momento más bien crujiente ("Crack"), donde entran en escena los copos de cereales, las galletas o tostadas. En otros casos, la música se hace más fluida: es el queso blanco que se desliza, el porridge un poco pegajoso o la tostada untada mojada esponjosa; entonces estamos lejos del *"Crack"*…sin duda más cerca del *"Chup"* (pero pueden buscarse otras onomatopeyas).

Además de lo seco y lo húmedo, también escogemos como bebidas todas las variantes de lo cálido y lo frío. He aquí pues, evocadas nuestras cuatro cualidades elementales en la cocina: seco, húmedo, cálido y frío. Dirijámonos a nuestro esquema anterior, que muestra la interacción de las cualidades elementales y de los elementos.

Mirándolos más de cerca, estos gestos cotidianos revelan el estilo de quien los elige. Es interesante observar en el seno de una misma familia, estas tendencias que coexisten, estas formas de entrar en relación con la comida, con el mundo.

La consistencia seca que cruje bajo los dientes es activa (hoy diríamos incluso interactiva): permite un encuentro, una confrontación mayor que el deslizarse de lo húmedo, que exige menos mordisco. Lo crujiente ofrece resistencia, como el suelo duro o la grava bajo los pies.

La consistencia cremosa del queso blanco o de la papilla no se opone, es succión, es blanda como caminar sobre una espesa moqueta (el autor de estas líneas es parisino, cada cual compondrá su imagen), evoca la blandura agradable de los comedores confortables, ya no es confronta-

130

ción o actividad dental, sino aceptación, fusión entre humedades, receptividad.

El significado de lo cálido y lo frío fue abordado en el capítulo precedente, no volveremos a los detalles.

Con los cuatro sabores teníamos cuatro estimulaciones o efectos muy particulares. Ahora disponemos cuatro "ambientes" para situarnos mejor. Por supuesto, cada comida bien hecha permite vivir estos cuatro ambientes.

Crudo *(Fuera)*

Untuoso *(Reposo)*   **Crujiente** *(Actividad)*

Cocido *(Dentro)*

La observación fina de la forma en que se alimentan los hombres es la ocasión de muchos descubrimientos, que dejan entrever numerosos jardines secretos.

Estos descubrimientos nos dejan percibir toda la riqueza y la diversidad del alma humana.

Por una nueva consciencia en la experiencia del gusto, llegaremos a desmentir este viejo proverbio, que decía: *"De gustibus et coloribus non disputandum"* (de los gustos y de los colores no se disputa). ¡Sí! La consciencia moderna lo permite: se puede hablar sin disputar.

Hacia una comprensión moderna de la noción de elementos

La reflexión sobre los sabores nos devuelve a nuestra ley de los cuatro elementos, que debe ser retrabajada sin cesar. Ahora nos parece útil franquear un paso suplementario en este sentido, lo que nos acercará a una relación entre los nutrientes principales y los elementos.

Es difícil imaginar la evolución del concepto de comida en la historia de la humanidad.

La actitud actual de los "comedores" parecería muy complicada a nuestros ancestros: esta mezcla de prohibiciones no formuladas, de fusión afectiva y de desconfianza calórica es verdaderamente una invención del siglo que desemboca en crispaciones particulares, hasta entonces desconocidas.

Nos es difícil imaginar la inocencia de las primeras épocas y el sentido común que tanto nos falta. Las primeras observaciones escritas que establecieron relaciones entre alimento y salud se encuentran en el primer capítulo del *Libro de Daniel.*[3]

Por iniciativa suya, niños alimentados frugalmente durante diez días se encontraron en mejor estado de salud que los que comían en la mesa del rey de Babilonia. Más tarde, desde la Antigüedad hasta el Renacimiento, la práctica de las cualidades elementales es la que servirá de referencia para orientar el medio terapéutico y la elección de los alimentos.

El concepto de comida no estaba (como hoy) *compartimentado,* sino que conservaba un carácter cósmico, es decir, que se podía seguir su unión con el ambiente y con la naturaleza íntima de los individuos, con sus cualidades propias. Entonces el hombre vivía una especie de inmersión en las cualidades elementales, ya pertenecieran a la "tierra", al "aire", al "agua" o al "fuego". Es verdad que esta noción de elementos perdió progresivamente su carácter dinámico, se volvió rígida; se hizo necesario que desapareciera en beneficio de un conocimiento objetivo. Hoy, orgullosos de nuestra centena de elementos, disertamos con condescendencia a propósito de este antiguo candor.

---

[3] Final del Antiguo Testamento.

Y sin embargo (como lo recuerda Rudolf Steiner), sería bueno ver las cosas de otro modo; no se trata solamente del qué, sino también del cómo:

"Los griegos hablaron de fuego, de agua, de tierra, de aire, pero no se los representaban como se hace hoy; si hubierais preguntado a un griego que haya vivido en esta concepción griega del mundo (hay mucha gente que vivió en esta concepción)(…):

-¿Cómo te representas el calor (…), el fuego?
- El fuego es lo que es cálido y seco
-¿Cómo te representas el aire?
- El aire es lo que es cálido y húmedo.

Él no se representaba el aire físico exterior, se hacía una idea sobre ello. No se representaba un fuego físico exterior, se hacía una idea de ello, que contenía la sub-idea: caliente y seco. No era el grosero apego al mundo sensible que conocemos bien; lo que percibía ahí eran cualidades íntimas. Para tener acceso a este elemento, a lo que se llamaba en esa época un elemento, habría que elevarse a algo que no se ve con los ojos, sino que se capta con el pensamiento.

¿A qué conducía esto en realidad? Vean ustedes, esto conducía a una concepción que, en sus efectos, corresponde a lo que en el hombre es lo etéreo, el cuerpo etéreo. (…) Nunca podremos percibir la acción del cuerpo etéreo sobre la physis, si seguimos con ideas como la de una combinación de carbono, hidrógeno, oxígeno o azufre. Ahí salimos completamente de la acción etérea, nos encerramos en la physis, es decir: lo que ocurre en el hombre tras su muerte. A lo que ocurre durante la vida, cuando el cuerpo etéreo forma la physis, no puede tenerse acceso más que si se piensa: cálido y seco, frío y húmedo, cálido y húmedo…, si se representan interiormente estas cualidades con las cuales el cuerpo etéreo agarra al físico, si se tiene esta concepción viva de la naturaleza en sus cuatro elementos. Estos cuatro elementos

no son una representación pueril que sólo ve lo físico exterior, sino una que conoce la acción etérea. (…) Considérenlo: crecemos, aprendemos solamente que el mundo está compuesto de una centena de elementos, yodo, azufre, selenio, etc., que se combinan remolineando. Esto ejerce sobre la afectividad un efecto tal que se está, en tanto que hombre, completamente excluido del mundo."[4]

Frío

AGUA   **TIERRA**

Húmedo   *Seco*

AIRE   **FUEGO**

Cálido

Como comprenderán, estas consideraciones no se dan para justificar una vuelta atrás, una negación de las adquisiciones científicas; solamente indican una manera de buscar (de alguna forma) la parte que falta, la realidad viva. Cada elemento del químico, por ejemplo, podría ser visto también como una combinación de los cuatro elementos antiguos.

Para el estudio de la alimentación, esta noción de elemento bien utilizada puede contribuir a desanudar el pensamiento, fijado por una educación científica que sólo trata de la materia inanimada. Por esta razón la noción activa de elementos tiene, finalmente (en nuestra opinión) un carácter terapéutico. La experiencia activa de las cualidades alimenticias es una de las proposiciones que se podría hacer al "comedor" moderno en busca de autoeducación y de vivificación del pensamiento.

---

4 Rudolf Steiner, *Pédagogie et connaissance de l'homme*, EAR, 1981, Genève, pp. 124-125.

Alimentos y elementos

Tierra

La tendencia a lo frío y a lo seco (propia del elemento de la tierra) hace pensar en el mineral, en la estructura cristalina, en la pesadez, en la piedra. El cuerpo físico evoca al hombre mineral, especie de hombre "cadáver" (apelación menos chocante que lo que parece) continuamente reanimado, que encuentra su expresión extrema en el esqueleto y en todos los intercambios minerales con las células. Lo frío y seco es, pues, una tendencia que, en el cuerpo humano, debe ser continuamente compensada, humedecida, aligerada, recalentada. En caso contrario, eso conduce a la enfermedad y a veces (como en la gota, por ejemplo) a concreciones minerales.

Si se quiere captar rápidamente esta cualidad de pesadez unida al elemento de la tierra, pensemos en platos que "se pegan" al cuerpo. Las cazuelas, choucroutes y el queso fundido o las tartaletas hablan por sí solas. No es casualidad que los amantes de estos alimentos pesados se burlaran pronto de los partidarios de la comida ligera: estos evaporados que se sustentan con ensaladas, galletas y zumos de frutas de temporada.

Pero hablando en serio, no sería justo ver en la noción de peso alguna obligación de cantidad. La comida que pesa lo hace por su naturaleza. El modesto huevo duro envuelto en sus lazos de metal brillante, enmarcado en sal y pimienta, que espera al cliente sobre el mostrador de los cafés o cervecerías, entrega a su seguidor su mensaje inmediato de saciedad...¡Pum! ¡Me siento mejor! Romper la cáscara puede, pues, alimentar al hambriento más rápidamente que si comiera un bocadillo. Prévert lo había comprendido al componer su poema *Levantarse tarde:*

Es terrible
el ruidito del huevo duro roto sobre
un mostrador de estaño
es terrible este ruido
cuando se mueve en la memoria del hombre
que tiene hambre...[5]

La digestión que requiere una alimentación pesada apela en su ayuda a las fuerzas de ligereza del individuo; los vuelos del pensamiento son de alguna manera lastrados por tal comida –lo que puede constituir, para algunos, un respiro saludable...

Observemos, por ejemplo, algunas comidas dominicales tomadas en familia, que "glorifican" la consistencia de nuestro fiel instrumento corporal, sobre todo cuando el ama de casa murmura en cantinela: *"¡No me dejéis eso!"* Ahora podemos preguntarnos qué tipo de alimento puede procurar tan fácilmente esta sensación de llenado. Está claro que toda la familia de los vegetales (frutas, verduras de todo tipo) no produce este efecto, aunque se coma mucho; ni tampoco las féculas y otros cereales comúnmente apreciados, con excepción de las patatas y leguminosas. Los productos lácteos producen más este efecto, los huevos también, claro. Se franquea un nivel suplementario con el pescado y la carne.

Lo que pesa y nos devuelve a nuestro cuerpo, son las proteínas (del griego protos: "primero") y habría que añadir, las grasas.

El elemento de la tierra es la combinación de lo frío y de lo seco. Esto merece algunos comentarios. Se sabe que la utilización de las proteínas por el organismo humano

---

5 Jacques Prévert, *Paroles*, Folio, Paris, 2001, p.80.

sigue un proceso dinámico: por la digestión, las proteínas son llevadas a su estado caótico y pueden ser utilizadas por el organismo. En efecto, estas pequeñas celdillas de construcción (para usar una imagen simple) sirven para edificar órganos muy diferenciados: aquí el hígado, allí el riñón o los pulmones, etc. La alimentación proteica anima poderosamente el organismo. Se conoce el estado de deterioro general al que son llevados los humanos a los que les falta. Rudolf Steiner se expresó frecuentemente sobre la necesidad de vigilar la alimentación en proteínas; una sobrealimentación conlleva una fuerte actividad representativa y un exceso de la actividad metabólica inferior: *"Cuando el consumo de albúmina es demasiado elevado, esto conlleva la predominancia de las substancias reproductivas; el dominio de las pasiones sexuales se vuelve muy difícil."*[6]

Se estima que el consumo cotidiano de albúmina debería situarse entre 30 y 50 g por día, pero estas cantidades alcanzan generalmente cerca del doble, si no del triple. Contrariamente a los otros nutrientes fundamentales, como los glúcidos o los lípidos, las proteínas no pueden ser almacenadas en el organismo, el excedente debe ser eliminado cada día por las distintas vías de eliminación u órganos desintoxicantes del cuerpo, principalmente los riñones. Cuando hay sobrecarga, este exceso proteico acaba por formar en el interior del cuerpo concreciones cristalinas particularmente importantes (uratos) en los casos de gota, pero también esclerosis y ciertas formas de reumatismos. La palabra *terror* podría enriquecerse con un nuevo sentido. La medicina higiénica llama a estas enfermedades las enfermedades que *rompen*, por oposición a las enfermedades que fluyen.

---

[6] Rudolf Steiner, citado por Gerhard Schmidt *Alimentation dynamique*, Tomo 2, Triades, París, 1986, p.133.

Si debemos describir los platos relacionados con el elemento de la tierra, pensamos naturalmente en las comidas ricas que tienen tendencia a "volver de plomo" al individuo, y todos sabemos cómo la mayoría de las comidas festivas (cuando se toma el tiempo de analizar el menú, antes de "hundirse" cuerpo y alma -sobre todo si se añade el alcohol) son ricas en proteínas: carnes, huevos, pescados, quesos…, desde el primer plato (o los primeros platos) al postre. Hechas estas observaciones, el banquete es también un terreno rico en enseñanzas para quien quiere comprender mejor la nutrición. Más allá de la composición nutricional, el elemento de la tierra en alimentación nos orienta también hacia el aspecto del secreto, de lo escondido. Todos los platos que encierran (entierran) así sus tesoros (gratinados, tortas, empanadas diversas, preparaciones enrolladas), evocan la noción de secreto propia al elemento de la tierra y orientan así al alma del "comedor" de una manera que hace pensar en el invierno. Los individuos que se sienten unidos al elemento de la tierra apreciarán una presentación de los platos ordenada, estructurada, en pequeña cantidad. La exigencia gustativa y la atracción de la sal son relativamente moderadas. La gastronomía erudita encuentra quizás su justificación cuando se dirige así a los que tienen una relación naturalmente distante con la comida.

Para la medicina antroposófica, el órgano que se aproxima más por su conformación a este elemento es el pulmón. Esto remite naturalmente a la literatura médica especializada.

Agua

No ocurre así cuando se aborda la relación entre el elemento del agua y la comida. A la rigidez le substituye el movimiento y a la redondez, los ritmos y las secreciones. Antes estábamos en la tendencia a lo frío y seco, aquí entramos en la tendencia a la conjugación de lo frío y lo húmedo. Si el cuerpo humano es comparable a una columna de agua, hay que acordarse sin embargo de que este agua humana es recorrida por "olas" continuas, de intensidad y de frecuencias muy diferentes. En un cuerpo adulto se encuentran unos quince litros de agua salada. Este mar humano –ciertamente menos salado que el mar– está influido por el ciclo lunar y también conoce, de manera sutil, sus "mareas". Considérese también que el conjunto de las secreciones de todo el sistema digestivo (la saliva y los diferentes jugos digestivos del estómago, de la bilis y del páncreas) ¡ronda los siete litros diarios! Todos estos líquidos corporales, si se presta oído a ellos, producen borboteos, ruidos de flujo y cascadas incesantes. El uso del estetoscopio permite verificarlo.

Las cualidades de frío y húmedo deben ser (aquí también) continuamente curadas, armonizadas, recalentadas, para evitar la enfermedad. Si hemos considerado las proteínas en relación con el elemento de la tierra, ahora hay que elaborar las virtudes de la flexibilidad, de la facultad de formar olas, mares, redondeces, bayas, anillos, ondas; luego hay que rodear de un abrigo de calor, como pueden hacerlo las grasas en el organismo. Represéntese la coexistencia extendida por todo el cuerpo de islotes de grasa flexible (insaturada) y de grasa firme (saturada), coexistencia que, dicho sea de paso, permite ofrecer todos los matices de las expresiones del rostro.

En la cocina se nos ofrecen numerosas ocasiones de vivir este paso particular de la forma rígida, arquitectónica y cristalina del mineral, a la plástica flexible y cambiante del elemento líquido. Del cuerpo físico pasamos al cuerpo de vida o **cuerpo etéreo**. Cuando la harina –polvo seco y frío- se moja, accede a una "existencia nueva", llena de promesas. Coger con las manos la pasta seduce al niño, divierte al adolescente y a veces puede contribuir a curar al adulto de un exceso de cerebralidad. La ergoterapia no es otra cosa. El barro, esta *materia prima* del alfarero, recuerda las premisas de la vida.

La relación que se establece entre la pasta y quien la manipula, ya no se dirige sólo a la cosnciencia cefálica, sino que toca una parte mayor del individuo. Algo como una cualidad de imaginación se hace perceptible. El trabajo en la cocina permite vivir todo tipo de reblandecimientos, de mojaduras (¡no sólo eso, afortunadamente!) de substancias comestibles, con o sin la intervención del calor.

El paso de la mantequilla rígida a mantequilla pomada es una operación que ocurre muy fácilmente cuando se la deja un momento a temperatura ambiente. La cosa puede también hacerse en algunos segundos: basta con golpear el bloque de mantequilla con un rodillo pastelero, para aplastarlo y llevarlo al espesor de un dedo. Este gesto flexibiliza inmediatamente el cuerpo graso y lo vuelve listo para ser trabajado. La comparación con un pensamiento fijado que se flexibiliza por un trabajo interior vigoroso, no es forzosamente exagerada.

Es fructífero imaginar que si el elemento de la tierra evocaba más bien la recta, el elemento líquido aparece en curvas, en hinchamientos. La gota de agua, la hoja o la yema -sin olvidar el huevo- ofrecen una bella imagen.

El huevo en madera es por otra parte el primer trabajo en esta materia que hacen los niños de las escuelas Steiner-Waldorf, en la 5ª clase, a la edad de 10 a 11 años.

Como hemos visto de forma ejemplar con la pasta, el mojado permite que se produzcan en el seno de la substancia la circulación, la plasticidad, la promesa de metamorfosis y por tanto el esbozo de las fuerzas de vida. Desde este punto de vista, la amenaza que pesa a corto plazo sobre el agua potable del planeta Tierra, está llena de sentido sobre las decisiones que tiene que tomar la humanidad dirigente. Esta modesta acción culinaria es un reflejo lejano de lo que ocurre en el mundo de las plantas. En todos los procesos de vida, el agua es el medio entre las fuerzas de la periferia y el corazón de la substancia viva. Para la medicina antroposófica, el hígado es el órgano más próximo al elemento del agua.

Numerosos autores han relatado la disposición anímica particular de los hombres que viven cerca del agua; el lector que desee nutrir su meditación sobre el tema leerá con provecho las reflexiones de Emil Bock.[7]

¿Cuáles son los platos culinarios relacionados con el elemento acuoso? Parecen fáciles de encontrar; después de las estructuras y la geometría, la atmósfera cambia radicalmente: la consistencia de papilla que se extiende suavemente parece un buen ejemplo. Se trata de untuosidad, de generosidad, de virtudes gustativas. Pensemos en las setas, pistos, calabacines y calabazas. En Flandes se sirve el *Stoemp*, especie de puré grosero de patatas y de verduras, trabajado con mantequilla. Para preguntar si está bueno, el huésped pregunta de forma directa: "¿tiene gusto?". He ahí uno de los componentes esenciales de este tipo de plato: el gusto. Los verdaderos gastrónomos tienen una relación sutil con este elemento húmedo.

---

[7] Emil Bock, Enfance et jeunesse de Jésus, § 1 : physiologie de la Terre Sainte, ed. Iona, Franchesse, 1993.

El agua, las aguas, tienen innumerables poderes curativos, como testimonian la diversidad de lugares de cura. Como se sabe, en uso externo, la hidroterapia (las duchas y baños a diversas temperaturas) tienen igualmente múltiples efectos, concretamente sobre la circulación.

Pero de paso también hay que volver al lector atento a la utilización abusiva que se hace de la capacidad de hinchazón propia del agua, en los ámbitos de la agricultura, de la ganadería y de lo agroalimentario en general. Los métodos agrícolas corrientes tienen de particular que amplifican esta disolución, esta hinchazón acuosa. El agua es portadora de vida. En exceso, caotiza, ahoga, disuelve y se lleva todo. Los vegetales de cultivo intensivo y las carnes de animales de crianza tradicional presentan las mismas características esponjosas; en cuanto a los alimentos industrializados, como las salsas, las vinagretas y buen número de postres, se encuentra en ellos agua gelificada (de algas) en gran cantidad. Basta con probar y mirar la etiqueta.

Es útil describir lo que podrían ser en cocina lo seco y lo húmedo. Las consistencias que se parecen más son lo crujiente y lo cremoso, lo primero próximo al aire, lo segundo próximo al agua (ver el esquema). Esta polaridad tiene una enorme importancia en la armonía culinaria, pero también revela dos atmósferas anímicas muy particulares. Se encuentran en la cocina numerosos platos valiosos que reúnen lo crujiente y lo cremoso: la sopa con picatostes (trozos de pan fritos), la quiche, las mil-hojas y el "crumble" son ejemplos entre otros.

Aire

Si podemos concebir al hombre sólido e imaginar al hombre líquido, es sin duda un poco más difícil aproximarse al hombre aéreo, luminoso, gaseoso. Se pueden representar los movimientos del aire que entra y sale por el hecho de la respiración (inspiración-expiración); en realidad, estos intercambios se hunden más profundamente en el organismo. La sangre vehicula el oxígeno, el gas carbónico, el monóxido de nitrógeno y el nitrógeno, que penetran hasta nuestras células. Estas células respiran, utilizan y expulsan gases, en los pulmones, en los músculos y riñones (los mayores consumidores de oxígeno), en el cerebro, uno de los más sensibles a la bajada de oxígeno. *"Todos estos órganos, todos estos tejidos están bañados en un organismo gaseoso, en un flujo gaseoso."*[8] El riñón es el órgano que está unido a esta dinámica luminosa.

También se puede representar este espacio interiorizado hecho de múltiples conductos, cavidades, alvéolos y traqueas en el interior del cuerpo. Yendo un poco más lejos, se observa la producción de gas durante la digestión y la formación de burbujas, por ejemplo en el líquido sinovial de las articulaciones, lo que da estas ilusiones sonoras de crujido de las articulaciones. Las indicaciones relativas a una fisiología oculta dadas por Rudolf Steiner, dejan entrever un hombre luminoso. Antes habíamos bosquejado algunas características del cuerpo físico y del cuerpo etéreo, el aire y la luz son ahora los substratos del cuerpo de sensibilidad, nervioso o cuerpo astral. ¿Qué relación se puede encontrar con la alimentación?

En la naturaleza, hay un proceso vital que se opera durante el día y que acaba por pasar desapercibido: es la

---

[8] Dr. Yves Nonclercq, Conferencia dada en París el 28.03.98

fotosíntesis. Ahora bien, el fruto de esta unión entre la hoja verde y los rayos del sol es el azúcar y el almidón; dicho de otra forma, los glúcidos (frutas, verduras, cereales). En el hombre, el proceso vegetal está invertido. Por la digestión, la planta (que está hecha de luz solar), es devuelta a su origen. *"La luz que, en el exterior, ha construido la planta, construye en el interior del hombre el sistema nervioso."*[9] Quienes ejercen la profesión de educador, por ejemplo (donde hay que mostrar cierto brillo por la palabra), son generalmente aficionados a los hidratos de carbono, a los cereales.

Para entrar en los platos típicos, en la atmósfera culinaria, del aire (húmedo y cálido), comencemos por evocar el soufflé y todos los platos que son similares. Introduzcámoslo con gracia. ¿Cómo situarse ante este plato delicado, cuyo gesto sutil se opone a la pesadez? Dejemos de nuevo el "me gusta" o "no me gusta". El soufflé (y otras variantes como el merengue, la miga de pan, la miga de bollo, etc.) es alveolado, está propiamente "en ebullición", el aire levanta lo denso. El gastrónomo lo vive como una experiencia estética. El "comedor" encuentra ahí como una "materia comestible atenuada", que no se impone más que con discreción; que da la impresión de dejar libre su pensamiento. Observemos lo que se pica en los cocktails y en los buffets, charlando ligeramente, sin olvidar las bebidas con burbujas. La célebre pizza italiana (*rechazada* de forma tan desigual) es un bello ejemplo del género: ella sola es un pequeño buffet. La presentación, el ambiente debe también proceder de esta tendencia de "fuegos artificiales", tan bien llamados así.

Si la comida relacionada con el elemento de la tierra debería ser "buena para centrarse" y la relacionada con el

---

[9] Rudolf Steiner, citado por Rudolf Hauschka, *Cours d'alimentation*, no comercializado, § 9.

elemento acuoso "buena para saborear", la relacionada con el elemento del aire debe ser "buena para imaginar". Son direcciones generales, claro.

Antes denunciábamos los excesos de humedad de nuestros alimentos, ¿qué decir de todas esas fantasías recorridas de aire?: galletas saladas o dulces, cereales inflados, tostadas para canapés y curiosidades diversas, con estructura de colador? ¡A veces el aire es algo caro!

Fuego

¿Cómo encontrar una relación entre la alimentación y el elemento del fuego, que está en el encuentro entre lo cálido y lo seco? Si nos colocamos desde el punto de vista del calor exterior, los alimentos violentamente fritos, como las parrilladas (sin que se trate forzosamente de carne) van en este sentido, igual que los alimentos especiados o los alimentos secos, como los frutos secos: los dátiles, higos, uvas pasas, ciruelas…

Cuando, en nuestros seminarios, hemos buscado lo que podría ser una comida "fuego", hemos admitido que la noción de rapidez para preparar (y comer) esta comida tenía su importancia. Sin ninguna tensión, sino más bien en la óptica de una buena eficacia. Un "golpe de fuego" bien dirigido no cede al pánico.

Si nos colocamos desde un punto de vista más interior, una comida de esta naturaleza debe permitir al Yo expresarse. En el mejor de los casos, se trata de privilegiar la fuerza de digestión. El alimento crudo es el que honra la fuerza digestiva, la cocción digestiva, por así decirlo. Observemos que la alimentación cruda se dirige, pues, prioritariamente a los individuos provistos de una corporeidad de tendencia calurosa. La alimentación de esta naturaleza debe ser eficaz y buena para crear, para construir. Hemos visto la polaridad de lo crudo y de lo cocido.

Rudolf Steiner indicó correspondencias entre las cualidades elementales y los nutrientes. Hemos intentado precisar lo bien fundado de estas correspondencias y haciéndolo hemos considerado hasta ahora los tres nutrientes principales: proteínas, grasas, azúcares.

Para aproximarse a lo que se encuentra en correspondencia con el elemento del calor, será necesario volver sobre la cuestión de la digestión. Hemos mostrado en el primer capítulo que una concepción de la digestión conforme a la naturaleza humana, lleva a no considerarla como un proceso pasivo de química digestiva, sino como un ejercicio de encarnación, de confrontación activa. La imagen que nos parece justa para aproximarnos a este misterio de la digestión humana es la que se relaciona con el rebote: en efecto, a la manera de una bala que rebota sobre el suelo, si quiero propulsarme lo más alto posible, debo flexionarme, empujar mi cuerpo como un resorte lo más posible hacia abajo. Ocurre lo mismo con la digestión.

El menor esfuerzo consistiría en alimentarme de lo que está más próximo a mí, es decir, de carne animal. El alimento vegetal exige una "flexión" más importante, el alimento mineral una "flexión" más importante todavía. Esta experiencia de la flexión en el sentido en que la entendemos aquí, refuerza el organismo, le da vigor. Buscar abajo, llevar arriba, ejercitarse.

Rudolf Steiner recuerda esta ley cuando dice: *"el hombre no es ninguna confluencia de reacciones químicas; debe transformar:*

<blockquote>
todo lo que es animal en forma acuosa
todo lo que es vegetal en forma aérea
todo lo que es mineral en éter de calor."[10]
</blockquote>

El actual reino mineral se formó progresivamente sobre nuestra Tierra. *"Del mismo modo que el carbón se formó antaño a partir de cuerpos vivos, todo el reino mineral representa una petrificación, un endurecimiento de lo que era vegetal."*[11] La digestión de lo mineral efectúa un cambio que le permite volver a su estado anterior.

Rudolf Steiner precisa que *"sólo con la formación de un reino mineral autónomo (dicho de otra forma, lo que llamamos la Tierra), el ser humano físico se incorporó lo mineral. Por eso el yo no pudo tener su primera encarnación más que cuando se formó el reino mineral."*[12]

¿En qué alimentos encontramos sales? En todos, naturalmente, pero en mayor cantidad en las especias y en buen número de vegetales que tienen pocas substancias nutritivas (proteínas, grasas, azúcares).

La corriente alimenticia no es más que una corriente entre otras que procuran al ser humano su calor. Nos calentamos, si puede decirse, de múltiples maneras, por la cólera, por la fiebre y de forma más íntima por el entusiasmo o por la resolución moral.[13]

Comprender mejor el sentido del calor en el hombre, es considerarlo en su cualidad irradiante y en su actividad incesante de regulación. Regulación por la respiración: en

---

[10] Gerhard Schmidt, *Dynamique de l'alimentation*, Tomo I, Triades, París, 2001, p. 116.

[11] Gerhard Schmidt, *op. cit.*, p.225.

[12] *Ibíd.*, p.226.

[13] p.ej. nota 10, § 2 y 6.

la inspiración calentamos el aire que proviene del exterior; en la expiración difundimos el calor a través del vapor de agua y del aire que expulsamos. Pero esta regulación se hace principalmente por la circulación sanguínea en todo el cuerpo, siendo signos visibles la palidez o el rubor ocasionales. Estas regulaciones alcanzan todos los demás niveles de la organización humana: mineral, líquido y gaseoso… El ser de calor es pues un *"cuarto organismo"*[14] que penetra, calienta o regula todos los demás. El corazón es típicamente el órgano del calor.

Estas consideraciones querrían volver a poner una vez más la cuestión alimenticia en su justo lugar. Aquél a quien el mundo deje frío, no encontrará en la alimentación más que una flaca ayuda. Por esta razón, no se debería hablar nunca de la alimentación terrestre de forma exclusiva. El hombre puede escoger sustentarse con muchos alimentos. Con pan, pero también de la palabra de Dios.

---

[14] *Ibíd.*, p.226.

V

Del «comedor» desinteresado
al «comedor» consciente

Protección y auto-educación del "comedor"

"Existe en los mundos espirituales
una regla de oro: se debe completar la ciencia exterior
con un conocimiento del hombre."
Rudolf Steiner[1]

En este capítulo nos gustaría desarrollar la cuestión del "comedor" en su papel de consumidor y mostrar que la constatación de su fragilidad es justamente lo que puede llevarle a despertarse duraderamente.

Hipnotizado sin duda por una divisa cuyos efectos son de lo más pernicioso (*El cliente es rey*), el consumidor o el "comedor" que somos se adormece desde que se deja de hablar de sus derechos. Este amodorramiento es ciertamente acunado por algunas ganas, algunos motines y algunas opiniones, sobre todo cuando los problemas del sector agroalimentario están en los titulares de los periódicos, pero en el fondo no se produce nada muy nuevo. Por otra parte, sin amotinamiento en su propio reino, ¿por qué diablos se cuestionaría a sí mismo un rey? Esta apre-

---

[1] Rudolf Steiner, Lucifer et Ahriman, EAR, Ginebra, 1977, p.74.

ciación de nuestros comportamientos puede parecer severa, aunque… Con la misma severidad, Jeremy Rifkin, hablando del nuevo siglo, declara: "*Para mí, la idea de dejar decidir nuestro futuro al mercado y los consumidores, es la perspectiva más terrorífica.*"[2]

La evocación del *mercado* (el cual se sabe que es amoral, inhumano, sin fe ni ley) no sorprende, ¡pero el *consumidor*! ¡He ahí una afirmación que puede cuestionar! A fuerza de hablar de comida como de un tema extraño, hemos perdido de vista lo esencial, o sea, el "comedor" que la escoge y según qué criterios lo hace; son sus deseos, sus aceptaciones silenciosas, sus apetitos, los que finalmente mandan la producción. ¿No? No es una fatalidad que los consumidores hayan arrastrado todo el sector agroalimentario a producir siempre más y menos caro. Desde hace 50 años, los grandes sectores de la agricultura y de la ganadería, han doblado, triplicado si no cuadruplicado su producción; esto no se hace sin riesgo. Es verdad: las vacas lecheras actuales ya no parecen realmente vacas… Uno se emociona cuando vuelve a ver a las vacas rústicas abandonadas por su débil rendimiento. Sin embargo, cuando se prueba su leche, uno se tranquiliza rápidamente.

El "comedor" se ha dejado hipnotizar progresivamente por la perspectiva de comer menos caro. El presupuesto de los hogares consagrado a la comida ha disminuido a la mitad desde hace 50 años. Al enterarse repentinamente de que la comida podría envenenarle, el "comedor" se ha

---

2 Jeremy Rifkin es el autor de una quincena de obras sobre las grandes tendencias económicas y el impac-to de las nuevas tecnologías sobre la sociedad. Ver concretamente: Le Siècle Biotech y L'Âge de l'accès, Pocket, París, 2000 y 2002. La cita está extraída de una entrevista dada a la revista El correo de la UNESCO, septiembre de 1998.

despertado sobresaltado, ¿durante cuánto tiempo? En todo caso, hay que decir que tras un sueño tan largo, las buenas medidas se revelan difíciles de tomar.

Para profundizar estas cuestiones, nos parece indispensable detener la caza de culpables, tomar distancia y volver a mostrar ciertas cosas tal como son. Tomemos las cosas de forma distinta a cómo se hace. Consideremos diversas actitudes del "comedor" antes de proponer algunas reflexiones y algunas alternativas.

Los cuatro "comedores"

Podemos observar en el "comedor" varias actitudes hacia la comida, varios niveles de consciencia que a menudo se mezclan y que querríamos analizar con calma. Los capítulos precedentes nos han llevado a considerar varios puntos de vista; es lo que continuaremos haciendo.

Precisemos de entrada que las líneas que siguen dirán ciertas cosas que pueden parecer abruptas. No se trata en absoluto de librarse a un escepticismo muy loado en nuestros días (esto no está en el estado de ánimo del autor), sino de denunciar algunas posibles trampas que encontramos tanto en la alimentación corriente como en la alimentación llamada "bio". Así pues, veremos en este proceso algunas actitudes del "comedor", que primero deben ser descritas, antes de ser eventualmente modificadas. Aquí se trata más bien de describir la forma en que los distintos "comedores" piensan en su comida. Según Claude Levi-Strauss: *"un alimento no debe ser solamente bueno para comer, también debe ser bueno para pensar."* El autor quiere precisar que ésta no es la ocasión gratuita de hacer juicios; la libertad de cada cual no se pone en duda de ninguna manera; las cuestiones que se plantean sólo intentan atraer la atención de forma distinta a como se hace habitualmente y en este sentido a veces son picantes.

En un tipo de "comedor" (que llamaremos **el "comedor" desinteresado**), se encuentra la consciencia más ajena a la comida. Se alimenta mecánicamente, llevado por la necesidad o la invitación. No es gastrónomo ni glotón y vive bastante frugalmente. En él, ciertas vituallas podrían fácilmente ser olvidadas en el fondo de un armario. Solo, podría olvidar alimentarse o hacerlo "picando". Puede encontrar un interés intelectual en la comida, pues tiene la posibilidad de abandonar el interés sensorial para seguir otros, sean dietistas o comerciales, por ejemplo. Ocurre que la falta de interés se transforma en una especie de revuelta contra el cuerpo y sus deseos. En este caso, el "comedor" se transformará en asceta en busca de privaciones y de un sólido dominio de los apetitos. Según toda verosimilitud, no leerá esta obra y le comprendemos.

Luego está el comedor al que frecuentamos de cerca, el que da libre curso a sus ganas del momento. Para decirlo en una frase: llena alegremente su carrito. Es placentero verle hacer sus compras, se regocija pudiendo llenar su refrigerador y sus armarios, sobre todo cuando tiene la impresión de pagar la comida lo menos cara posible. Su sentido del gusto (más bien distraído) es como un espectador que se contenta fácilmente. Este "comedor", totalmente permeable a la publicidad, se libra a la felicidad de poder satisfacer sus ganas (mientras tenga los medios) y colecciona las recetas salivando, sin olvidar algunos artículos y obras que explican cómo perder peso. Es simpático e invitará de buen grado a sus amigos. Consume las producciones del mundo con toda confianza, porque según él: "Si uno se hace demasiadas preguntas, entonces ya no come nada." Le llamaremos **el "comedor" ingenuo**. Todos nos parecemos a él de vez en cuando.

152

Situaremos en otra categoría a la mayoría de los que eligen y buscan una alimentación sana. Aquí no ocurre el abandono del sentido crítico, sino que se utiliza, se selecciona. El aficionado a la alimentación sana se informa, denuncia, está alerta. Aprende a desmontar las trampas, traza lo natural, lo artificial, lo verdaderamente bio… y lo industrial, a lo cual a veces dispara a simple vista. En esta búsqueda de lo mejor se utilizan todos los medios de investigación, aunque sea la adivinación, ¡pero el péndulo sigue siendo lo más corriente! A este espíritu crítico se mezclan igualmente movimientos anímicos que pueden traducirse por distintos tipos de idealismos, como el de lo *natural*, lo *integral* o lo *vegetal*.

Observemos que, en el sector de la alimentación, las convicciones están siempre coloreadas por preferencias personales. Por ejemplo: el aficionado a la leche tendrá sus argumentos, sus libros preferidos; quien no le gusta tendrá también…sus argumentos, etc. Los catálogos de editores concernientes a estos temas muestran que este sector marcha bien. La comida es un tema que se presta a los debates pasionales. Las convicciones alimentadas por opiniones de especialistas se transforman en certezas; ahora bien, la certeza de tener razón no es siempre inocente, puede conducir a la crispación o peor. Como dice François Jacob: *"Nada es tan peligroso como la certidumbre de tener la razón. Nada causa tanta destrucción como la obsesión de una verdad considerada como absoluta."*[3]

Aquí no se trata de desaconsejar a nadie tener opiniones (lo que sería ridículo), sino de señalar cuándo desembocan en la rigidez, lo que ocurre frecuentemente cuando los

---

[3] *Le jeu des possibles*, Le livre de poche, París, 1991, p.12. François Jacob es biólogo, Premio Nobel de medicina.

individuos eligen defender sus preferencias alimenticias. Para evitar llegar a ello, habría que intentar vivificar estas preferencias, relativizarlas observando la diversidad de estilos de los individuos, redefinirlas sin cesar, modificando nuestro punto de vista, como intentaremos más adelante. En definitiva, este "comedor" se informa, tiene opiniones sobre la salud y sobre muchos temas; le llamaremos el **comedor informado**. Pasemos revista a algunas trampas que encontrará en su camino.

Criterios de calidad, etiquetas y garantías en la alimentación tradicional y ecológica

Hay que rendirse a la evidencia: todo se ha vuelto hoy terriblemente complejo. Quien tiene exigencias de calidad y quiere verificar "desde el exterior", deberá fiarse de las garantías, de las etiquetas. Deberá creer en los controles (a menos que produzca él mismo). Los controles son a su vez controlados, lo que tiende a mostrar que la confianza brilla por su ausencia y que los actores de lo agroalimentario son considerados (ni más ni menos), ¡como malhechores en potencia! A menos que puedan mostrar claramente cierta ética en su forma de actuar.

Este solapamiento de reglas (se entiende principalmente en la alimentación tradicional), que quiere tranquilizar al "comedor" ávido de reglas, se ha vuelto él mismo incontrolable.

"En unos años, las denominaciones de calidad y los pseudo-signos de garantía se han multiplicado. Cuantas más etiquetas hay, más contento está el cliente y menos entiende."[4]

---

[4] *Qu'est-ce qu'on mange?*, Informe del *Canard enchaîné*, n° 68, julio 98.

154

Para no simplificar nada, los grandes grupos obtienen derogaciones que les dispensan de señalar tratamientos susceptibles de inquietar al consumidor. La irradiación o ionización es un tratamiento de conservación. Las especias poco tratadas, algunas frutas y verduras, las carnes (entre otras), son regularmente tratadas por este procedimiento, pero contrariamente a lo que exige la ley, no aparece en casi ninguna parte del embalaje (véanse los anexos).

Naturalmente, es imposible poner un controlador detrás de cada persona que trabaja (lo que por otra parte no impediría la corrupción). A pesar de esta "controlitis aguda" (todavía insuficiente para muchos), la situación no es segura: la imaginación de los bribones no tiene límites. En esta materia, las trampas son de todo tipo (no solamente en lo *tradicional,* sino también en lo *bio,* cuando está entre las manos de comerciantes e industriales sin moral). Hay que acentuar el hecho de que la falta de confianza actúa a la larga como un verdadero veneno para el alma. Se habla mucho de trazabilidad; para juzgar la calidad global de un producto alimenticio que esté un poco elaborado, hay que ser consciente de que el modo de producción sólo es el principio de la biografía del alimento. El simple hecho de esperar demasiado (por ejemplo) antes de consumir una verdura -aunque sea de la mejor procedencia-, altera gravemente su calidad. Juzgar la calidad final de un alimento supone, pues, que se conozcan las distintas etapas y tratamientos por los que ha pasado. Lo que es muy difícil. El lector se sorprenderá de que en estas líneas se hable de alimentación tradicional, mientras es verdad que los partidarios de la alimentación biológica se creen al abrigo de los engaños de lo agroalimentario. Desgraciadamente, las etiquetas no siempre son suficientes para producir gente honesta.

Por otra parte, está claro que la explosión del mercado bio ha provocado importaciones masivas y tenemos derecho a preguntarnos si no es preferible un diente de ajo de Provenza sin etiqueta, que un diente de ajo bio de Chile. Los productos bio vienen del mundo entero y esto plantea muchas preguntas sobre la relación con el terruño. Puede captarse en qué medida el comercio actual está deshumanizado; las etiquetas y la publicidad, frecuentemente mentirosas (por exageración, distracción u omisión) no llenan este vacío, al contrario, es por esta razón que los mercados semanales de barrio o las visitas a granjas el fin de semana tienen todavía tanto éxito, en una época donde se podrían hacer compras tecleando. Ecologistas lúcidos tienen razón en recordar que la billetera es una papeleta de voto con efecto garantizado.

Cuando se consideran con calma todas las soluciones verdaderamente justas, se constata que solamente una relación y una confianza reales podrían ennoblecer la relación entre quien produce y quien come, y eliminar así toda ambigüedad. Es lo que se puede desear a todos, pero ¿es posible?

Imaginemos que cada ciudadano "apadrine" de una forma u otra a un huertano, un ganadero y un agricultor en una relación de responsabilidad recíproca, mantenida en las vacaciones de verano (por ejemplo) o más tiempo…No es tan utópico. Ya se hace de forma informal. Incluso es posible apadrinar una vaca en granjas que empiezan ¡Qué época! ¡Poder visitar nuestra vaca, qué alegría para los niños!

El reto del verdadero sabor

Nos hemos persuadido de que la inteligencia y la experiencia sensorial ya no son guías suficientes para percibir la calidad de la comida. Hemos observado cómo ciertas convicciones pueden alterar el sentido del gusto e ignorar su mensaje. No basta, pues, con ser un gastrónomo experto, hace falta además hacer tabla rasa con todo prejuicio. Algunas etiquetas o garantías, tienen un efecto sugestivo sobre el "comedor" informado, que enturbia su experiencia gustativa. El lector se habrá dado cuenta de que volvemos sobre este tema tan sensible. Además, afirmamos que el simple ejercicio del gusto (del gusto-placer), ya no es en sí un medio absoluto. ¿Por qué? Simplemente porque los sabores pueden ser trabajados independientemente de la calidad global del alimento. Ya sea en "la elaboración" del alimento o en la utilización de aromas que se encuentran incluso en lo bio (concretamente para los postres). Exceptuamos la agricultura biodinámica.

Este sector de los "falsos sabores", gestionado por multinacionales, es de un poder económico difícilmente imaginable, y desgraciadamente para los consumidores, allí reina (hasta en la etiqueta del producto), una confusión muy hábil entre lo artificial y lo natural. Para estos profesionales, la selección entre natural y artificial es guiada por el precio de venta... O sea, el que acepta pagar el "comedor". ¿Francia no es, en el plano mundial, un ejemplo en materia de sabor? En la obra de referencia sobre los aditivos alimenticios, se puede leer: *"En la ausencia lamentable de textos que reglamenten de forma precisa esta importante rama de la industria alimenticia (los aromas), se deja al comercio la mayor libertad de estos productos."*[5]

---

5 Antoine Roig, *Guide des additifs et des polluants alimentaires*, Le Rocher, 1998, p. 525.

Esta afirmación concierne a Francia, considerada muy buena por su cocina…

La vigilancia es sin duda más débil en otros países.

Ante todo importa preservar el sentido del gusto de los niños; eso exige una gran vigilancia y un sentido de la pedagogía (incitativo más que punitivo) por parte de los adultos que les alimentan, con más razón cuando se trata de alimentos industriales.

Para ir más lejos, lo que falta cruelmente hoy, es tener la capacidad de desarrollar un verdadero sentido del gusto que vaya más allá del sabor superficial: un *sentido de lo vivo*, más allá de las seducciones coloreadas, gustativas o perfumadas. Esto exige un enfoque meditativo del sabor como lo hemos abordado y que debería desarrollarse más en el futuro.

La búsqueda del buen sabor no es un capricho de gastrónomo, va mucho más lejos; igual que la comida en general, toca a la propia calidad de la encarnación de los individuos. El aroma es tanto un sabor como un perfume. ¿Cómo se forman los aromas en las plantas? *"En la atmósfera, un elemento astral espiritual se aproxima tanto como puede al mundo material. En el perfume, la materia se vuelve lo más espiritual posible."* Así podemos comprender que *"cuando el espíritu desciende más profundamente al mundo físico es cuando aparece la percepción olfativa."* La génesis de los aromas procede pues de una interacción entre las fuerzas terrestres y extra-terrestres. *"Cuanto más exhala una planta un olor fresco y se vuelve aromática, más comulga con el cosmos."*[6]

Esta insistencia sobre las desviaciones del gusto no viene de una voluntad de gozar más de la comida. Reviste una

---

[6] Rudolf Steiner, citado en Gerhard Schmidt, *Dynamique de l'alimentation*, Triades, París, 2001, p. 130.

importancia más apremiante de otra forma: al igual que la polución del aire, se trata de una amenaza a la buena circulación de las corrientes nutritivas que unen la Tierra al Cosmos. El doctor Schmidt habla muy pertinentemente de *cordón umbilical*. Se atisba cómo podrían desarrollarse hambres y desviaciones anímicas en individuos en contacto repetido con sabores completamente separados de lo real. Esto, una y otra vez, es particularmente cierto para los niños de hoy, que deberían descubrir el mundo, ¡y no un substituto del mundo!

Saturación de informaciones y de seducciones

Además de esta búsqueda de buenos alimentos, sería bueno cuestionar nuestros hábitos, reflejos y criterios de elección alimenticios, y olvidar un momento estas listas (ingenuas) de alimentos permitidos o prohibidos, que llevamos todos en un bolsillo de nuestra memoria. Es indispensable apelar para ello a otra cualidad de consciencia, que permita a los individuos reaccionar por sí mismos, en toda libertad, encontrar lo que es bueno o menos bueno en su caso particular. Hemos hablado, para el "comedor" informado, de actitud crítica e idealista. La búsqueda analítica de lo "mejor" conlleva un camino de pensamiento tan cercano al laberinto, que finalmente la crítica ya no puede ejercerse, se paraliza ella misma. El ovillo de los argumentos se vuelve demasiado difícil de desenredar. Al no haberse separado lo esencial de lo superfluo, hay saturación de detalles y falta de distanciamiento. En realidad, el "comedor" informado puede mostrarse completamente perdido, en una actitud de tensión que finalmente puede volverse perjudicial para su salud.

Ya no es muy nuevo decir que no solamente el consumidor, sino también el "comedor", están manipulados. Sus ganas son analizadas con lupa, sus esperanzas son anticipadas, sus gustos secretos son adulados. La publicidad es omnipresente (llega a la alimentación "bio", ¡tanto más cuando son los mismos industriales los que producen "bio" y tradicional...!).

Una novela reciente revela cómo los publicistas (que los industriales pagan muy caro) consideran al cliente (habría que decir *el blanco*). Aunque esto desborda el marco de la alimentación, es útil recordar lo que es (para ellos), el mundo maravilloso de la comunicación moderna: *"un mundo donde se gastan miles de millones de francos para dar ganas, a la gente que no tiene los medios, de comprar cosas que no necesita."*[7]

La publicidad debería informar. En lugar de eso, intenta manipular las almas y lo consigue despreciando totalmente la integridad de la persona humana. Lo que siempre es transmitido en la publicidad como mensaje subliminal es, sin embargo, una ocasión formidable (para quien lo desee) de ejercer el discernimiento y a veces también la cólera. Observemos que la técnica publicitaria consiste siempre en hacer brillar lo inútil. Ninguna información completa sobre el producto, sino trozos e insinuaciones. Siempre se está en otra parte: en la exaltación. Las situaciones se toman prestadas de los sueños, ocurren en un mundo irreal y no se dirigen a nadie. Antes de comenzar a trabajar, el publicista debe primero borrar a la persona humana, reificarla (hoy en día se dice cosificarla). El publicista no puede trabajar más que con caricaturas de hombre: el seductor, el técnico, el deportista, el campesino, el adolescente, etc. A partir de este

---

[7] 99 F, Frédéric Beigbeder, Grasset, París, 2000.

no ser, se desea que todos nos introduzcamos así en la cáscara dejada vacía. A la vista de las sumas invertidas (y largamente recuperadas), ¡hay que creer que funciona! Si el hecho de consumir es un juego, entonces estos métodos que bordean la magia están perfectamente adaptados. Si, por el contrario, se desea saber cuáles son los individuos que están detrás de la cosa, esto se complica y nos vuelve a llevar a la relación de confianza evocada antes.

Además, independientemente de los medios financieros de que se disponga, quien vela en su vida interior, aprende antes o después que satisfacer necesidades inútiles frenéticamente crea muchas turbulencias en la vida del alma. Para el "comedor" que quiere guardar el norte sin crispación, la única repuesta sensata sería primero trabajar en centrarse él mismo, en separar lo esencial de lo superfluo, en conocer sus propias necesidades en toda quietud, a fin de que este conocimiento, insensible a las presiones, sea su único guía. El acoso publicitario o mediático, cuando no es respondido desde el interior, tiene otra consecuencia menos conocida. Tomando consciencia de ser manipulados, cierto número de individuos puede llegar a aislarse en una decepción crónica y elegir *"la vía del encerramiento social"*, lo que les lleva a un individualismo destructor del lazo con los demás.[8] Esto podría conllevar un enfoque muy distinto, pues se trata de comprender a las personas que han decidido vivir al margen de una sociedad en la que ya no confían.

---

[8] Philippe Breton, *La parole manipulée*, La Découverte/poche, París, 2000, p. 144. Ver también : Françoise Guillon, *La publicité n'affiche pas la couleur*, Denoël, 1984 ; Naomi Klein, *No Logo, la tyrannie des marques*, Leméac/Actes Sud, París, 2001. La asociación *Casseurs de pub* publica documentos impactantes para uso de quienes quieren realmente «resistir» a la publicidad: 11, place Croix-Pâquet, 69001 Lyon.

Evidentemente, debe guiarnos una actitud diferente, tanto para nosotros mismos como para los niños que estén a nuestro cargo. Nuestra tarea pedagógica en esta área, la manera de actuar, debe estar amasada con tacto, imaginación y flexibilidad. El niño no ha hecho todavía el camino que le conduzca a tomar su salud entre manos.

El idealismo de lo vegetal

Este idealismo no carece de sorpresas. El idealista se ha unido progresivamente a alimentos nuevos que cree sanos, a veces sólo porque algunos eslóganes simplistas le han impactado. Tomemos un solo ejemplo: uno de las grandes frases publicitarias de la alimentación sana (como si fuera de naturaleza angélica) es el 100% vegetal. Entonces, las proteínas son frecuentemente tomadas de la soja, la mantequilla de las pastelerías es reemplazada por grasa vegetal (aceite de palma), los postres (del tipo flan) ya no son gelatinizados con huevo, sino con algas, etc. El idealista se duerme, pues, en su consciencia, en cuanto algunas de sus exigencias íntimas son satisfechas. Ya no se pregunta, llegado el caso, si estos productos substitutivos son superiores o no a los que reemplazan.

Para ilustrar nuestra afirmación, volvamos a lo que se llama la grasa vegetal. Se sabe que ésta contiene una cantidad muy importante de aceite de palma. Este aceite tropical se presenta naturalmente en estado sólido (como la mantequilla), es muy barato, de color anaranjado y muy oloroso. Es, pues, necesario refinarlo para obtener un producto graso, neutro, incoloro e inodoro. Untar pan con grasa de palma es una experiencia dolorosa.

Los industriales han querido volver a dar letras de nobleza a este producto dietéticamente inferior: indican (además de la mención "grasa vegetal"), "aceite concreto", "no hidrogenado", "calidad refinada". Es muy hábil señalar que esta grasa no ha sido endurecida artificialmente (pues no lo necesita) y hacer pasar el refinado como una calidad, cuando se sabe que todos los aceites de alimentación sana se buscan prensados en frío, no refinados... Estamos en pleno ejemplo de información mentirosa por omisión o por desviación. Se trata de desviar la atención dando a morder un trozo de información inútil. "Pan de especias sin colorante" es otra joya de esta categoría de información-desviación, cuando se sabe que este alimento está naturalmente coloreado por su composición. El aceite de palma es muy bueno... para freír patatas o tortas de cereales. Afortunadamente, existen otros aceites más nobles para la mesa.

Recordemos de todas formas que la mantequilla de una pastelería no está calentada directamente (como en una sartén) y no alcanza, pues, las mismas temperaturas. Afortunadamente, ¡también se hacen galletas bio con mantequilla! (los cordon bleu saben fabricar y utilizar la mantequilla clarificada que los hindúes llaman *ghee*).[9]

Frente a las manipulaciones de todo tipo, a las trampas y a las ilusiones, el consumidor actual parece muy frágil y la afirmación de Jeremy Rifkin (citada anteriormente) parece ahora menos extremista.

---

[9] La mantequilla clarificada se prepara muy sencillamente: poner la mantequilla a calentar muy lentamente; en cuando se forma una espuma en la superficie, quitarla con una espumadera y renovar la operación tantas veces como haga falta. Luego filtrar la mantequilla fundida vertiéndola en una gasa recubierta de un lienzo fino. Esta mantequilla desprovista de caseína, con un delicioso perfume de avellana, puede ser calentada razonablemente sin quemarse. Se conserva al fresco tres o cuatro meses.

El idealismo de lo puro y de lo integral

Todo adepto principiante en alimentación sana (como lo fue el autor de estas líneas) encuentra principios básicos que los veteranos se apremian en confirmar. Así se puede constituir rápidamente una especie de manual que los reúne y le permite rememorarlos en todos los instantes, en este mundo bárbaro. ¿No? Para la mayoría, estos principios son justos, para otros, se transforman rápidamente en bala de cañón.

El idealismo de lo puro y de lo integral es de éstos. ¿De dónde viene? Una de las grandes ideas de la alimentación sana es que toda transformación hecha a un vegetal es nociva. Ya se trate de cocerla (como hemos visto) o bien de quitarle lo que sea. De forma justa, la alimentación natural defiende una agricultura sana y duradera, y aconseja no quitar substancias nutritivas al alimento. Se defiende la idea justa de que el pan blanco o el azúcar blanco tienen muchas carencias y que no podrían constituir válidamente un alimento cotidiano. Estos principios indiscutibles en el fondo, se niegan a sí mismos cuando se observa a veces a qué extremismos conducen. Llegado el caso, la responsabilidad en este ámbito es múltiple. Concierne naturalmente a quien come, pero también concierne a quien hace la comida. Es bien conocido: quienes practican la alimentación sana desean hablar de ello con otros, a veces de forma muy fraterna. Cuando el idealismo purista de lo integral se ha instalado, pronto se convierte en una empresa de riesgo. Tomemos el ejemplo bien conocido del arroz. Este notable alimento se encuentra bajo múltiples formas. Está claro que un camino de alimentación sana no irá demasiado en la dirección de un arroz blanco. ¿Quiere eso decir que hay que blandir el arroz integral o nada? Desgraciadamente para el lector sensato que nos lee, estas observaciones de sentido común no son superfluas. ¿Cuántas cocinas colectivas hemos visto intentar sin éxito el arroz integral, para luego volverse avergonzadas al arroz blanco? Hay una pedagogía de la alimentación sana y el tema de lo puro y de lo integral es una ocasión ideal para ejercerla. Hay que ir despacio. Durante los años en que hice la cocina para jóvenes, siempre intenté añadir al arroz blanco un porcentaje de arroz integral o semi-integral, alrededor del 30%. Lo mismo con la pasta. Esta solución criticable por los puristas, ha permitido a niños comer un arroz dietética y gustativamente aceptable, mientras que un enfoque estrictamente integral (que fue intentado) no hubiera desembocado en nada. Quienes tienen la práctica, saben que no se hace comer (colectivamente) por obligación: la negociación es una obligación. La cocina colectiva no se hace con verborrea, ¡es un combate de consciencia y de confianza!

Estas observaciones son verdaderas para el pan, las verduras (¡Ah! La parte verde del puerro, ¡no hace falta demasiada!), el azúcar integral, los platos a base de harina, los aceites nobles como el aceite de oliva o de girasol prensados en frío, etc. La flexibilidad que aconsejamos para lo integral, no se dirige solamente a los demás, se dirige a cada uno de nosotros, que debe saber hasta dónde le permite ir su organismo. Hay que encontrar la buena actividad individual, el compromiso que hace la paz.

Auto-educación del "comedor"

En mi trabajo de animador de seminarios, siempre me ha parecido indispensable permitir a los participantes ejercer una actividad interior de consciencia, un enfoque de sus necesidades, concretamente mediante el ejercicio meditativo de los sabores, de las consistencias y de las cualidades elementales de la comida -y finalmente por la reflexión, para madurar y conocerse a sí mismo como "comedor". Es el camino del "comedor" que aspira a gobernarse a sí mismo, ¡he ahí *mi hilo conductor* al escribir este libro!

Siempre me ha parecido que este trabajo de mejor conocimiento de sí mismo va incluso por delante del trabajo culinario. Aunque una dama encantadora me haya dicho un día, con gracia: "*¡Menos cháchara y más recetas!*"

Al pasar el tiempo, esta toma de consciencia me parece fundamental, indispensable. Ella permitirá a cada cual convertirse en un **"comedor" consciente**, capaz de desmontar trampas como las que hemos evocado y seguiremos evocando.

El utilitarismo

Nuestra época es muy utilitarista, siempre anima el sentido del beneficio, el "*¿Esto qué me va a aportar?*", particularmente para la comida. Conviene subrayar que el utilitarista no conoce los fenómenos.

El utilitarista puentea de alguna manera su percepción y busca directamente su interés. Este estrechamiento de la percepción bien podría inducir una reducción del uso efectivo que hace el organismo de la comida: comiendo cifras, difícilmente se encuentran fuerzas…

No hay que extrañarse de que tal actitud contable establezca con los alimentos una relación igualmente contable. Ésta es la razón por la cual en los capítulos precedentes hemos propuesto enfoques de una naturaleza muy distinta.

La búsqueda de beneficio es muy apreciada por el comedor ingenuo y a veces por el comedor informado. Reviste una forma muy fina de egoísmo, de la que no se da uno cuenta, ¿verdad?: "porque lo hace todo el mundo". En la mesa de la naturaleza, el utilitarista se conduce ni más ni menos que como un patán. Además, se condena a la ceguera. Esta actitud no es fundamentalmente nueva.

El largo proceso de apropiación de la naturaleza, comenzado hace siglos, encuentra una especie de apogeo en los objetivos de la biotecnología. Las multinacionales que se ocupan de biotecnologías libran una guerra sin piedad para patentar organismos genéticos de todo tipo, saqueados sin vergüenza, prioritariamente en los países tropicales. El ingeniero genético mejora así una naturaleza verdaderamente demasiado imperfecta, demasiado poco rentable a sus ojos...[10] Y nosotros, "comedores", ¿qué opción escogemos? Qué de discursos sobre nuestros derechos, nuestras exigencias, ¡y qué silencio acerca de nuestros deberes! Hay que admitir que hoy en día la comida se ha banalizado completamente, por no decir que es bárbara. Gusta recordar que los animales devoran y que los hombres comen. Sin embargo, el "comedor" civilizado ha perdido su dignidad, hincharse a comer más o menos elegantemente se ha vuelto una costumbre moderna. Francamente, ¿por qué se dice todavía "¡Buen provecho!"

Una vez más, todo está unido: no hay una persona moral por un lado y un sistema digestivo por otro. Nadie puede negar que un egoísmo mantenido, que un utilitarismo sin reconocimiento espontáneo, sea fuente de tensión, por no decir fuente...de sobrecarga digestiva. Utilizar la manera de pensar exageradamente analítica o contable de nuestra ciencia nutricional nos hace vivir peligrosamente. Decir de un fruto peludo que hay que comerlo porque es rico en

---

[10] *Le siècle Biotech*, véase su nota 2, p. 82.

vitamina C (¿adivináis cuál?) –no más que el modesto perejil, por otra parte-, es reducirlo a uno de sus elementos, es negar su composición global. ¡El médico nutricionista Gerhard Schmidt nos muestra bien el camino cuando compara los vegetales con composiciones musicales!

Reproduciendo esquemas de pensamiento tan estrechos (que son enseñados en la escuela), ¿estamos cerca de la Madre Naturaleza, cerca de esa agricultura de excepción que es nuestra querida biodinámica? Se puede dudar.

EL LAVATORIO DE PIES

GRACIAS a ti, silenciosa piedra,
me inclino profundamente hacia ti:
Yo, planta, te debo mi ser.

Sol y flores, gracias; yo, el animal,
me curvo hacia vosotros profundamente:
he podido subir gracias a vuestra ayuda.

Gracias a vosotros, animal, hierba y piedra,
me humillo hacia vosotros profundamente:
me habéis ayudado a hacerme.

Piadosas gracias a ti, oh hombre,
a ti saludamos profundamente:
pues somos porque tú eres.

En Dios, lo simple agradece
a lo diverso, y lo alto a lo bajo.
Todo ser se une en un agradecimiento.

Christian Morgenstern[11]

---

[11] Ver pág. 192

Las maravillas de la tierra nutricia no pueden ser vendidas ni compradas… La mayoría son un regalo. ¡Después hay que hacerse digno en tanto que "comedor"! Está claro que dar gracias, formular gratitud o reconocimiento, libera de la crispación egoísta y procede finalmente de una circulación natural. Al cliente-rey le es difícil decir gracias. Algunos preguntarán ¿gracias a quién? A los reinos de la naturaleza, a los elementos, a los hombres que me permiten alimentarme y cumplir mi destino en la Tierra.

El "comedor" ¿no debería acordarse algunos segundos antes de comer para rendir homenaje a todos los reinos que han compuesto su comida?

Hacia una nueva consciencia
de las opciones alimenticias

Para acabar, describiremos algunos medios que permiten convertirse en un **"comedor" consciente**, que esté listo para implicarse también en un camino de clarificación interior, pues hay que repetir que muchas trampas no han de buscarse exclusivamente alrededor, sino en el interior del "comedor".

En el ámbito de la alimentación (como en varios otros), lo que ha sido excluido es el hombre; así pues, es necesario que el "comedor" *reaparezca*, que tome consciencia de su actitud psíquica y de la naturaleza de su unión con el alimento. Hemos visto antes que el adepto de la alimentación sana se sirve, en su búsqueda de buena calidad, de un instrumento que le es cercano: *él mismo*. Gracias a sus facultades propias, a sus sentidos, busca desmontar las trampas del mercado y luego satisfacer sus necesidades particulares, tanto más cuando ha hecho lo necesario para conocerlas bien. Para que la toma de consciencia se complete, no habría que olvidar la cuestión de saber si, durante esta búsqueda, el consumidor y su instrumento sufren modificaciones. En caso afirmativo, ¿cuáles y en qué pueden o no perturbarle y perturbar a los demás?

Expliquémonos: cuando se está implicado en la acción, ya no se piensa, ya no se está en sí mismo, sino de alguna manera ante sí: ¡se hace! En todo lo que toca a la alimentación, se añade otra dimensión de naturaleza afectiva, tan favorecida que ya no se percibe: nuestros gustos y desagrados en la materia nos sumergen y nos es muy difícil tomar distancia. Lo hemos mencionado al hablar de la experiencia de los sabores. De tal identificación con nuestros gustos culinarios, puede nacer fácilmente una "pasión" con la que nos identificamos. Es el aspecto que evocábamos al hablar de las modificaciones que puede sufrir nuestro instrumento corporal. A menudo hemos observado cómo hay individuos que se agitan inútilmente por las opciones alimenticias, expresadas como "ñam ñam" y "¡puaj!". Nuestro equilibrio de salud no depende solamente de lo que comemos, sino también de la forma en que pensamos en lo que comemos; en las consecuencias que esta forma de pensar (y a veces "re-pensarse") puede tener sobre nosotros mismos y sobre los demás.

No basta con comer bien para estar sano. La cosa sería verdad para un ser que no fuera un hombre, sino una planta. Contrariamente a la planta, tenemos pasiones, deseos, simpatías y antipatías. Estos movimientos interiores (inevitables cuando vivimos en el mundo) también pesan bastante en la balanza de la enfermedad y de la salud.

La actitud del "comedor" informado, si quiere volverse consciente, no puede limitarse al hecho de tener opiniones, no puede limitarse al qué, debe extenderse al por qué y sobre todo al *cómo*...No tenemos una tubería digestiva por un lado y una vida anímica por otro: todo está penetrado por el alma. Lo sabemos: si el "comedor" está agitado, contrariado, no digerirá bien, aunque disponga de la mejor comida. Para situar correctamente lo que es la nutrición del vientre, es indispensable hablar no de *un* tipo de alimento, sino de *los* tipos de alimentos: estéticos, humanistas o surgidos de la contemplación de la naturaleza. "*El desarrollo de la persona humana no puede ser más que el resultado de la aplicación de una síntesis armoniosa que comprenda todos los ámbitos de la existencia.*"[12]

La evocación de los cuatro "comedores" da indicaciones que cada cual puede completar, pero que permiten (esperamos) ejercitarse en percibir las diferentes maneras de poder unirse a la comida.

Por supuesto que para nosotros no se trata en absoluto de sacralizar excesivamente sólo el momento de la comida (bañada en músicas orientales), como lo recomiendan algunos movimientos espirituales. Adoptar una actitud razonable de recogimiento no es, pues, más que una corrección de actitud indispensable, ninguna mística. El camino del "comedor" consciente es unir lo que algunos separan: cultivar una higiene del vientre sin descuidar la higiene del corazón y la higiene del pensamiento.

En realidad, alimentarse es un acto dinámico vuelto continuamente hacia el futuro. El "comedor", cuando se alimenta de forma justa, cuando humaniza la comida en un estado de ánimo digno, tiene la posibilidad de dar lo mejor de sí mismo en su vida sobre la Tierra. De consumidor-"comedor" se convierte así, a su vez, en productor propiamente dicho.

---

[12] Dr. Hanish, *Recettes culinaires*, les éditions Mazdéennes, París, 1936, p. 715.

VI

Bulimia y Cintura

Si los progresos de la higiene y de la medicina han mejorado la suerte de la humanidad (al menos en los países ricos), ya no es muy original relacionar la mayoría de las enfermedades de época con la composición de las comidas. Nadie puede negar que comemos demasiado y demasiado a menudo. El hecho de alimentarse tanto se ha vuelto completamente trivial, todo es pretexto para papear y (por ejemplo) en lugar de moderarse en las grandes fiestas religiosas y otras ocasiones, parece que se busca batir récords cada año. Esto lleva a mencionar las diferencias de comportamiento según los medios sociales y profesionales. Las personas económicamente desfavorecidas se sentirían (según numerosos estudios) en la obligación de "aprovecharse" más que otros. Todo estudio serio sobre los apetitos debe, pues, preocuparse por la cuestión social. Desde este punto de vista, el periodo de Navidad y Año Nuevo es una prueba particularmente fuerte. Consumir, reina como obligación social, como una tiranía del abuso.

No ha sido siempre así. Un obrero del siglo XVII consagraba el 70% de su salario a la comida y el 40% de su salario a la sola compra del pan.[1]

---

[1] Fernand Braudel, *Les structures du quotidien*, Armand Colin, París.

En 1965, la parte de la renta de los hogares dedicada a la comida era alrededor del 35%; hoy se estima que está cerca del 18%. ¡Más o menos el presupuesto consagrado al coche!

El escándalo de la enfermedad de las vacas locas y su transmisión al hombre habrán contribuido a hacer públicas ciertas informaciones. Las cifras que conciernen a la cría de animales para carnicería dan una idea del gigantismo de nuestra industria agroalimentaria: en la ganadería francesa destinada a la alimentación, se cuentan actualmente ¡tres millones de cabezas de bovinos y alrededor de quince millones de cerdos! En la medida en que las harinas animales están totalmente prohibidas desde 2001, hay que poder destruir unas 700000 toneladas de carcasas cada año.[2]

El 3 de junio de 2000, en su emisión semanal de France-Inter, Jean-Pierre Coffe hizo la siguiente pregunta, de sentido común: "¿Por qué la hierba no basta (como en el pasado) para alimentar a las vacas?" El ministro de agricultura Jean Glavany respondió que los modelos de rendimiento actuales, las producciones lecheras esperadas hacen obligatoria la suplementación de proteínas.

---

[2] Diferentes fuentes permiten encontrar estas cifras: *Le Quid* 2001, Robert Laffont, París, 2001, capítulo sobre la agricultura. El periódico *Libération* del 2.11.2000. Eric Laurent, *Le grand mensonge, le dossier noir de la vache folle*, Plon, París, 2001.

Apetitos y naturaleza humana

El objetivo de una obra como ésta no es aportar soluciones inmediatas, sino reordenar algunas informaciones y también apelar a la necesidad de cultivar otra forma (*ampliada*) de ver la cuestión alimenticia.

Nuestra ciencia nutricional prometía la llegada de una alimentación dominada por las cifras; nuestra nueva moral del placer obligado y nuestra situación económica acomodada han introducido el concepto de papeo. Las cifras dadas anteriormente muestran que consumimos sin contar, ¿cómo extrañarse entonces del carácter patógeno de la comida? Sin embargo, ya lo hemos dicho: al mismo tiempo, nunca se ha usado tanto la noción de carencia. Alguien dijo que el hombre moderno moriría de hambre con el vientre lleno; es una afirmación terrible que no calibramos bien.

La búsqueda de significado se hace ahora al revés: si es justo guardar una pera para la sed, no hay que olvidar guardar la sed para la pera. En otros términos, ¿no habría que recuperar el significado del hambre y de la sed?, ¿volver a encontrar la simple noción de satisfacción?

Se progresa en la comprensión del tema cuando nos damos cuenta de que raro es el alimento que nutra verdaderamente. La ciencia agro-alimentaria se dedica a cebarnos sin alimentarnos, o sea, a proporcionarnos una comida inconsistente; abandonamos la mesa frustrados, lo que nos condena a la bulimia crónica. Es otro aspecto del placer que se revela cuando se comprende que su búsqueda sistemática indica justamente que uno se ha equivocado: este supuesto placer, en realidad no lo es; es un espejismo que da hambre en lugar de contentar. Digámoslo francamente: aquél para quien el placer es una obsesión, no sabe gozar de lo que tiene. El placer debería llevarnos al reconocimiento y sólo está justificado si lleva a un conocimiento (véase *¿Cómo conocer los mundos superiores?*, editorial Rudolf Steiner).

No se puede tener una noción clara de esta opulencia barata sin recordar el formidable despilfarro que genera. Todos guardamos en la consciencia las toneladas de verduras tiradas por las carreteras por productores que ya no pueden ganar su vida en un mercado económico donde la producción ha enloquecido literalmente en la carrera por los precios bajos.

¿Hay que recordar la masacre animal sin precedentes provocada por la enfermedad de las vacas locas, por la fiebre aftosa o por la fiebre aviar asiática? ¿Hay que precisar que se trata de millones de animales? El desperdicio va más allá, se ve en nuestra basura cotidiana. En Estados Unidos hay periodistas alarmados por una nueva plaga: las personas que sufren de obesidad han encontrado un medio para no ser tentados más por la comida que tienen en casa: la tiran.

El dietista suizo Bircher-Benner (otra vez él) estaba muy avanzado para su tiempo cuando nos llamaba la atención sobre el poder curativo de la alimentación vegetal fresca. Entonces aconsejaba a quienes sufrían de bulimia, comenzar sus comidas con una buena ensalada. Esto hace sonreír a los bien nutridos, pero los científicos reconocen hoy la justeza de sus opiniones. Vayamos un poco más lejos. Bircher-Benner decía que en la alimentación vegetal fresca, lo que se puede encontrar no son tanto substancias nutritivas, como lo que llamaba con razón *"un torbellino de luz solar condensada"*, las fuerzas vivas. ¡Esta luz cósmica se da la vuelta y se interioriza por el proceso de la digestión! Sentimos esta misma fuerza vivificante y luminosa cuando nos paseamos en la naturaleza a través de las praderas y los bosques. He ahí la gran lección que este médico (reconocido por Rudolf Steiner) dejó a la posteridad; a nuestra época (todavía llena de miedo a que falte) le cuesta oírle. Este médico profeta ya planteaba la cuestión central de saber lo que alimenta verdaderamente al hombre en su ser más íntimo. Uno se da cuenta hasta qué punto esta revelación es una bofetada para la ciencia nutricionista materialista.

El materialismo encuentra un terreno predilecto en esta gran bulimia. De todas formas, conviene diferenciar varios aspectos. En nuestro primer capítulo, hemos atraído la atención sobre el hecho de que el alimento terrestre animaba el cuerpo físico e incitaba a la confrontación, a la encarnación. Los excesos alimentarios actuales se comprenden mejor si se consideran de esta forma: el hombre moderno quiere unirse fuertemente a las seducciones terrestres y hace instintivamente lo necesario para lograrlo. Está claro que el rechazo de los alimentos sutiles tiende a condenar a los individuos a una cierta forma de bulimia. *"Los hombres que no quieren acoger lo espiritual en sus almas lo reciben a pesar de todo, por el mero hecho de que comen y beben."*[3] Pero los hombres viven un drama en la medida en que la comida se ha vuelto de tal forma que se ha aislado del cielo. Es literalmente un círculo vicioso. Los problemas de peso del mundo de los humanos son SOS propiamente dichos (literalmente: salvad nuestras almas). Necesitamos recuperar, a través de los dolores del cuerpo sobrecargado de substancias impropias, el apetito del discernimiento, la sed de lucidez. Hay que considerar otro aspecto. Hemos insistido en el concepto de tri-articulación humana. Hablando de la bulimia, es la ocasión de retomar estos elementos para

---

[3] Rudolf Steiner, *Lucifer et Ahriman*, EAR, Ginebra, 1977, p. 40.

alcanzar otra parte de la explicación de este vicio de apetitos. La dirección de esta reflexión parecerá probablemente inesperada.

La técnica ha invadido nuestra vida cotidiana con una rapidez y en proporciones que nos cuesta medir. Por otra parte, estamos lejos de imaginar lo que nos espera en los próximos años…Sería un gran debate saber cuáles son los servicios prestados y cuál es la parte de nosotros mismos que cedemos cada día en esta co-existencia. Como un pensador iluminado, Jacques Ellul decía en 1960: "*Las técnicas tendrán como resultado más o menos obligatorio condicionar el comportamiento del hombre, sobre todo en la famosa "pareja hombre-máquina", que parece ser la fórmula del futuro. En este emparejamiento del hombre y de la máquina, hay verdadera composición de un ser nuevo: pues siempre se insiste en la tendencia actual de la adaptación de la máquina al hombre. Es un gran progreso, sin duda alguna, pero que tiene su contrapartida: supone la adaptación perfecta de este hombre a esta máquina.*"[4]

Más de cuarenta años después de estas palabras, la tecnología es omnipresente en los lugares de trabajo. Donde queremos ir a parar es que los hombres están muy solicitados de una forma particular: es el sistema neuro-sensorial el que está continuamente puesto a contribución. A partir de esta constatación, no es exagerado decir que la actividad neuro-sensorial ha tomado una importancia tal que se ejerce en detrimento de las otras esferas de actividades que hemos llamado esquemáticamente sistema rítmico y sistema metabólico-motor. Se trata, pues, de un problema de equilibrio.

En el sistema rítmico vive el sentir. El sistema metabólico y de los miembros no se fortifica solamente por el sim-

---

[4] Jacques Ellul, *La technique ou l'enjeu du siècle*, 1954 ; Economica, París, 1990, §, Les techniques de l'homme.

ple hecho de comer, sino también por la marcha y los ejercicios (con grandes diferencias de calidad, es cierto). Por otra parte, los "clubs" de gimnasia, bien equipados, que proponen una puesta a punto corporal, conocen un franco éxito. Haciendo esto, normalmente se descuida toda la vida de la sensibilidad. No está en los aires del tiempo cultivar el sentimiento, la estética, la armonía del alma. Permítasenos una fórmula: la tendencia es a la solución binaria "se piensa, se hace", pero ¿para ciertas profesiones no es lo contrario?: "se hace y luego se piensa". Pero el problema continúa.

Pensamos que la esfera del corazón (la esfera del medio) es regularmente dejada en barbecho. Notemos cómo toda una rica vida cultural (teatro, música, pintura) es manchada por la manía intelectual del comentario y de la crítica. Como si fuera inconveniente hacer primero un silencio ante las obras de arte. Los escenarios, la intriga humana o amorosa de las películas de éxito, sin hablar de las emisiones televisivas populares ¿no son, desde este punto de vista, elocuentes?

Hemos visto que esta esfera media, en el hombre, atempera los movimientos de lo alto y de lo bajo, es como un recuerdo del diapasón. Según la fórmula magistral de Rudolf Steiner: *"El hombre no es una avispa: cabeza por un lado, cuerpo por el otro."*[5]

Esta templanza del medio armoniza, ayuda al hombre a preservarse de una tendencia posible a la barbarie, a la animalidad. Los apetitos (incluidos los alimenticios) nacen de esta actividad triple en el hombre.

---

[5] Conferencia a los pedagogos, no traducida. Cita extraída de una conferencia dada por Raymond Burlotte en Chatou el 4 de mayo de 2002.

Un ejemplo más. Observemos qué imágenes adornaban el pecho de los caballeros de la época medieval; haciendo un gran salto en el tiempo, encontramos a los hombres-bocadillo de los años cincuenta, que eran remunerados por exhibir carteles publicitarios hechos de tablas de madera, que llevaban sobre el pecho y sobre la espalda. Les hemos visto. Un salto más pequeño nos lleva a nuestra época, en la que compramos vestidos caros y exhibimos sus marcas sobre nuestro corazón…¿Qué ha ocurrido?

¿Cómo comprender tal opción? ¿El corazón se ha vuelto un espacio de alquiler?

Las vicisitudes de la cintura

En la historia humana nunca se habrá hablado tanto de régimen (de régimen adelgazante). La literatura y las publicaciones sobre el tema son innumerables y estacionales. Hay que admitir que es penoso constatar, a una cierta edad, la relajación de la cintura: este malestar que se llama curiosamente curva de la felicidad. La modificación de la cintura no es generalmente más que el término de un proceso a propósito del cual parecemos un poco atacados de amnesia. Hay signos precursores. Sea como sea, la cuestión del peso viene a interrogarnos sobre la imagen que tenemos del hombre…, de su alimentación y de sus necesidades.

A riesgo de repetirnos, si observamos el concepto de alimento, nos damos cuenta de que ha evolucionado considerablemente en poco tiempo. Primero un agregado de algunas substancias conocidas, el alimento se declina hoy a la manera de un producto etiquetado, lo que es tanto un progreso teórico como una terrible regresión práctica. El régimen alimenticio es, para el actual dietista, comparable a un juego de construcción. Hemos visto que el reduccionismo actual de la nutrición utiliza la caldera o el coche como imagen "vagamente" cercana al "comedor". La curva de la felicidad generalizada es una de las respuestas de la naturaleza a la ignorancia, es una lección de naturaleza humana.

De nuevo nos aproximamos a dos preguntas fundamentales, que hay que precisar antes de ir más lejos: ¿qué se entiende por alimento, qué se entiende por "comedor"? Tras haber puesto algunos jalones, intentemos ahora avanzar en esta cuestión particular del peso. Aquí no trataremos de ciertos desarreglos hormonales, que son a veces responsables de aumento de peso, no nos situamos en el punto de vista médico, sino en el punto de vista de la higiene en sentido amplio y del auto-conocimiento.

Hablando de los temperamentos, hemos llamado la atención del lector sobre nuestras diferencias; aportemos algunas precisiones. Karl König, retomando indicaciones de Rudolf Steiner, aporta una luz sobre los temperamentos, que nos ayudará a comprender la desigualdad digestiva que sentimos confusamente.[6]

En cada temperamento obran dos cualidades distintas: la fuerza y la irritabilidad (podría decirse también la excitabilidad); esta última cualidad está relacionada con la sensibilidad psíquica, los apetitos, la lentitud o la vivacidad en captar una situación o una idea y en utilizarla. Podemos, pues, hablar del sistema neuro-sensorial. Sin embargo, la fuerza (o la debilidad) está relacionada con el metabolismo y las fuerzas de voluntad.

---

6 Karl König, *El alma humana*, Camphill, St Prex, Suiza, 1983. Ver también Rudolf Steiner, *Ejercicios prácticos para la vida cotidiana, el nerviosismo y el yo, la formación práctica del pensamiento*, Cuadernos Pau de Damasc, Barcelona.

Melancólico	Flemático	Sanguíneo	Colérico
Débil irritabilidad	Débil irritabilidad	Fuerte irritabilidad	Fuerte irritabilidad
Gran fuerza	Debilidad	Debilidad	Gran fuerza

Veamos los temperamentos por pares.

El temperamento melancólico se revela de una naturaleza demasiado constante (demasiado densa en cierto modo) para que se operen cambios importantes en sus apetitos y en su corporeidad. Para el colérico, su tonicidad intrínseca y su poderoso metabolismo le mantienen en una tensión continua. Está poco amenazado por la relajación corporal.

Entre estos dos extremos (que están emparentados con la sal y el azufre ya mencionados), encontramos el movimiento de mercurio con los otros dos temperamentos. Sabemos que estos temperamentos viven más en la circulación líquida (flemático) y aérea (sanguíneo). El flemático está naturalmente unido a las sensaciones, a los sabores; el sanguíneo busca impresiones nuevas, es versátil hasta en sus apetitos; estos dos temperamentos tienen además una actividad metabólica débil. Es concretamente a ellos a los que se prescribe un ejercicio físico regular, como para "animar" la actividad del metabolismo. La experiencia lo confirma: ¿la marcha no es un estimulante de la actividad intestinal? Se puede pensar razonablemente que estas características (sobre todo cuando están unidas en un individuo de tendencia flemático-sanguínea) pueden favorecer cierta pereza digestiva, cierta tendencia al "depósito", cierta "relajación" corporal. Rudolf Steiner nos llama la atención sobre el hecho de que nuestros constituyentes tienen una actividad más o menos intensa según las distintas partes del cuerpo. Así *"el yo actúa sobre todo en la cabeza, el cuerpo astral sobre todo en el pecho y el cuerpo etéreo sobre todo en el abdomen"*[7].

Ciertamente, el vientre es en los varones (y en las mujeres) el único lugar que puede distenderse de forma importante, pero se puede plantear la cuestión de una posible sobrecarga digestiva. Esta sobrecarga físico-etérea conlleva la incapacidad del cuerpo astral de contener la tendencia expansiva del cuerpo etéreo, de mantener la forma corporal en sus límites.

Si estas afirmaciones son reales, resulta que uno no puede estimar (y eventualmente aceptar) su corporeidad sin un verdadero auto-conocimiento.

Las nociones populares de introvertido y extrovertido no carecen de sabiduría. La actitud frente a la alimentación no es nada más que la expresión visible de nuestra naturaleza profunda.

Querer el cuerpo de otro, distinto al que tenemos, es una obsesión (normalmente de orden estético) que merece más amplia reflexión. Conviene encontrar un compromiso viable entre sí mismo y las exigencias de la época o del medio profesional, que algunos han llamado la tiranía de la silueta. Lo esencial es sentirse bien consigo mismo. El vocabulario es pertinente. [NdT: en francés se dice literalmente "sentirse bien en su piel"]

Por otro lado, se encuentran personas sensibles que buscan de alguna manera centrarse o protegerse por un exceso de peso. No es siempre, como podría imaginarse, un exceso de glotonería.

Si, en nuestros días, las interrogaciones del alma son poco oídas, paradójicamente las del cuerpo (más visibles), ¡lo son! Nos ocupamos más activamente del segundo que

---

[7] Rudolf Steiner, *Alimentation et santé*, EAR, Ginebra, 1996, p. 144.

de la primera. Pero las soluciones propuestas no son siempre las buenas.

El régimen alimenticio solo, es insuficiente para quien quiera modificarse interiormente. Cambiar duraderamente su cuerpo implicaría modelar distintamente su alma, esto implicaría cambios importantes para conquistar una nueva higiene global. Las artes terapéuticas podrían tener un lugar privilegiado. El candidato también podría hacer una lista de sus nuevas resoluciones. Todo lo que va hacia un recogimiento, una mayor interioridad, una mejor concentración, afina el cuerpo. En esta óptica, la alegría inconsiderada o la risa demasiado frecuente, dilatan. ¡Sin duda habría que vigilarlas! El hombre jovial es más bien redondo. ¿Cómo permanecer jovial sin quedarse redondo? Es una terrible cuestión, que hace comprender el fracaso de muchos regímenes. La actividad profesional podría ser reconsiderada en la medida en que anima (o no) algunas de nuestras facultades íntimas. Shakespeare, en su *Julio César*, ilustra bien algunos aspectos de nuestra reflexión:

"Quiero cerca de mí hombres gordos;
Hombres con rostro brillante y que duermen de noche.
Este Cassius que está ahí, tiene aspecto delgado y famélico;
Piensa demasiado, tales hombres son peligrosos."

(Acto 1, escena 2)

Hoy asistimos a una verdadera lipofobia, como si se quisiera exorcizar la etimología: *crassus*, graso. En el imaginario colectivo, el gordo, el redondo, parece haber recibido más que su parte. Ahí se mezcla una connotación de pereza, de pasividad, de sueño abusivo y de mañanas en la cama... Los sectores profesionales lo tienen en cuenta al contratar.

El miedo a la grasa no debe desviarnos de los verdaderos problemas: la comida aligerada no es la solución milagro, es indispensable dar a nuestro organismo un alimento que le permita ejercitarse en desprender –tras la substancia- las fuerzas de vida que le son necesarias. Lo que significa que numerosos alimentos industriales suplementados, reconstituidos, refinados, esterilizados...no llevan en ellos el dinamismo que les permitiría ser correctamente transformados. En lugar de esto, se depositan. El azúcar refinado se encuentra en una multitud de platos (charcuterías, bebidas gaseosas, verduras en conserva, salsas, sopas instantáneas, etc.). En nuestros días es ciertamente el alimento que causa más daños en los organismos. Tanto más cuando está asociado a las grasas. Vigilar estrictamente su consumo es el primer paso para quien quiere tomar en sus manos su higiene alimenticia y su cintura.

La respuesta habitual al aumento de peso es el régimen. Éste procede siempre por disociación de los tres principales nutrientes (glúcidos, prótidos, lípidos). Es decir, por la casi supresión de uno o dos de estos tres nutrientes. El régimen filete-ensalada suprime los cereales o hidratos de carbono. El régimen de frutas o de arroz integral disminuye fuertemente el aporte de grasas y proteínas, etc.

Cuando se suprime uno de los componentes de nuestra comida, ocurre una cosa singular: el organismo desasimila, el cuerpo adelgaza. Esto debe, pues, incitarnos a la prudencia, cuando se nos aconseje adoptar un régimen disociado continuo. Es la moda desde hace algún tiempo.

El régimen es el último extremo; el autor no tratará aquí este tema, esto concierne más a la autoridad médica. Sólo una observación de sentido común: en los regímenes más corrientes, generalmente son suprimidos los hidratos de carbono. Esto permite continuar comiendo alimentos apreciados, como la carne, el pescado, los huevos. Uno de los mayores inconvenientes de esta elección es que el organismo se encuentra rápidamente en estado de hipoglucemia y por eso, según nuestra experiencia, juzgamos más sanas las curas de cereales o de frutas (como las manzanas o la uva), si se quiere hacer un régimen durante algunos días. Una práctica sana es hacer un día de régimen por semana. Uno de los grandes secretos de la salud y del control de peso consiste en volver a dar al desayuno un lugar de importancia, como en los países nórdicos, y reducir fuertemente la cena, que pesa el doble. ¿Nos alimentamos para activarnos o para dormir? (ver sobre este tema *Biodynamis*, otoño de 2008).

El lector habrá comprendido que no preconizamos una cura milagro para adelgazar. Hay que observar que según los especialistas, los regímenes a menudo dan buen resultado y todavía más a menudo fracasan. ¿Qué quiere decir esto? Más del 95% de las personas que siguen un régimen vuelven rápidamente a su peso de origen, si no más. Como si la silueta tuviera una memoria.

Hemos visto que el cuerpo etéreo es un cuerpo de tiempo.

Esto se une a las observaciones que hacíamos precedentemente sobre los cambios profundos que son necesarios para que una modificación sea duradera. Las personas naturalmente redondas no tienen nada mejor que hacer que seguir una alimentación sana, desconfiando del azúcar y haciendo regularmente un ejercicio adaptado a ellas.[8] Cada persona un poco sensible podrá hacer una simple constatación. El cuerpo de deseos o cuerpo astral está en cierto modo sujeto a importantes variaciones. Si estamos llenos de deseos (haciendo la compra, por ejem-

---

[8] Geoffrey Cannon, Hetty Finzig, *Le bluff des régimes*, Ramsay, París, 1984.

plo), algo en nosotros se dilata; permítasenos la expresión: estamos llenos de todos nuestros deseos. Si, por el contrario, moderamos estas necesidades, en atención a nuestras necesidades fundamentales, entonces estamos recogidos en nosotros mismos. Esta simple indicación muestra un poco cómo opera el fenómeno de dilatación, que precede muy frecuentemente al aumento de peso. El auto-conocimiento, la toma de consciencia de la vida interior como la presentamos en este libro, es desde este punto de vista una forma de prevención. No pretendemos en absoluto haber agotado el tema (que es complejo), nos hemos preocupado en decir lo que nos parecía tan importante como poco considerado. El reto que hemos de aceptar incesantemente en nuestra encarnación, es la conquista incesante de un equilibrio entre las fuerzas estructurantes de la actividad pensante y las fuerzas disolventes del metabolismo. Entre las necesidades terrestres y el recuerdo que guardamos del espíritu.

La ausencia de estética, de ideal, de cultura y de actividad artística, ha acabado por precipitar a los hombres a una dependencia anormal de la comida terrestre. La cosa es tanto más dramática porque la propia comida corriente ya no puede traer las fuerzas vivas de las alturas.

VII

El vegetarianismo y la ascesis

El buscador honesto que se informa y reflexiona sobre la cuestión del vegetarianismo, encuentra muchos argumentos en su favor. Los pasaremos revista en un orden que no tiene nada de definitivo, pero antes será necesaria una breve evocación de los reinos, para comprender mejor nuestro tema. Cuando consideramos los elementos constitutivos del hombre, procedimos según cierta sucesión, que ya sugería los cuatro reinos. En el reino mineral, sólo es perceptible el cuerpo material.

En el mundo vegetal, podemos observar que el cuerpo de materia está impregnado de fuerzas de vida. La circulación de substancia, el ritmo del crecimiento y el ciclo de floración son manifestaciones suyas. El reino vegetal está dotado de un cuerpo de tiempo, de un cuerpo de fuerzas de vida, también llamado cuerpo etéreo.

En el reino animal, además de los dos elementos anteriormente descritos, encontramos un cuerpo de deseo, de sensibilidad; una facultad de sentir placer o desagrado, así como una interiorización de los órganos. Las manifestaciones de estos atributos son perceptibles a la observación; este cuerpo es llamado cuerpo nervioso o cuerpo astral.

En el hombre es perceptible una suma de atributos suplementarios, entre los cuales se pueden citar la verticalidad, el lenguaje articulado y la facultad de pensar. Contrariamente al animal (que funda su acción sobre las percepciones que tiene del mundo exterior), el hombre puede fundar sus acciones sobre lo que ha podido elaborar interiormente, incluso independientemente de toda percepción. Retomemos estos datos en una tabla:

Cuerpo	Reino	Elemento
Físico, etéreo, astral, Yo	Hombre	Tierra, agua, aire, fuego
Físico, etéreo, astral	Animal	Tierra, agua, aire
Físico, etéreo	Vegetal	Tierra, agua
Físico	Mineral	Tierra

Disipemos enseguida un malentendido frecuente: la presentación de los reinos tal como se hace aquí no coloca al hombre en una posición de superioridad utilitarista, sino en una posición de extrema responsabilidad hacia los reinos. Por otro lado, esta distinción de los reinos no debe hacer perder de vista que en la naturaleza la separación no es siempre tan neta. Por ejemplo, algunas plantas están dotadas de tal sensibilidad, que han podido hacerse experiencias inquietantes. Es lo que ha sido descrito en el famoso libro: *La vida secreta de las plantas*. Ocurre lo mismo en algunos organismos bastante primitivos, que parecen encontrarse en la frontera del vegetal y del animal. Habiendo hecho estos matices, recordemos que los casos particulares no contradicen la regla general.

*Argumentos a favor
del vegetarianismo*

La comida carnívora necesita matar al animal. Como el vegetal comestible no está dotado de vida anímica, no puede hablarse análogamente de muerte de las plantas. No es seguro que se comiera tanta carne si tuviéramos que matar nosotros mismos a los animales. Esto nos lleva a subrayar que habría que pensar más en aquéllos cuya profesión consiste en matar animales para nuestro alimento.

La carne es un alimento muerto que se conserva muy mal, si se la compara con verduras o frutas frescas; y por su naturaleza particular, puede engendrar intoxicaciones mucho más graves que las de los alimentos vegetales. Los profesionales saben lo primero que los servicios de higiene vienen a verificar.

Cierto discurso que nos hace creer que la carne da fuerza es una afirmación muy aproximada: las proteínas y las grasas no son los alimentos del esfuerzo. Como máximo, para el deportista que debe hacer un esfuerzo breve, la carne es un excitante. La dietética deportiva preconiza desde hace mucho tiempo un gran consumo de féculas (cereales) para los deportes de resistencia.[1]

Por otra parte, la creencia existente de que la carne es rica en proteínas roza la mala fe, cuando se sabe que una hamburguesa de vacuno sólo contiene 16% de proteínas, el queso de tipo Gruyère 28% y los huevos 13%...

---

[1] Robert Haas, *Manger pour gagner*, Robert Laffont, París, 1985.

189

La carne es cara, lo que conlleva consecuencias ecológicas preocupantes: se deben contar alrededor de 7 kgs de proteínas vegetales para producir 1 kg de proteínas animales.[2] Puede medirse hasta qué punto este procedimiento es irracional. Parece evidente que en el plano de una ecología (y de una economía) mundial, el vegetarianismo permitiría alimentar a todo el planeta de forma equitativa. Que se considere la masa de comida proteica que hay que dar a nuestros animales de carnicería: se estima que les están consagrados del 30 al 35% de los cereales producidos sobre la Tierra. Es evidente que este alimento bastaría para alimentar a la humanidad que tiene hambre. Esta situación crea un desequilibrio mundial de consecuencias incalculables[3]. (Aquí no hablamos de la cuestión de las contaminaciones ni de las epidemias...)

La opinión fue sensibilizada por la violencia de las exterminaciones de rebaños en los que se temía una epidemia de Encefalopatía Espongiforme Bovina o de simple fiebre aftosa. Pero tras los grandes muros de hormigón que rodean los mataderos, la muerte es continua. Eso afecta la atmósfera psíquica de una región. Los propios individuos son afectados, en la medida en que absorben también el miedo inscrito en la carne de los animales. En todas las épocas, los pueblos vegetarianos han sido juzgados más pacíficos que los pueblos carnívoros (convendría decir omnívoros).

La alimentación carnívora dificulta el dominio del curso de los pensamientos y reduce su dimensión. La alimenta-

---

[2] Gerhard Schmidt, *Dynamique de l'alimentation*, Triades, París, 1986, p. 206.

[3] Bibliografía muy importante sobre este tema. El n° 7 (junio de 2002) de la revista *The ecologist* está consagrado a este tema principal, dando numerosas referencias e informaciones.

ción vegetal nos pone más en relación con las fuerzas cósmicas, lo cual (nos dice Rudolf Steiner) favorece la apertura de espíritu.[4]

Comer el animal es (para decirlo en una fórmula lapidaria) comer vegetal transformado. En efecto: el animal ha transformado el reino vegetal en proteína animal. Cuando el hombre come el animal, ya no hay tanto trabajo que hacer como cuando digiere directamente el vegetal. Es una práctica alimenticia que puede debilitar al "comedor" cuando es exagerada. Quien puede satisfacerse con una alimentación vegetariana, ejerce una actividad interior muy dinamizante, que le da un gran tono.

Por otra parte, digerir la carne conlleva cierta fatiga. ¿Cómo comprenderlo?

Cuando el hombre come al animal, ya no se trata solamente de substancia alimenticia (como en las plantas), sino que debe confrontarse a la sensibilidad propia del animal. La carcasa del animal no es una substancia inerte. Es en cierto modo el teatro de su vida terrestre: más allá de la muerte, subsisten en su carne trazas de su vida. El yo humano debe acabar con ello; de esta confrontación nace una excitación particular, cierto duelo que, como hemos dicho, hace amar la carne. La experiencia muestra que los aficionados a la carne hacen valer su riqueza en proteínas. Siempre se extrañan al enterarse de que su contenido no excede generalmente el 20% y en el célebre filete de vacuno está más cerca del 15%. El placer de la carne no puede ser prohibido con argumentos falaces. Hay que construir sobre la realidad. *"Al que le gusta la carne es al cuerpo"*, dice Rudolf Steiner. El vegetarianismo preconizado todavía en

---

[4] Rudolf Steiner *Alimentation et développement spirituel*, EAR/Poche, Ginebra, 1996, p. 32.

algunos monasterios, ayuda a los hombres y mujeres implicados en la práctica religiosa, a gobernar mejor su sensualidad, a moderar su cuerpo.

Precisemos de paso que las autoridades científicas internacionales están de acuerdo en el hecho de que las proteínas del huevo o de la leche son proteínas de referencia, a menudo superiores a la de la carne. En efecto, esta última contiene toxinas, por el hecho de que se trata de carne muerta, y contiene también grasas saturadas. Para estas mismas autoridades, el régimen vegetariano ovo-lácteo no presenta ninguna carencia proteica.

Por lo demás, hay que añadir que el consumo de carne se acomoda muy bien con substancias como las especias fuertes o el alcohol.

La experiencia confirma que la alimentación vegetal ejerce una influencia benéfica sobre la vida anímica, el flujo de los pensamientos parece más fácil de dominar, los nervios son más sólidos, los pensamientos tienen tendencia a abrirse a dimensiones más amplias. La vida sensorial se vuelve más fina, más sensible. La dulzura y el tacto se hacen más naturales; los ejercicios de la vida anímica se facilitan.

Capacidad y libertad

He aquí, pues, brevemente resumidos, los puntos más notables que se pueden retener a favor del vegetarianismo.

Toda una corriente vegetariana intenta convencer el optar por este régimen. Pero haciendo aplicar tal o cual práctica, no se tienen en cuenta los individuos, sus capacidades digestivas y su libertad. Otra vez se presiente, pues, que de los mejores principios pueden nacer dictaduras.

Por justificados que parezcan estos argumentos a favor del vegetarianismo, hay que observar que somos puestos

192

constantemente en el proceso de una no elección, de una obligación: "Haced así porque…"

Ausencia de libertad, porque no se nos deja elección. En cuanto a la capacidad de poder volverse vegetariano por decisión propia, esto implica que se poseen las fuerzas necesarias para conseguirlo. Hacerse vegetariano a largo plazo, es hacer prueba de una salud digestiva sólida, en la medida en que se trata de humanizar substancia vegetal, sin servirse de la ayuda del reino animal. Ciertos organismos no lo logran correctamente, ni en el plano orgánico ni en el físico: pueden frustrarse. Entonces se comprende que abogar ciegamente por el vegetarianismo (aunque sea con las mejores intenciones), revela cierta ingenuidad. Por algunos vegetarianos satisfechos, ¡qué de ensayos infructuosos, cuántas crispaciones! Esto conduce a algunas precauciones: *"Más vale comer jamón que pensar en el jamón."* (Rudolf Steiner) Numerosos aprendices vegetarianos se hacen más daño privándose de carne que comiéndola. Hay una desviación del sentido de la ascesis.

He conocido a numerosas personas que han optado por el vegetarianismo, debido a ideas que se han impuesto, pero que no han elaborado libremente, con una reflexión madurada. Las cosas no salen bien de este modo. Se imponen ideas a otro y entran en conflicto íntimo, no solamente con su propia sensibilidad, sino con su constitución. Sin embargo, la cosa es sencilla: muchas personas no pueden volverse vegetarianas, por el hecho de una falta de fuerza digestiva y porque no están listas interiormente. El vegetarianismo no es un fin en sí mismo, sino un medio de acceder a una vida interior más rica; pero también hace falta comprometerse resueltamente en este sentido; si no, las nuevas fuerzas, las nuevas facultades adquiridas, permanecerían sin usar, causarían daño. *"Hace falta, pues, que el vegetariano pase al mismo tiempo a una vida espiritual; si no, más vale que continúe comiendo carne; su memoria podría dete-riorarse, ciertas partes de su cerebro podrían ser dañadas, etc. No basta con alimentarse de cereales para ver abrirse ante sí las esferas más elevadas de la vida del espíritu."*[5]

Algunos se dicen vegetarianos, pero comen pescado de vez en cuando, o pollo; pero ser vegetariano estricto durante años, es una cosa muy distinta. De todas formas, hay que ser coherente y decir lo que se es, no lo que se cree (o se querría) ser. Que yo sepa, pocos seres tienen la resolución madura para ser vegetarianos, pues me parece que uno de los síntomas de esta madurez es la tolerancia. El vegetariano maduro ha podido ocuparse de sus facultades recién adquiridas sin quedarse en esta tensión de insatisfacción, de malestar, que le empuja constantemente a hacer reproches a los que comen carne siempre. Quien puede pasar sin ella, encuentra placer en hacerlo, no puede reprochar a quienes la comen que encuentren placer.

Algunos alimentos devuelven nuestro ser al interior de nuestro cuerpo; podemos moderar este movimiento e ir hacia el otro polo: el de la ligereza. En este momento aparece cierta fineza, una nueva sensibilidad; no hay que dejarla en barbecho; cuando queda en barbecho, se convierte (según mi observación) en fanatismo e intolerancia. Todo este afinamiento viene en la medida en que se modera el cuerpo, cuando se modera la importancia del cuerpo.

Hay personas que, por su alimentación vegetariana, se han vuelto muy compasivos con el reino animal y mucho menos con los seres humanos. Soy testigo de este tipo de deslizamientos. El signo que no engaña para hacerse vege-

---

[5] Rudolf Steiner, *Alimentation et santé*, EAR/Poche, Ginebra, 1996, 2ª conferencia.

tariano, es cuando la carne desagrada. Esta indicación de Rudolf Steiner es muy aclaradora.[6]

Optar por este régimen no puede ser resultado de una obsesión repentina. La cuestión del vegetarianismo es extremadamente rica. En el futuro, ciertamente tomará un lugar cada vez más importante. Falta que no se puede obviar a la persona y su capacidad de auto-determinación.

Si se está obligado a comer carne para realizarse en la vida, esto nos pone en un estado de responsabilidad superior y por supuesto en la obligación moral del reconocimiento hacia el reino animal. Sin embargo, si prestamos atención, a menudo se nos da la ocasión de reducir nuestra alimentación carnívora. La cuestión del vegetarianismo conduce a esta constatación.

Toda directriz dada a la humanidad como dogma, provoca daños considerables; para comprender esto, hay que pensar naturalmente en términos de ecología del espíritu. En último análisis, se trata de poder seguir nuestro camino con toda quietud y comprender que nuestro prójimo, con toda libertad, escoge también el suyo.

---

[6] Conferencia del 20 de marzo de 1913, véase la nota 4.

Transmisión de enfermedades
animales al hombre

Ha llegado el momento de dar algunos elementos de reflexión sobre el problema de la carne hoy. Concretamente, tras las noticias de la transmisión de la enfermedad de las vacas locas al hombre. Es tal la complejidad del tema, que remitimos al lector a una literatura especializada. Nuestro propósito aquí es volver a poner el debate en lo que nos parece ser su verdadera dimensión; en la medida en que todo se falsea para no dar miedo al consumidor, es necesario una vez más recordar algunas evidencias cuidadosamente maquilladas.

Hablábamos en la introducción del confort del pensamiento más aceptable. La enfermedad de Creutzfeldt-Jakob (y sus variantes) ha estado en primera página de los periódicos durante un tiempo. Los científicos han hablado y siguen hablando de una próxima epidemia, cuya única incógnita es el número de víctimas. Como el periodo de incubación de esta enfermedad es de varios años (o decenas de años), el tema ha perdido progresivamente su importancia, al menos en los grandes medios de comunicación. El sentido común habría dictado no dar carne animal a animales de constitución vegetariana:

"Si el bovino comiera directamente carne (…) todas las fuerzas que podrían producir carne en él se encontrarían, pues, sin uso (…), resultaría una secreción de urato en cantidad enorme, el urato iría al cerebro y el bovino se volvería loco."[7]

---

[7] Rudolf Steienr, *Santé et maladie*, EAR, Ginebra, 1989, conferencia del 13 de enero de 1923. Esta conferencia también se encuentra en *Alimentation et développement spirituel*, EAR/Poche, Ginebra, 1996.

196

Las advertencias fueron apartadas y no se tuvieron en cuenta, por el deseo de rentabilidad. Se ha culpado la mala cualidad de las harinas, para evitar rendirse a la evidencia.

En esta óptica se han tomado medidas: tratamiento de las harinas animales, después prohibición de estas harinas animales para la alimentación de los bovinos, después control y separación de las partes nerviosa y muscular del animal, garantizadas de origen, etc. Sin embargo, el prión es más resistente de lo que pueda imaginarse (el calor, los desinfectantes y diversos tratamientos tienen poco efecto). Se propaga por toda clase de medios y concretamente por el agua. Como dice Eric Laurent[8], quieren hacernos creer que, como en el Titanic, los compartimentos no se comunican unos con otros... que las partes del animal están rigurosamente separadas. Las condiciones de sacrificio y descuartizamiento industriales, ¿serían, pues, capaces de garantizarnos la separación perfecta de las partes? No es serio. Sería justo decir que estamos preparados para correr el riesgo. ¿Quién puede afirmar hoy que no hay riesgo?, es un juego engañoso.

Aunque aquí no se trata de atemorizar al lector, no obstante se puede tener en cuenta la opinión de algunos investigadores que están al corriente del estado de salud de la población mundial y de los peligros que la amenazan. El profesor Montagné (bien conocido por sus descubrimientos respecto al Sida) nos dice: "*No se puede descartar la transmisión del prión por la sangre (...) El planeta es hoy como un avión sin piloto. No existe coordinación a escala mundial (con excepción de una –muy limitada- contra las enfermedades infecciosas). No puede excluirse que ocurra una catástro-*

---

[8] Éric Laurent, *Le grand mensonge, Le dossier noir de la vache folle*, Plon, 2001. Ver también N. Fuchs, C. Hiss, *ESB, cette folie a-t-elle un sens?*, Triades, París, 2001.

fe, como una epidemia viral o bacteriana fulgurante." Se dice que otras enfermedades animales podrían ser transmitidas al hombre. A la pregunta: ¿para este siglo hay que temer la presencia de otras enfermedades de origen animal tan misteriosas (como la de las vacas locas)?, el Prof. Montagné responde: *"Los contactos entre el ganado y los humanos se han multiplicado. Por el hecho de la extensión de la cría y sacrificio de animales usados para alimentación (y criados en una gran promiscuidad), hay un riesgo de transmisión al hombre de virus de cepas nuevas, a partir de los cerdos, las gallinas o incluso los caballos. (…) Otros peligros para este siglo: un calentamiento del planeta, que podría provocar un efecto invernadero y una extensión de insectos portadores de virus (de ahí un posible regreso de las enfermedades tropicales a nuestras tierras). La contaminación química y la utilización de insecticidas en el tratamiento de las plantas, serán en los años venideros cada vez más nocivos, debilitando nuestras defensas inmunitarias."*[9]

Uno se da cuenta de que análisis procedentes de distintos horizontes, concuerdan en muchos puntos.

En la medida en que nada ha cambiado fundamentalmente en las formas de actuar, tenemos derecho a inquietarnos. Se buscan los síntomas (harinas animales contaminadas, agentes infecciosos), sin cuestionar las condiciones generales. Hay que recordar las palabras de Claude Bernard: *"El microbio no es nada, el terreno favorable lo es todo."* Naturalmente, en el contexto actual, estas palabras parecen incongruentes (si no criminales) y sin embargo, si se hubieran tenido en cuenta antes y si se tuvieran en cuenta en el futuro (en vez de simplemente buscar medicamentos para suprimir los síntomas), sin duda se temblaría

---

[9] Paris Match, 7 de diciembre de 2000, *Attention la planète santé est en danger*, entrevista con Sabine de la Brosse.

menos por el futuro. Necesitamos más que nunca una auténtica "salutogénesis"[10] que pueda percibir cuáles son los factores de salud y de enfermedad, *antes* de que lleguen las catástrofes.

Una justa comprensión de la ascesis

La palabra ascesis viene de la palabra griega *askésis*, que significa ejercicio. En el pasado, el sentido dado a esta palabra se acercaba a la privación. Se trataba de calmar y, si es necesario, flagelar el cuerpo y sus ganas, para dar un lugar más importante a la vida del alma. Sin ir obligatoriamente hasta el ayuno, la ascesis siempre ha sido sinónima de privación de comida: nutrir el cuerpo, hacer pasar hambre a la glotonería, dominar la naturaleza inferior. El ayuno (relativo) instituido por la Iglesia católica, así como la Cuaresma, son recuerdos de estos antiguos preceptos. Esta ascesis perdió progresivamente su carácter de ejercicio espiritual, para convertirse en un medio de mantenerse con buena salud.

En nuestros días, hay que tener en cuenta otros elementos que son dados por la evolución espiritual de la humanidad. Las directrices que se dan han de reemplazarse siempre en el transcurso del tiempo.

Si es justo cultivar cierta disciplina en cuanto a la comida, uno se da cuenta rápidamente de que, en exceso, más tarde o más temprano puede poner en peligro la vida social, que no es una convención mundana, sino al contra-

---

[10] Doctora Micaela Glöckler, *La salutogenèse, Ou trouver les sources de la santé physique, psychique et spirituelle, Conscience et santé*. Publicado para uso interno en España por Higyea. Centro Puerta del Sol. Florencio Herrero.

rio, la ocasión de encontrar al otro, de practicar el arte de la conversación. Ciertamente todo radica en el matiz: no se trata de abdicar de toda preferencia o de toda abstinencia seria (entre las abstinencias serias, el alcohol y la carne son las primeras que acuden a la mente). ¡No! Lo importante está en la forma de hacerlo: se trata de tener una actitud clara frente a sí mismo y no cultivar los caprichos. Cultivar nuestros desagrados y nuestras ligeras antipatías nos debilita; los regímenes en forma de auto-punición, nos alejan de la vida de los hombres. *"Pero una verdadera y auténtica ascesis forma un ser humano que se vuelve cada vez más útil al mundo."*[11]

Visto desde este ángulo, también es problemático rechazar el placer en una especie de vana auto-flagelación y hacer una comida sana, pero sin sabor y triste. Para el buscador de la verdad, conviene solamente considerar el placer de otra forma: *"El discípulo de la ciencia oculta no considera el placer más que como un medio de ennoblecerse para el mundo. El gozo es para él un mensajero que le enseña el mundo; pero tras haber recibido la enseñanza del gozo, progresa hasta el trabajo. No aprende para amasar lo que ha aprendido y constituir sus propios tesoros de saber, sino para poner lo que ha aprendido al servicio del mundo."*[12]

En una comida en común, cada cual puede seleccionar entre la virtud de compartir y sus caprichitos. ¿Cuántas veces perdemos ante un alimento o una ventosidad inevitable? Ya sea el ajo, la cebolla, un velo de humo, el pepino

---

[11] Rudolf Steiner, citado por Gerhard Schmidt, *op. cit.*, nota 2, 2001, p. 257.

[12] Rudolf Steiner, *Cómo conocer los mundos superiores*, ed. Rudolf Steiner, Madrid, 2002.

o una taza de café…¿Somos tan frágiles? Por una orden interior, hay que recordar de vez en cuando a nuestro sistema digestivo quién es el jefe. La victoria es superarse, no hacerse continuamente concesiones.

Esperamos que el lector comprenderá bien nuestro propósito. ¡Sepamos reírnos de nosotros mismos!

VIII

La leche, alimento intermedio

Hubo un tiempo en que el verdadero significado de la leche se conservaba vivo, gracias a una relación estrecha entre el hombre y la vaca, su ambiente y su forma de vida. El profundo cambio de mentalidad, la separación neta entre la vida del campo y la de la ciudad, y las nociones recientes de productividad, nos hacen olvidar ahora el antiguo lazo que el hombre siempre tuvo con este mamífero tan particular.

Ahora se visita la granja artesanal (el organismo agrícola) como un sitio en vías de desaparición. Sin embargo, la vaca es uno de los primeros animales domésticos en la historia de la humanidad; ya se encuentran trazas de esta domesticación ocho mil años antes de Jesucristo.[1]

Hay que decir que, contrariamente a otros animales compañeros del hombre (como el perro o el gato), la vaca mantiene una relación desinteresada con el hombre: no amenaza su subsistencia y además le aporta una gran ayuda para la fertilización de los suelos arables. El culto a la vaca sagrada, que se encuentra todavía en la India, es el vestigio de una antigua sabiduría, que era capaz de acercarse a la naturaleza única de este animal.

---

[1] Sattler, Wistinghausen, *La ferme Bio-dynamique*, Eugen Ulmer, Stuttgart, 1992, 0. 234. Disponible en el Mouvement de culture biodynamique -5, place de la Gare 68000 Colmar.

Hoy estamos lejos de este culto; a estos animales se les han amputado los cuernos y se les ha envenenado con un alimento inadaptado. La leche, antaño alimento raro y precioso, se ha vuelto tan industrializada que normalmente provoca reacciones alérgicas en la mayoría de las personas.

Nada más banal hoy que consumir leche y productos lácteos: se encuentran en todas partes, bajo todas las formas; vivimos en el país de los 400 quesos [NdT: Francia] y nuestra producción lechera está en el tercer rango mundial, tras los Estados Unidos y Rusia. Naturalmente, el consumo de carne no es ajeno a esta superproducción.

El objeto de estas líneas no es tratar el tema de la leche bajo todos sus aspectos (precursores ilustres ya dieron algunas orientaciones magistrales -ver la bibliografía), sino más bien considerar bajo otros puntos de vista la leche en la alimentación humana actual, refiriéndonos también, para esta evaluación, a nuestra práctica como cocinero.

* * *

Numerosos factores se oponen a la justa apreciación de la leche y de los productos lácteos, particularmente en los medios que se preocupan de la calidad de la comida. Entre estos factores, tres nos parecen dignos de ser debatidos:

- El descenso general de la calidad de la leche, consecuencia de un crecimiento considerable de la producción lechera (se estima que esta producción ha sido multiplicada por cuatro o por cinco desde los años 50) y de su industrialización, que la vuelve muy indigesta. El consumo de crema, de yogur y de postres lácteos se ha doblado entre los años 70 y 90.

- La afirmación de que la leche debería ser reservada enteramente a la progenitura bovina.

- El reproche que se hace a este alimento (en los medios dietéticos) de ser un producto animal.

Analicemos estos tres puntos, antes de abordar algunos otros elementos, que permitirán captar mejor la importancia de este alimento (y de sus derivados), central en la alimentación humana.

La calidad de la leche

Como lo mencionamos antes, este líquido blanco se ha banalizado hasta tal punto, que se tiende a olvidar los tratamientos que sufre. Se lo considera como una mercancía cualquiera, "genérica", cuya "calidad" no debe ser la primera virtud; se habla de la leche como de la harina o del azúcar: sin ningún matiz. Alguien me decía un día: "no digiero demasiado bien la leche". Entonces pregunté a esta persona qué tipo de leche consumía. No entendiendo la pregunta, respondió: "¡Pues vaya, simplemente leche!".

Sin embargo, los quesos franceses "gran reserva" revelan las riquezas de nuestros pastos: este tejido verde puede presentar infinitas variedades, infinitos matices. La industrialización y la carrera por el rendimiento, hacen olvidar que el alimento dado a los mamíferos, por muy simple que sea, puede de todos modos escogerse con cuidado. Aquí no hablaremos de los tratamientos, vacunas y otras prácticas, de los que es víctima el ganado.[2]

La leche es, pues, como se sabe (más o menos), objeto de varios tratamientos. Si lo recordamos aquí, es porque la experiencia y las conversaciones nos han mostrado hasta qué punto son todavía poco conocidos.

---

2 *L'alimentation dans tous ses états*, entrevistas de France Culture, Éditions Romillat, París, 1992.

La materia grasa de la leche, en forma de glóbulos grasos más ligeros que el agua, tiende a remontar a la superficie: es el signo visible en las leches crudas de granja. Para evitarlo, se procede a un tratamiento físico: **la homogenización.**

Se trata de una laminación (bajo 200 kgs de presión), destinada a dividir los glóbulos de materia grasa en partículas muy finas. Así aumenta notablemente el rendimiento de las queserías y la nata de las leches del comercio ya no aparece en la superficie. Pero este procedimiento (que quizás ofrece ventajas de orden práctico), fuerza la digestión de las materias grasas de la leche. En efecto: la pared intestinal deja normalmente penetrar las materias grasas de la leche cuando son suficientemente transformadas (divididas) por la digestión. Cuando estas grasas son micronizadas, fuerzan el paso y pueden originar numerosas perturbaciones, alergias, etc. Esta constatación fue muy comentada cuando médicos que hicieron la autopsia de soldados americanos jóvenes muertos en la guerra del Vietnam, notaron el mal estado de sus arterias. Estos jóvenes consumían grandes cantidades de leche homogeneizada (y esterilizada).

Los otros tratamientos de la leche son térmicos. **La pasteurización** *se efectúa entre 72 y 85°C (según la calidad de la leche), durante algunos segundos; entonces la conservación es de alrededor de una semana.* **La esterilización UHT** *(Temperatura Ultra Alta) consiste en un precalentamiento rápido a 70°C, seguido de un calentamiento a 140-150°C, de 10 a 15 segundos; luego la leche es enfriada rápidamente; se conserva 90 días. Finalmente, la* **esterilización** *consiste en calentar la leche por primera vez a 115°C durante 15 a 20 mn, luego enfriarla y después pre-esterilizarla a 130°C durante 3 a 4 segundos; enfriada a 80°C, la esterilización propiamente dicha comienza por recalentamiento progresivo hasta 115°C durante 15 a 20 mn; esta leche puede conservarse 120 días.*

Se habrá comprendido que sólo el consumo de leche cruda de procedencia sana, no homogenizada, ecológica o biodinámica (¡no hervida!, sólo calentada a la temperatura de consumo) y de todos los sub-productos a base de leche cruda, permitiría sacar conclusiones sensatas sobre posibles alergias. ¡Sobre este tema quedan por hacer muchos estudios serios! En otros términos: en nuestra opinión, las alergias a los productos lácteos industriales son alergias legítimas a procedimientos industriales y no alergias a la leche en tanto que tal.

Hemos hecho la experiencia personal en muchas ocasiones. Que sepamos, estas alergias son rarísimas cuando se trata de una leche irreprochable. Es muy deplorable que los estudios que aparecen para desacreditar la leche y los productos lácteos, no hagan ninguna diferencia (según nuestras fuentes) entre las calidades de leche. Igualmente hay complacencia en expandir un dogma inexacto: "La leche no puede ser digerida por el adulto, que ya no tiene el fermento que permite cuajarla." Si es justo decir que la leche como alimento conviene mejor al niño que al adulto, es porque los alimentos estructurados convienen mejor al adulto: yogurt, queso, etc. En cambio, sostenemos que un adulto que haya guardado el hábito de beber un poco de leche desde su infancia, sigue siendo capaz de digerirla, con tal de que se trate de una leche noble, no homogeneizada, de procedencia sana y como máximo pasteurizada, en ningún caso esterilizada ¡Observemos que la leche UHT no se cuaja fácilmente! Sin embargo, ¡este tipo de leche se encuentra en los comercios de alimentación sana! Por otra parte, nada impide facilitar delicadamente el cuajado de la leche. Conocimos al maestro indio Krishnamurti, que gozó de una salud excelente hasta una edad avanzada. Como muchos indios, consumía leche cada día y sólo tomaba la precaución de añadirle algunas gotas de limón.

¿La leche para el ternero?

Los adversarios de la leche afirman concretamente que debería ser destinada únicamente a la progenitura. Aportemos algunas precisiones.

La gestación bovina dura nueve meses. Tras el nacimiento del ternero o de la ternera, comienza la lactación, que alcanza su máximo tras unas siete semanas y luego decrece hasta el décimo mes. Ahora bien, para varios autores, la leche debería ser dejada a la madre para nutrir a su pequeño. ¿Qué ocurre exactamente? Demos algunas cifras, con el fin de clarificar una argumentación demasiado aproximada. El ternero pide unos 6 a 8 litros de leche cada día; las vacas actuales dan, en el mismo tiempo, entre 15 y 30 litros de leche. Tras dos o tres meses como máximo, la alimentación del joven mamífero cambia: comienza a introducirse un alimento de transición, para que a los seis meses el joven animal pueda ir al prado. Entonces se comprende que, en todos los casos, la leche pueda servir también, sin ningún daño, para la alimentación humana. Algunos granjeros hacen notar (no sin humor) que las cuatro ubres de la vaca indican los cuatro destinatarios de su leche: una para el ternero, una para los niños de la casa, una para la transformación, una para los amigos y los clientes.

En cuanto a la cuestión de la leche como alimento para el niño, esto levanta numerosas interrogaciones.

Una de las maneras de evaluar la calidad de una leche es compararla con otras leches de mamíferos y con la leche humana, en función de la rapidez de crecimiento del recién nacido.

Además, esto muestra (si se necesita) la notable adecuación entre el alimento y las necesidades del pequeño.

| | En cuántos días se dobla el peso corporal del recién nacido | Porcentaje en g por 100 g de leche | | | |
		Proteínas	Minerales	Calcio	Ácido fosfórico
Mujer	180	1'6	0'2	0'033	0'047
Yegua, burra	60	2'0	0'4	0'124	0'131
Vaca	47	3'5	0'7	0'160	0'197
Oveja	15	4'9	0'8	0'245	0'293
Gata	9'5	7'0	1'0	0'249	0'308
Coneja	6	10'4	2'5	0'891	0'997

Desde este punto de vista, la leche de vaca ocupa un lugar honorable para la alimentación humana. En el pasado, a veces se recurría a la leche de yegua (o de burra), más difícil de encontrar en nuestros días.

La leche, ¿producto animal?

En la naturaleza, se encuentran distintas formas de látex (de leche). ¿Quién no se acuerda de la leche de diente de león o de la que brota a veces de una lechuga recién cortada? Estas substancias aparecen como preludio a la metamorfosis, cuando del caos toma forma la vida. Consideremos la leche de trigo, que se densifica progresivamente hasta la madurez completa del grano. En general, todo grano que germina pasa por este punto caótico lechoso.

Tomemos como ejemplo además la leche del capullo, que une en cierto modo la oruga con la crisálida: ahí toda forma es borrada, para que se produzca la metamorfosis que dará nacimiento a la mariposa. ¿Y qué decir de la leche humana, soporte de todas las metamorfosis que debe cumplir el recién nacido para construir su organización física, tan diferenciada? Según la bella fórmula de Xavier Florín: *las leches son caos momentáneos, nuevos comienzos, alimentos de paso.* Se puede relacionar con lo que hemos dicho sobre la hoja, a partir de la cual todo se hace posible.

Cuando el niño crece, abandona progresivamente la leche, para interesarse en organizaciones más estructuradas, que ofrecen también sabores más variados. La transformación de la leche de vaca permite estas posibilidades. Las primeras dan la leche cuajada, el yogur, el queso blanco, la crema y finalmente la mantequilla. Las siguientes dan los quesos de pasta "mohosa" y los de pasta firme, cocidos o no.

La utilización de los productos lácteos en la cocina (y más en la alimentación sana), revela magníficamente tanto el carácter específico de este alimento, como su notable potencial de cambio, "de paso", a diferencia de alimentos como la carne, que manifiestan, como mínimo, una especie de acabado, de fijeza. En el orden de la comida tradicional (ciertamente muy abundante), ¿el queso no tiene lugar entre el plato de carne y el postre?

Por lo demás, el animal da su leche... mientras vive (como la gallina ofrece su huevo o la abeja su miel). El animal hace estos regalos mientras vive.

Se podría decir que comerse al animal es comer el instrumento (el teatro) de su encarnación. Asimilar la leche a la carne animal es una falta de seriedad lamentable.

La leche ofrece una notable composición nutricional. ¿Cuál es la de la carne y, a la inversa, la de la alimentación vegetal? En los vegetales más nobles se encuentran esencialmente hidratos de carbono y substancias muy sutiles, hijas de la luz solar (como las vitaminas). La carne animal (más rica en proteínas) está totalmente desprovista de estos últimos nutrientes. La leche, por su composición equilibrada entre los glúcidos y las proteínas, ocupa un lugar intermedio entre estas dos familias de alimentos: vegetal y animal.

Por 100 g de:	Contenido en Proteínas	Contenido en Glúcidos
Manzana	0'3	13
Leche materna	1'1	7'7
Zanahoria	1'1	9'5
Arroz integral	7'8	77
Trigo integral	12'1	69
Leche	**3'3**	**4'7**
Huevo	12'8	0'6
Soja	35	29'9
Filete de vacuno	16	0'5

Fuente: Dr E.G. Peeters, Le Guide de la diététique, Marabout, Verviers (Belgique) 1977.

Consideraciones prácticas

Si la leche fuera realmente un producto animal (como algunos pretenden), se podrían preparar numerosos substitutos de carne a base de leche. La práctica muestra que las cosas no son tan simples. Quienes aconsejan reemplazar la leche por legumbres como la soja, deberían prestar atención al hecho de que las legumbres sirven frecuentemente para imitar la carne: son vegetales que tienden hacia la animalidad (¿no se encuentran patés vegetales, ragús, filetes e incluso salchichas de soja, para quienes sienten… nostalgia?). Los "patés" vegetales a base de lentejas enriquecidas con levadura y aceite de palma, evocan los patés tradicionales. Se debería observar y estudiar mejor estos alimentos vegetales, relativamente aparte, anormalmente ricos en proteínas, en lugar de pasmarse al ver su análisis.

Naturalmente, está justificado consumirlos en los países donde faltan productos lácteos, pero notemos que las legumbres son usadas en primer lugar para cebar a los animales destinados a la carnicería (tortas de maíz y soja). Esto debería hacernos reflexionar más en cuanto a su utilización en la alimentación humana.

Los productos lácteos, incluso en pequeña cantidad, envuelven, enriquecen finamente los alimentos con los que están asociados. Un ejemplo bien conocido por todos sigue siendo el pan con mantequilla: ¿no es el fundamento de todo tipo de combinaciones posibles? Pero existen muchas otras, algunas menciones bastarán: una cucharada de nata en zanahorias estofadas, un poco de queso blanco en el fondo de una copa de fresas, algunos dados de Roquefort en una ensalada verde, una gota de leche en el té, etc. Si se es sensible a estos casamientos, que se hacen inconscientemente, uno se da cuenta rápidamente de que la leche trae una cualidad muy particular a la comida, ¿no es, en definitiva, tapiz terrestre magnificado? Elevada a un estado superior en tanto que substancia, la leche se aproxima a los hombres como alimento. Además, los productos lácteos en la cocina ¡domestican lo vegetal! Es todo el misterio del pan con mantequilla, comparado con el pan seco, que es justamente descrito como un castigo. Con la mantequilla, se siente en sí el soplo benefactor de la vaca.

Hay que elogiar el pan untado, como ejemplo típico de las gradaciones de pesadez y de ligereza en la alimentación: pan seco, por supuesto pan con mantequilla (inevitable, todavía disponible en numerosas cervecerías o bares franceses), pan (o bocadillo) con mantequilla y queso; con mantequilla, queso y pepinillo; paté, jamón y ensalada, etc. Comprender bien estas asociaciones de ligereza o de pesadez, representa una gran lección culinaria. Siempre hacemos estos gestos en la cocina: acercar la comida al "comedor" (recurriendo al reino animal) o alejarla (recurriendo al reino vegetal), con el papel mediador de los productos lácteos en el centro.

Observemos que el significado de la palabra obrero (emparentada con la palabra abrir) [NdT: ouvrier y ouvrir, en francés] ¡era originalmente un poco distinto que el que se conoce hoy! Los rumiantes son obreros muy notables: hacen mucho…¡con muy poco! Acusar a la leche de ser un producto animal como la carne, no sólo es una afirmación falsa, también es peligrosa. Los movimientos de alimentación sana anteriormente descritos preconizan frecuentemente una purificación a base de alimentos vegetales, pero cuando prolongan su propaganda, denigrando la leche y productos derivados, sepamos que en realidad incitan un régimen vegetariano. Oponiéndose al régimen carnívoro (que estiman justamente "pesado"), optan por el otro exceso: la ligereza.

Experimentamos muchas dificultades en hacernos ideas justas sobre la comida, porque se nos ofrecen abstracciones sobre los alimentos y su relación con el hombre. El consumo aparece en todas partes como un derecho, al que uno se agarra con frenesí, pero sin consciencia. Nutrirse significa hacer las compras, llenar su carrito o su cesta, según un código de conducta aprendido, no sentido, muy raramente conquistado por una reflexión personal. Se corta el lazo de consciencia con los reinos naturales, incluso se vuelve molesto hablar de ello, eso no parece serio. Sin embargo, ciertas evidencias se imponen en materia de nutrición: según nuestras opciones alimenticias, no ejercemos la digestión en el mismo grado.

Como ya lo hemos mencionado, retomemos estas diferencias incluyendo la leche.

Cuando consumimos plantas, "humanizamos" directamente el reino vegetal; cuando consumimos el animal, nos dispensamos del trabajo de digestión del vegetal, porque el animal ya lo ha hecho; entonces consumimos "vegetal transformado".

La afirmación que dice que digiriendo plantas debemos ejercer una mayor actividad interior es completamente sensata. Por esta razón, la alimentación vegetal fortifica. Quienes puedan, quienes tengan las fuerzas, constatarán hasta qué punto este alimento es "aligerante". Frente a una alimentación que arrastra al hombre hacia abajo, la tendencia vegetariana propone una comida que arrastra al hombre hacia arriba. ¡Qué ignorancia considerar los alimentos como agregados anónimos y aleatorios de substancias! En realidad, también podemos observar que se ordenan en una escalera grandiosa, cuyos peldaños se apoyan sobre todos los reinos.

Los productos lácteos se sitúan entre estos alimentos polares que son el vegetal y el animal; permiten al hombre que se nutre de ellos, pesar con un peso justo en su corporalidad.

En el ciclo *"Du développement occulte de l'homme"*, Rudolf Steiner aborda esta cuestión: «*Para que no nos convirtamos en maniacos del desarrollo del alma, para que no nos volvamos ajenos al sentimiento humano, a la actividad humana sobre la Tierra, es bueno que (como pasajeros de la Tierra) nos dejemos poner obstáculos con el uso de la leche y los productos lácteos.*»[3]

---

[3] Florence Burgat, *L'animal dans les pratiques de consommation*, Éditions PUF, 1995, París, Que Sais-je ? n° 374.

Tomamos la sal del reino mineral; en cuanto al resto, nuestro alimento oscila continuamente entre el reino vegetal y el reino animal, en una especie de polaridad. La leche (así como sus derivados) ocupa un lugar intermedio.

Reinos	**Alimentos**
Vegetal	plantas
leche	
Animal	carne

La miel ofrece una polaridad con la leche. El tema no será tratado en estas páginas; ver sobre esto el notable estudio del Dr. Schmidt *op. cit.*, así como la revista Biodynamis.

En la obra *"Cómo conocer los mundos superiores"*[4], Rudolf Steiner habla de la capacidad de devoción como la primera condición en el camino del desarrollo espiritual. El estudiante de alimentación sana puede considerar que esta virtud no es inútil para su búsqueda. Ante la atención respetuosa y la gratitud, los fenómenos comienzan a murmurar sus secretos.

La vaca (modelo animal del don de sí mismo) es hoy en día un ser totalmente pasado por alto. Guardémonos de las demostraciones ruidosas y simplistas, llegará el día en que los substitutos de los productos lácteos perderán su brillo y la verdad reemplazará a la propaganda. Se redescubrirán plenamente las virtudes de la leche, ¡cuando se deje de martirizarla!

Si esta modesta contribución sobre el tema (muy incompleta y que quiere mantenerse al margen de toda polémica estéril) ha podido presentar otros puntos de vista y animar a ensayarlos, entonces habrá alcanzado su objetivo.

---

[4] Rudolf Steiner, conferencia también inserta en: *Alimentation et développement spirituel*, EAR, Ginebra, 1994, p.78

Bibliografía reducida

- *Revista Demeter* sobre la leche, n°3, septiembre de 1984.
- Doctor Gerhard Schmidt, *Alimentation dynamique*, Tomo II, Éditions Triades, París 1986, primer capítulo : la leche.
- Maria Thun, *Les transformations du lait*, ver nota 1.
- Numerosos documentos del CIDIL, Centre de documentation laitière, 27, rue de la procesión, 75015 París. Tel. 01.47.34.47.19.
- Catherine Bouvier, *Le lait, la nature et les hommes*, Pocket, Collection Explora, París, 1993.
- Werner Christian Simonis *Du grain au pain*, Triades, París 1980, ver concretamente el capítulo sobre la soja.
- Ilse Démarest, *le Soja*, en la revista *L'Esprit du Temps*, Montesson, n° 6-7, 1993.
- Joël Acremant, *La dynamique de la tartine*, en la revista Triades, otoño de 1990.

X

Alimentación sana y gastronomía

Para la mayoría de nuestros contemporáneos, está por un lado la alimentación de todos los días (que reposa más o menos sobre un conjunto de reglas de la ciencia nutricional) y por otro lado, la dietética, por la que se interesa ya sea en los casos de enfermedad, ya sea a título preventivo. Sin embargo, en la historia de los hombres, los términos de esta distinción no han sido siempre los que se posee hoy en día. El propio concepto de dietética ha evolucionado considerablemente en el curso de los siglos y todavía está en plena mutación. Es indispensable detenerse un momento en él, si se quiere comprender lo que la palabra significa hoy, lo cual podrá permitir (a partir de estos elementos de comprensión) entender un poco mejor las distintas tendencias que se proponen aquí o allá.

En su sentido primero (del latín "diaeta" y del griego "diaita"), este vocablo expresa la idea de una ciencia de la *buena manera de vivir*, o para ser más precisos, de una ciencia de la salud. Su sentido original está actualmente desviado, disminuido: se ha vuelto sinónimo de privación.

"Ahora bien, la salud no consiste más que en un uso moderado del aire que se respira, del beber y del comer, del movimiento y del reposo, del sueño y de las vigilias, y de las pasiones del alma, uso que se llama dieta.", nos dice el régimen de salud de la escuela de Salerne en 1649.[1]

---

[1] *Encyclopédia Universalis*, capítulo dietética.

La enciclopedia de Maunders decía en 1848: la dietética es la ciencia o la filosofía del régimen. La desaparición en cien años de la palabra filosofía marca la voluntad de racionalizar las prácticas dietéticas. La enseñanza moderna del higienista y la profesión de higienista/dietista (que todavía no está reconocida en cierto número de países) ha querido, sin duda, devolver a la dietética toda su dimensión. Si esta profesión encuentra difícil su reconocimiento, viene del hecho de que es difícil trabajar con la medicina en un respeto mutuo. Sin embargo, en el siglo XVI, Ambroise Paré decía de la dietética (la "*Dieta*") que era "*la segunda parte de la medicina, que socorre las enfermedades por buena manera de vivir.*"[2]

Aunque nuestra dietética actual se ha impuesto como tarea prescribir regímenes preventivos para los sanos y más todavía para los enfermos, subscribe en ciertos puntos la sabiduría de los Antiguos. En efecto, no puede haber ciencia nutricional, sin un conocimiento de la composición de los alimentos. Es entre otras cosas, lo que presentaba Hipócrates en su época:

"*Para escribir bien sobre el régimen del hombre, hay que estar bien instruido sobre su naturaleza. Luego hay que saber las propiedades de los alimentos, sus virtudes naturales o las que adquieren por las preparaciones o las alteraciones que la industria de los hombres les aportan. Queda por determinar cuál es (para cada caso particular, según su naturaleza) la justa proporción en la cantidad y la calidad (tanto de los alimentos, como de las bebidas), para que no haya ningún exceso en demasía, ni errores en la especie. Es la armonía del todo lo que constituye la salud perfecta.*"[3]

---

2 *Ibíd.*

3 *Ibíd.*

Si los criterios de entonces, que determinaban las cualidades de los alimentos, estaban grandemente inspirados por las cualidades elementales (cálido, frío, seco, húmedo) y por este hecho encontraban rápidamente su límite, el enfoque actual (cuyo primer eje es la composición química de los alimentos) también encuentra sus límites. Para evaluar más globalmente las cualidades reales de los alimentos, es necesario poner los fundamentos de una tercera vía de apreciación. Algunas investigaciones modernas van en este sentido, como veremos más adelante.

Para clarificar un poco el debate, no es inútil recordar que la ciencia nutricional moderna es una ciencia reciente, cuyas primeras enseñanzas oficiales fueron dadas en Francia a principios de los años 50, bajo el impulso decisivo del gran nutricionista –y humanista– profesor Jean Trémolières, ya citado.[4]

Habrá que esperar casi 30 años más (¡!) para que la profesión de dietista sea plenamente reconocida, concretamente en el medio hospitalario.

En 1998 tuvo lugar en París una exposición (organizada por la Assístance Publique y los Hôpitaux de Paris) sobre la historia de la alimentación en el hospital. Esta apasionante iniciativa permitió darse cuenta mejor de los cambios sucesivos, que aparecieron en el seno del hospital, en la relación entre el mundo médico y los responsables de la alimentación. Se puede captar mejor cómo la alimentación ha sido progresivamente apartada de los actos terapéuticos. Todavía se encuentra en el siglo XIX una organización cercana a la de los monasterios, con un huerto anejo al hospital, cuyo jardinero e intendente gozaban de un gran poder. El don y la vida religiosa eran todavía prácticas

---

4 *Diététiciens aujourd'hui*, obra colectiva, Maloine, París, 1995.

regulares. La atmósfera tenía un carácter familiar; en 1903, más de la mitad del personal era todavía interno. Las cosas tienen matices, claro, no se trata de alabar los supuestos méritos de una edad de oro, pero la reintegración de las comidas como parte de los cuidados, se siente de nuevo por algunos nutricionistas eminentes, a pesar de las contingencias económicas. El profesor Bernard Guy-Grand redactó recientemente un informe que hizo cierto ruido: dijo concretamente esto: "La *nutrición clínica y la alimentación son evidentemente elementos importantes de la acción terapéutica y merecerían figurar entre las prioridades del hospital.*"[5]

La medicina antigua no conocía la separación entre las distintas prácticas médicas. El proceso terapéutico incluía la observación de:

- El aire circundante
- La comida y la bebida
- El llenado y la evacuación del organismo
- El movimiento, el ejercicio y el reposo
- El sueño y la vigilia
- Las afecciones del alma[6]

¡Cuántos recordatorios saludables para nosotros, civilizados! La noción de elementos permitía al hombre de la Antigüedad lanzar un puente *vivo* entre su constitución particular y la constitución particular de los alimentos y bebidas, sin olvidar los otros factores de salud, como los antes citados. La literatura hipocrática (siglos V-IV a.C.) se expresa en un estilo cándido para nuestra consciencia

---

[5] Obra que acompaña la exposición, *L'appétit vient en mangeant, Histoire de l'alimentation à l'hôpital XVe-XXe siècles*, obra colectiva, Doin, París, 1997, p. 100.

[6] Ver la nota 1.

moderna, pero no obstante nos hace el don precioso de algunas evidencias:

"En primer lugar, conviene que cada cual conozca la naturaleza de su propio cuerpo. En efecto, algunos son delgados, otros obesos; algunos son calientes, otros más fríos; algunos húmedos, otros secos; algunos sufren de estreñimiento, otros de diarrea (...) Digo que quien quiera tratar correctamente sobre la dieta en sentido amplio (incluyendo, pues la alimentación), debe conocer en primer lugar la naturaleza humana, sus componentes fundamentales, sus elementos predominantes, así como las virtudes respectivas de los alimentos y bebidas, e igualmente los efectos de las técnicas que permiten prepararlos."[7]

En nuestros días (aparte de los partidarios de la higiene natural), es raro que percibamos claramente la relación entre la forma en que regimos nuestra vida (en todos los planos) y nuestra salud.

¿Qué es la alimentación sana?

Sin duda es bastante delicado responder a esta cuestión, sin referirse a lo que evoca habitualmente, o sea: una comida frugal (si no pobre), con cierto número de reglas (si no de privaciones). Pero las cosas evolucionan. Si se toma el problema al revés, podemos preguntarnos ¿qué es esta alimentación corriente, aparentemente elegida libremente, que es reconocida unánimemente, avalada por la ciencia, responsable de tantas enfermedades de época? ¿Hay que comer como todo el mundo y unirse a la cohorte de los denunciantes y sufrientes que buscan remedios antes de

---

[7] *Ibíd.*

interrogarse sobre su modo de vida? ¿No es preferible buscar otros caminos, reflexionar con buen sentido y serenidad sobre los puntos débiles de la comida moderna?

En esta área no partimos de la nada. Muchos médicos, investigadores y nutricionistas notables han puesto el dedo sobre estos puntos débiles a lo largo de estas últimas décadas. Juntos constituyeron lo que se podría llamar una especie de "manual de alimentación inofensiva". He ahí, pues, el primer esbozo de una definición razonable de la alimentación sana moderna. Aquí no se trata de una alimentación curativa para tal o cual enfermedad, ¡sino de una alimentación que permita permanecer en buena salud! ¡Cuánto camino por andar!

Al mismo tiempo que la comida se industrializaba, al final del siglo pasado, varios pioneros lanzaban un grito de alarma y denunciaban los peligros de estos nuevos alimentos sospechosos: harina blanca, azúcar blanca, margarina, vegetales de la agricultura intensiva, etc. Cada uno de estos pioneros ha dejado más o menos su huella en este gran edificio que es la alimentación sana. Veamos algunos de estos principios y advertencias. No hablaremos más que de algunos de estos pioneros, caracterizando en qué corriente se sitúan (en nuestra opinión).

Todos los autores que abogaron por la alimentación sana, son de interesante lectura, en ellos se encuentran los principios clave de la alimentación sana: recomendación de consumir frutos y verduras frescas en mayor cantidad (crudas o moderadamente cocidas), cereales integrales o semi-integrales, aceites de primera presión en frío, productos lácteos de sana procedencia y en cantidades razonables. Moderación en cuanto a la carne, charcutería, pescado y huevos, moderación también en el uso de la sal y del azúcar. Restricción o supresión de las bebidas excitantes azucaradas o alcoholizadas. Introducción de "nuevos alimentos", como nueces, avellanas, almendras y frutos secos. Finalmente, ejercicio moderado, respiración, higiene mental, dormir regularmente, equilibrio emocional, prácticas destinadas a desembarazarse de las poluciones electromagnéticas acumuladas (como caminar descalzo sobre la hierba o los baños de pies), etc. También se encuentran en estos autores algunas fobias extrañas. Por ejemplo, el Dr. Carton desaconsejaba el limón y las verduras blancas (¡!) como el rábano picante, el ajo o el nabo; los discípulos del Dr. Kousmine la emprenden frecuentemente con los productos lácteos, sin matizar mucho sus propósitos. Para otros, el trigo es la panacea (Dr. Hanisch) o las almendras para Mono. Los consejeros más estrictos no pueden, pues, enmascarar lo que parecen ser elecciones personales. Ocurre que sus atracciones y sus rechazos pasan "tal cual" en su enseñanza. La mayoría se curaron de enfermedades graves por un régimen particular. Luego pasan su vida enseñando; muy bien, pero no siempre se dirigen a…enfermos. Lo hemos visto: aunque los principios generales son buenos, desconfiemos de las crispaciones de detalle.

Comprender la diferencia esencial entre los móviles de la gastronomía (tan sensible en nuestro país) y los móviles de la alimentación sana, nos ayudará a dirigirnos en la forma que nos parece justa. En efecto, para la gastronomía, la brújula está orientada hacia la glotonería y a pesar de ciertos matices aparecidos en tendencias como las de la nueva cocina, hay que admitir que las cosas todavía no han evolucionado tanto en los hechos. Todo cocinero con talento conoce el camino a seguir, las grandes reglas para gustar de forma casi segura a sus comensales. Para esto hay que disponer de ingredientes indispensables, entre los cuales se encuentran en buena posición la carne y el vino. Grandes chefs son perfectamente capaces de hacer una cocina frugal gastronómica[8], ¿pero el cliente estará dispuesto a pagar su precio? Podemos dudarlo. Sin olvidar que el vino es una renta apreciable para el restaurador. Volver a productos de calidad (como lo preconiza con brío un hombre muy mediático: Jean-Pierre Coffe), se funda en un proceso de despertar del consumidor, que aparece orientado ante todo hacia el placer. Nuestra intención no es en absoluto cuestionar la necesidad de placer, sino de ir un poco más lejos. Esta noción de placer posee ella misma cierto número de grados.

Como cocinero, claro que me importa ocuparme del placer de los comensales durante la comida; pero me importa al menos tanto como eso, el que este placer pueda (*tras* la comida) permitir a mi comensal conservar la lucidez intacta y que sea capaz de estimular todo su potencial. Esta preocupación (que no es menos caritativa) lleva a sentar de otra manera las bases de una gastronomía, que entonces se convierte en sana, en el mejor sentido del término: en el sentido del devenir [NdT: en francés, "devenir" también significa "convertirse en"] .

Los grandes principios
de la alimentación sana

Nuestros abuelos, que pensaban que en el año 2000 nos alimentaríamos de píldoras, se equivocaron. Ciertamente ha habido algún rechinar de dientes, pero la cosa se ha revelado imposible por ahora.

La vida no puede ser mantenida más que por la vida. Y sin duda es así como pueden comprenderse los testimo-

---

[8] Ver concretamente el bello libro de Georges Blanc, *La nature dans l'assiette*, Robert Laffont, París, 1987.

nios sencillos de algunos aventureros de lo extremo, como los astronautas o los navegantes de largo recorrido, que declaraban al volver: "¿Lo que más he echado de menos? Una manzana de mi jardín." O "Un camembert en su punto". Un buen sentido natural en algunos, lleva a una vuelta a las fuentes nutricias, a apreciar la calidad. La marcha de la alimentación sana va sólo un poco más lejos: mira un conjunto. ¿Cuál es este conjunto?

Ahora ya es momento de presentar sus puntos fuertes. Hemos llegado a una etapa en nuestro camino, en la que podemos hacerlo para informar y no como un reglamento. Cambios principales:

Alimentación tradicional	Alimentación sana
Agricultura tradicional y racional	Agricultura ecológica y biodinámica
Cereales refinados	Cereales semi-integrales o integrales
Aceites refinados	Aceites prensados en frío
Sal y azúcar refinadas	Sal y azúcar no refinadas
Carne	Fuerte disminución: huevos, productos lácteos, almendras, avellanas
Alcohol	Fuerte disminución: zumos de frutas, cerveza sin alcohol...
Café, té	Disminución: café de cereales, tisanas diversas

Está claro que una alimentación sana bien comprendida es razonable en sus opciones, tanto desde el punto de los menús, como de los gastos.

Hemos visto que, en caso de enfermedad grave, pueden considerarse regímenes extremos, con la ayuda de un profesional competente. El sentido común indica recurrir a una alimentación variada y moderada, así como a asociaciones alimenticias prudentes. Por ejemplo, se sabe que el hecho de beber líquidos muy azucarados en la mesa, contraría fuertemente la digestión. También hay que velar por comer lentamente y masticar la comida. Gandhi tenía la costumbre de decir: "hay que comer las bebidas y beber los alimentos".

En lo que concierne a los gastos, hay que proceder por orden de prioridad. El pan, los cereales, los productos lácteos, las frutas y las verduras, los huevos y los aceites nos parecen la base. Si se tienen los medios, naturalmente se puede comprar todo el resto de la comida de calidad superior ecológica o biodinámica.

Hay que añadir que comer bio (según la expresión de moda) no significa únicamente cambiar los alimentos, sino también encontrar otros equilibrios entre los nutrientes básicos. Buscaremos devolver una mayor importancia a los azúcares lentos (cereales) como reemplazo de los azúcares rápidos, a disminuir razonablemente las proteínas, a aumentar el consumo de cuerpos grasos insaturados, de oleaginosas y de aceites vírgenes. Se dan numerosos consejos dietéticos para equilibrar estos cuatro nutrientes básicos, ninguno para tomar al pie de la letra. Por ejemplo, el Prof. Creff propone la regla del 421: cuatro partes de alimentos glucídicos (verduras, cereales, frutas…), dos partes de alimentos proteicos (pescado, carne, productos lácteos, huevos…), una parte de alimentos grasos (mantequilla, aceites, oleaginosas…)[9]. A partir de estas

---

[9] Dr. Albert-François Creff, *La diététique*, Que sais-je?, París, 1987.

proporciones (y ayudado por tablas de composición de los alimentos), cada cual puede ver lo que hace y lo que le conviene. Para decirlo brevemente, la alimentación sana pide a los alimentos tres virtudes mayores:

1) Ser *puro*, libre de contaminación y de productos químicos, e integral (o semi-integral);

en todo caso no refinado.

2) Estar *fresco*, es decir, contener fuerzas de vida.

3) Estar *provisto de cualidades sutiles*: perfumes, colores, sabor, azúcar para las frutas.

Aquí y allá se encuentran intentos de definición de la alimentación dinámica según Rudolf Steiner (suele conocerse con este vocablo). Hay que recordar con la mayor claridad, que Rudolf Steiner nunca dio un régimen propiamente dicho. Solamente atrajo la atención sobre los efectos de algunos alimentos específicos, proponiendo así seguir al alimento desde su medio natural hasta la boca y más allá. Esto es para completar los análisis cuantitativos. En este proceso global, practicado en plena consciencia, la alimentación dinámica encuentra su originalidad.

Tenemos la propensión a no considerar la alimentación más que bajo su primera apariencia; sin embargo, la comida ingerida continúa su acción mucho más lejos, como ya lo hemos mencionado. Puede dinamizar, pesar, engordar, aligerar, refrescar, recalentar, amodorrar o animar la cabeza, etc. Esto nos hace preferir algunos alimentos en vez de otros y no pensamos que todas las verduras o frutas tengan el mismo valor, aunque sean de calidad ecológica. Acordamos importancia a la influencia que podrían tener los alimentos sobre la consciencia: sobre su despertar o su adormecimiento. Esto deja a cada cual libre de tener su opinión. A lo largo de esta obra hemos intentado mostrar que existen diferencias, con tal de tomarse la pena de observarlas. Se han dado las primeras orientaciones para juzgar por sí mismo cualidades íntimas del alimento.

En esta obra no es posible enumerar los principales alimentos que nos parecen superiores y aquéllos sobre los cuales sentimos algunas reservas. Ya lo han hecho bastante bien obras conocidas. El aficionado ya puede ejercitarse de forma conveniente en observar las plantas alimenticias en su medio. De todas formas, hemos retenido dos alimentos y una categoría de bebidas de recreo que (esperamos) mostrarán *cómo* practicamos nuestras investigaciones. Hablaremos de la soja y del alcohol en nuestro último capítulo. Vamos a ocuparnos ahora de un tubérculo célebre.

La patata

La patata o belladona tuberosa, forma parte de la familia de las solanáceas, que comprende plantas comestibles (pimiento, tomate, berenjena...) y plantas medicinales (belladona, mandrágora, tabaco...). La patata posee hojas y frutos que no son comestibles. Esta planta *"tiene una particularidad sorprendente en el reino vegetal: fuerza a órganos que son de naturaleza foliar y caulinar (y por tanto, destinados a la luz), a hundirse en las tinieblas de la tierra. Ahí se convierten en gruesos tubérculos marrones, informes y llenos de almidón (...) los tubérculos de la patata parecen raíces, pero no lo son."*[10]. El brote tuberoso o tubérculo es pues una expansión del tallo. *"Cuando se comen muchas patatas, se comen, pues, preferentemente, plantas que no se han transformado en*

---

[10] Werner Christian Simonis, Du grain au pain, Triades, 1980, § La pomme de terre.

raíces. Los tubérculos son entre toda la planta (raíces, etc.), lo que es menos transformado en los intestinos."[11] Hemos visto que la raíz (rica en sales) nutre más la cabeza; las flores, los frutos y los cereales se dirigen más al vientre y las hojas a la parte media. La patata no corresponde a estos datos: *"El tubérculo está solamente introducido en la región donde se ejercen las fuerzas terrestres, pero es originalmente un órgano hoja-tallo (y por tanto rítmico) del vegetal y por este hecho tiene una acción muy neta sobre la parte intermedia del hombre."*[12] La acción de la patata se dirige hacia la cabeza, sin poder llegar. Al contrario, la remolacha roja (verdadera raíz de luz) sube hasta la cabeza y la llena de actividad, estimulando la actividad pensante. *"Con la patata, se reúnen las condiciones para que la cabeza sea primero obligada a servir para digerirla. Pero cuando hace falta utilizar la cabeza para digerir la patata, ya no puede pensar, pues para pensar es necesario que tenga la libre disposición de sus fuerzas; para eso hace falta que el abdomen tome sobre él las fuerzas necesarias para la digestión (…) Resultado: cuando el hombre consume demasiadas patatas, la cabeza está cada vez más frecuentemente fuera del circuito; ya no es posible pensar realmente. El "comedor" piensa más con la parte anterior de la cabeza, que está bajo la dependencia de las sales y que favorece un pensamiento más intelectual y más materialista. Cuando el hombre come patatas, no se sirve de la parte central de la cabeza más que para digerir la patata; entonces se corta del mundo circundante y ya lo no reconoce."*[13] Estas palabras fueron pronunciadas en un tiempo en que se consumía este tubérculo más que hoy, lo que no cambia nada el

---

[11] Rudolf Steiner, *Alimentation et santé*, EAR/Poche, Ginebra, 1996, 4ª. 5ª y 6ª conferencias.

[12] Werner Christian Simonis, *op. cit.*, nota 10, p. 115.

[13] Rudolf Steienr, *op. cit.*, nota 11, p. 113.

fondo del asunto. Rudolf Steiner señaló varias veces que un gran consumo de patatas en Europa había acompañado la llegada de un pensamiento vuelto hacia la materia, una de cuyas manifestaciones fue la venida de la era industrial, al principio del siglo XX. Ahora se imponen otras necesidades y globalmente el consumo de este alimento está disminuyendo. En estas líneas, hemos intentado mostrar cómo enfocar mejor la naturaleza íntima de un alimento. Ciertamente, sería posible ir más lejos; por ejemplo, no hemos dicho nada de los venenos (como la solanina) que se desarrollan a la luz, lo que no es corriente en las plantas alimenticias. Este vegetal debe verdaderamente considerarse con atención, cuidando de todos modos evitar los desbordamientos de la imaginación. Como dice Werner Christian Simonis, hay que conservar la razón. *"Naturalmente, no queremos decir que debamos temer toda ocasión fortuita de comer un plato de patatas. Sólo hay que saber lo que se puede esperar de este alimento."*[14] Hemos dicho que el arte culinario consiste en domesticar la comida, también en equilibrarla. Los comedores de patata siempre han sabido cómo prepararla mejor, cocerla y recocerla para "recalentarla" lo más posible. El aliño ideal de la patata se dirige por supuesto a la cabeza: se encuentra el comino (que ayuda justamente a la actividad pensante a liberarse durante la digestión), sin olvidar al notable rábano picante (que despierta poderosamente la cabeza).

---

[14] Werner Christian Simonis, *op. cit.*, nota 10, p. 125.

X a)

Precisiones sobre los menús

He preparado menús diarios durante más de veinte años, para adultos y para niños; también me han pedido varias veces aconsejar a colectivos. Las líneas que siguen, constituyen lo esencial de lo que me gustaría compartir. Una comida es (al menos en nuestras regiones) como una composición musical en tres partes. Una sonata culinaria, en cierto modo, y en este sentido es bueno permanecer muy atento a la armonía del conjunto. Esto nos parece tanto más importante cuando se trata de una comida de alimentación sana, más frugal por definición.

Algunos consejos generales permitirán evitar ciertas trampas. Los contra-ejemplos elegidos ya han sido mencionados.

El color

En primer lugar, no es una tontería pensar una comida en colores: si el primer plato es verde (con pepinos, por ejemplo), pensemos el resto de la comida en consecuencia. La armonía de los colores no es una restricción, al contrario, puede estimular la imaginación para asociar los sabores.

Contra-ejemplo:
Tiras de col blanca a la vinagreta.
Croque-monsieur (bocadillo de jamón y queso fundido), coli-flor en salsa bechamel.
Yogur natural, confitura de frambuesa (¡uf!)

Algunos comensales interrogados no notaron nada: es cierto que los sabores y los colores no son siempre objeto de gran atención.

Para la decoración de un plato, también se puede prever algún alimento particular: limón, naranja, remolachas rojas, aceitunas negras, etc.

Sucesión de "pesado" y "ligero"

El logro de una comida también depende de la sucesión armoniosa de los alimentos nutritivos (ricos en proteínas y grasas) y de los alimentos más vegetales (verduras, frutas, cereales). Las comidas de fiesta o familiares, pecan frecuentemente por exageración de alimentos ricos. La sucesión tristemente célebre de foie gras, pescado, carne, queso y a veces postres a base de huevos, es suficientemente elocuente. La justa comprensión de este punto, lleva a concebir menús bastante originales. Para decirlo sucintamente: es posible tener el "plato principal" en un sitio distinto al que se encuentra generalmente, o sea, como primer plato o como postre.

Tomemos algunos ejemplos de entrantes ricos:

Charcutería

Hojaldre de pescado

Ensalada de endivias, nueces y queso gruyère

Ensalada de verduras con queso de cabra caliente

Ensalada de tres colores con huevos duros

Está claro que lo demás podría ser más frugal: una tarta de puerros (por ejemplo) o un puré de verduras de estación. Como postre, podríamos tener una modesta compota de manzanas a la canela con una galleta, un queso blanco parcialmente descremado, un surtido de frutos secos, una crêpe con jarabe de arce, etc. Si el plato caliente es importante, el entrante será más frugal, así como el postre.

Ciertos postres con huevo (Tiramisú o tarta de queso blanco, tortilla de frutas, pastas con almendras, nueces o avellanas), también van a modificar el equilibrio general del menú.

Nuestra preocupación no es dar reglas estrictas o rígidas, sino llamar la atención del lector sobre faltas de sabor corrientes en la elaboración de los menús. Siguen varios ejemplos.

Variación de consistencia

Último punto esencial a vigilar: el de las consistencias. Si es justo preocuparse por la presencia de los sabores fundamentales a lo largo de la comida (salado, amargo, ácido, dulce), es igualmente justo vigilar la variación de las consistencias: duro/fundido, crujiente/harinoso, líquido/sólido, etc.

Con un objetivo pedagógico, tomemos algunos contra-ejemplos para explicar nuestro tema:

Sopa de potimarrón (un tipo de calabaza)
Gratinado dauphinois
Compota de peras

Sopa de verduras
Pastas a la carbonara
Naranja

Hojaldre de queso y lechuga
Pizza
Bizcocho

Estos menús muestran dos errores bastante corrientes: la repetición de la consistencia líquida (ejemplo nº 2, añadiendo que una naranja no está muy en su lugar como postre) o bien la exageración de la consistencia harinosa (ejemplos nº 1 y 3).

La experiencia nos ha mostrado que estas advertencias no son superfluas.

Se encuentran otros errores, como por ejemplo la repetición de platos grasos, charcuterías o platos con salsa.

Hemos atraído la atención sobre la cuestión sutil de lo cálido y de lo frío en el curso de una comida, lo que puede llevarnos a reconsiderar nuestra forma de concebir los menús.

¿Vegetariano o no?

También en esta área se vive demasiado frecuentemente una situación ambigua. Personas o comunidades exageran una actitud de espiritualidad superior, en la que el vegetarianismo es más impuesto que escogido. Se asiste, pues, a periodos de tensión que suceden a periodos de relajación, síntoma de frustración. Si tal es el caso, la experiencia nos ha mostrado que una solución intermedia consiste en comer poca carne, preparada de tal forma que todo el plato huele a carne. Medio pato correctamente cocido, con especias y cortado muy fino, permite hacer un cuscús original, muy apreciado, para una decena larga de personas. No es una utopía: el autor ha tenido muchas veces la ocasión de experimentarlo. El jugo de cocción puede guardarse para platos posteriores. Estas prácticas de convivencia no impiden en absoluto que los vegetarianos tengan una porción del plato antes de que se incorpore la carne. La comida debe ser ocasión de alegría y reunión.

Consejos suplementarios

En pocas palabras, nos gustaría compartir unas recomendaciones más. Nunca hay que descuidar las últimas etapas de la preparación de una comida. En primer lugar, saborear antes de servir, proceder a una rectificación de la sal y de las especias, pidiendo ayuda si es necesario. ¡Cuidar la presentación! No dudar en recurrir a moldes para los cereales o incluso los purés de verduras. Una copita o una tacita aceitada servirán. Trabajar el corte de algunas verduras para la decoración; los chinos y los indios hacen maravillas en este aspecto.

Para concebir los menús, pensar sin crisparse en el equilibrio de los sabores y también en las partes de la planta.

El placer de trabajar en la cocina depende mucho de la organización y del orden con los que nos podamos activar. Las sugestiones culinarias que damos serán preparadas bastante rápidamente, si se está bien organizado. Su única pretensión es dar algunas ayudas para una gastronomía vegetal, que tanta falta hace en nuestros días. La mayoría de estos platos son hechos en nuestros talleres de cocina. Cuando se llega a todo correr a la cocina, sin una idea de la comida, lo mejor es poner agua a calentar: eso siempre puede servir. No hace falta quedarse al lado. A menudo, algunos utensilios manuales simples valen más que aparatos sofisticados y pronto se mostrarán indispensables.

Unos buenos cuchillos, una plancha de madera, una escurridora de lechuga, buenas cacerolas de hierro fundido esmaltado o de acero inoxidable, un bote con aliño de ensalada hecho anticipadamente y conservado en el refrigerador, encimeras libres de todo desorden: he ahí las buenas condiciones para trabajar bien. A veces oímos a personas decirnos: "Para mí, ¡la cocina es un lugar sagrado!" En lo que nos concierne, la cocina es un lugar de orden, de limpieza, de trabajo bien hecho, en el que se practica el respeto a los víveres. La vida es la que es sagrada. El lugar donde se practica la meditación (aunque sea cambiante), es un lugar más sagrado que la cocina.

- También hay que decir unas palabras sobre el agua. En efecto: el agua del grifo raramente está a la altura de una alimentación superior. Una primera medida económica consistiría en poner algunas gotas de limón en el agua destinada a la bebida (es poco). Las jarras con un filtro de carbón vegetal (que se encuentran casi en todas partes), ofrecen una mejora suplementaria barata, con tal de cambiar el cartucho (o su contenido) regularmente. El sistema de filtración llamado de ósmosis inversa (ciertamente más costoso), parece ser hoy una buena solución global, económica a largo plazo. Hay que librarse a una pequeña comparación de los precios. Para dar una idea: tal instalación para una familia de cinco personas, debería hacerse por alrededor de 950 euros.

Una reflexión sobre la alimentación sana nos lleva a hablar de los materiales utilizados en la cocina y de las fuentes de calor (ver anexos).

En la práctica retendremos que, en lo que concierne a los materiales, hay que evitar el aluminio, lo cual está bastante reconocido ahora. La presencia de cobre (incluso en contacto indirecto) es vivamente aconsejado para las cacerolas de acero inoxidable; algunas marcas todavía lo hacen. Es desolador que, por economía, las grandes marcas de cacerolas destinadas a la alimentación sana (vendidas en las tiendas "bio") hayan reemplazado el cobre de la placa del fondo por aluminio. Respecto a las fuentes de calor, no es nuevo constatar que la electricidad no tiene una buena influencia sobre las fuerzas de vida. El gas o mejor todavía el fuego de leña (cuando es posible), son de mejor calidad.

Es necesario decir aquí algunas palabras sobre las etiquetas. Indudablemente, se conoce poco que *el orden de los ingredientes indica igualmente el de las cantidades.* Así, una vinagreta cuyo primer ingrediente es el agua y después el aceite, indica que hay más agua que aceite...Lo siento. Es una locura el número de veces en que el agua aparece primero...Claro que algunos militantes están aún más implicados y deslizan discretamente palabras de información fraterna en las estanterías para animar la vigilancia, del tipo: "¿Se han fijado que esta vinagreta se compone esencialmente de agua?" o "tres aditivos de este pastel son eminentemente sospechosos. ¿Sabe cuáles?", etc.

Entre dos potajes de precios distintos, uno puede contener más judías, otro más carne, etc. Esta simple indicación puede aclarar al que duda entre varios productos. Por ejemplo, hay que saber que algunos productos ecológicos que se encuentran en los grandes almacenes, a veces consiguen alinearse con productos convencionales, jugando así con la proporción de los ingredientes costosos. Por ejemplo, los helados bio han reducido el coste de sus materias primas disminuyendo la proporción de crema, reemplazándola por leche. Una gran marca de congelados los hace excelentes.

¿Para qué siempre recetas?

Siempre nos impresiona la actual bulimia de recetas. ¿Por qué buscamos siempre nuevas recetas, cuando tenemos muchas (en su mayoría inutilizadas) en nuestras bibliotecas y armarios de cocina?

La explicación nos parece hoy bastante sencilla: existen tantas sensibilidades alimenticias que, en el número de recetas que encuentra el "comedor", sólo retiene para su uso una pequeña parte. No tenemos un número tan grande de platos favoritos. ¿Tenemos solamente una decena? Por otro lado, tanto mejor para el ama (o el amo) de casa, que así posee orientaciones. Sin tener siempre una clara consciencia de ello, buscamos recetas en las que podamos entrar, que podamos domesticar, porque los ingredientes que la componen nos convienen, porque la forma de hacerla nos parece comprensible y porque nos parecen técnicamente realizables.

El profesional, igual que el aficionado, tampoco escapa a esta regla: consigue mejor los platos con los que tiene afinidad. Esto significa que tenemos una vivencia alimenticia, preferencias y rechazos, y en definitiva, tenemos un "paisaje" culinario individual. Por otra parte, haciendo nuestros viajes culinarios a través de los libros, la prensa, viajando o yendo al restaurante, ¿no buscamos confortar y luego ampliar este paisaje culinario?

De hecho, deberíamos componernos un manual de recetas favoritas. Todos lo hacemos más o menos; no sería inútil hacerlo con precisión: escribiéndolo. Cuando un cocinero decide dar recetas de alimentación sana, también se encuentra frente a los juicios de quienes les encuentran demasiado estrictos o al contrario, demasiado laxistas. Sabemos que el lector hará sus apreciaciones personales y sus rectificaciones eventuales.

Pero se impone una observación: cuando se tiene en mente un plato conocido, hay que tener claro el hecho de que el cambio de las proporciones no dejará de incidir sobre el resultado final. El margen de maniobra concierne solamente a la calidad de los ingredientes. Por ejemplo, si les gusta la tarta de chocolate tradicional, es posible hacerla modificando proporciones como las del azúcar o las de la mantequilla, pero el resultado no será el mismo, teniendo en cuenta a quién se destina esta tarta: ¿es para uno mismo o para comensales "convencidos", o destina este plato a comensales (adultos o niños) que esperan un resultado conocido? No hay que descuidar este punto.

Esto plantea una vez más la cuestión del título. Uno puede indignarse por todas las apelaciones engañosas, como: salchichas de soja, filete de cereales, leche de avena, paella vegetariana y galletas con grasa de palma. Mi objetivo no es prohibir vanamente este tipo de deslices, sino defender cierta coherencia. Llamemos las cosas por su nombre. Por otra parte, hay que recordar que el logro técnico de algunos platos depende de la justa proporción de los ingredientes que los componen. Siempre me ha dado un poco de miedo la composición de un pastel muy apreciado, tanto que no me decidí a hacerlo hasta hace poco, para dar gusto: los "macarrones".

He aquí la composición:

100 g de claras de huevo batidas con 100 g de azúcar en grano, a los que se añade después vainilla, 100 g de azúcar glasé y 100 g de almendras molidas (o de una mezcla almendras-avellanas). Sobre papel sulfurizado, cocer unos 25 mn a 150°C, vigilar el color. Enfriar bien.

En este ejemplo, es posible cambiar la cantidad de azúcar, pero esto dará una cosa distinta a los "macarrones". En este caso preciso, la única cosa que se puede hacer (que sepamos) es escoger eventualmente azúcar moreno en vez de azúcar blanco. En resumen, convendría pues, estar siempre atento al resultado de lo que queremos obtener.

Falta una sana alimentación del medio, tan equilibrada como alegremente coloreada. La costumbre de dar de comer cada día a varias generaciones de comensales (alumnos y profesores) no es extraña a esta actitud, que no quiere caer ni en una demagogia fácil, ni en un conflicto permanente. Es lo que hemos llamado la resistencia flexible. Aunque el autor aprecia para sí mismo platos a veces espartanos, también se le pide nutrir a comensales que no están en la obligación disciplinaria de comer todo lo que prepara; así, pues, necesita encontrar un compromiso aceptable, lo cual es intelectualmente incómodo, pero finalmente constituye una buena flexibilización del pensamiento. En las recetas que siguen, encontraremos pues: recetas tradicionales que nos parecen sanas, recetas más estrictas y también recetas originales que proceden de las dos tendencias. Para ayudarse a encontrar nuevos caminos, inviten a sus buenos amigos, pidiéndoles que cada uno aporte un plato. Acuérdense de pedir algo salado, si no quiere hacer una comida de postres.

Siempre tenemos que aprender los unos de los otros, como lo dice tan justamente este antiguo texto luminoso:

> *Un discípulo decía a su maestro:*
> *- Mi arte encuentra nuevos recursos viéndoos ejercer*
> *el vuestro.*
> *Y el maestro, sonriendo, le respondió:*
> *- ¡Mi arte encuentra nuevos recursos viéndoos ejercitar*
> *el vuestro!*
>
> *El Maestro de No*, Armen Godel.

Recetas y diseño

La escuela de la Cambre de Bruselas (donde acabé mis estudios de artesanía artística), enseñaba varias disciplinas. Una de ellas (el diseño) me fascinaba.

Los estudiantes de esta asignatura aprendían cómo concebir estéticamente objetos de la vida cotidiana, teniendo en cuenta los aspectos funcionales, prácticos, técnicos y económicos, relativos a estos objetos. Podía tratarse de un hervidor de agua eléctrico, de un aparato de fotos o de una silla de despacho. El estudiante concebía un prototipo que luego intentaba proponer a un industrial. Los he visto magníficos, muy adelantados a la estética de la época.

Por razones económicas, los industriales no llaman siempre a profesionales del diseño y los objetos corrientes a menudo no son bonitos; pero esta "filosofía" del diseño es preciosa para el artesano que sigue siéndolo. Mucho más allá de lo inanimado, la sensibilidad del diseño es útil para quien se preocupa del qué y del cómo. ¿Qué relación tiene con nuestras recetas? Pues bien, esto puede ayudar al que pone a punto un nuevo plato: ensayar, aprender, haciéndolo pacientemente. Aunque generalmente utilizamos las recetas de otros, a veces estamos en posición de improvisar algo con los ingredientes de que disponemos, y ahí estamos en el espíritu del diseño. Modestamente, concebimos, reunimos y probamos con toda libertad. Es un momento particularmente sublime. El paso siguiente sería anotar lo que hacemos, dejar trazas (como el músico deja huellas en la partitura). El diseño más noble está emparentado en su esencia con el goetheanismo.

Guiando talleres de cocina, he llegado a ver personas realizando dócilmente unas recetas y creando, ensayando o improvisando otras. Es apasionante estimular estas facultades. En este sentido, es bueno ver "por encima" de las recetas, el proceso tipo del plato, las fases de aligeramiento, de densificación, de fructificación, etc. ¿Qué libro de cocina aconsejar a un principiante? Ocupémonos primero de las bases; desde este punto de vista, la señora Ginette Mathiot (por ejemplo) da las informaciones indispensables en sus obras *La cuisine pour tous* y *La pâtisserie pour tous* (Livre de poche). Hay que conocer algunas fórmulas antes de crear. Las referencias de otras obras se dan más adelante, en la bibliografía.

X b)

Las plantas condimentarias
y el hombre

Plantas aromáticas, finas hierbas, especias: nombres vecinos que designan a las plantas que añaden muchos colores gustativos a nuestra comida cotidiana. También añaden muchas virtudes, porque estos vegetales son casi tan medicamentos como alimentos. Consideremos el ajo, el perejil, el clavo, la canela; se encuentran en la verdulería o herboristería (qué bien nombrada). Es un mundo encantado, salvo que el neófito se siente perdido; experimenta algunas dificultades para domesticar estos tesoros, no ve muy bien cómo establecer un diálogo, una relación de consciencia. A ello querría ayudar el pequeño texto que sigue.

La primera cuestión es aprender a caracterizar en sus grandes líneas la naturaleza de la planta: ¿es una raíz? ¿un tallo? ¿una flor? ¿cuál es el proceso actuante? ¿salino? ¿mercurial? ¿azufrado? Luego es posible comenzar a pensar los términos del encuentro entre una planta condimentaria y un individuo particular. Toda la botánica de orientación antroposófica da al investigador orientaciones completamente seguras entre la diversidad vegetal. Anteriormente dimos algunas de estas orientaciones. El trabajo en la cocina permite hacer primero las experiencias y luego pensarlas. Por ejemplo, hemos visto que la raíz (de naturaleza fría y salina) actúa particularmente sobre la esfera de consciencia (principalmente circunscrita a la cabeza y ejercida gracias al sistema nervioso y a la actividad sensorial). ¡La raíz de rábano picante es un caso completamente ejemplar!

La hoja (parte intermedia, mercurial, de la planta) estimula principalmente lo que se llama la esfera rítmica en el hombre, es decir: la actividad reguladora del corazón y del pulmón. La hoja verde (rica en clorofila) se recomienda para regenerar lo que está en nosotros como clorofila humana: la sangre. La hoja de eucalipto o de menta, ¿no es amiga del pulmón? Las flores (pero también las frutas y los granos) ejercen una fuerte estimulación sobre nuestro metabolismo; los perfumes, el calor y la fruta dulce hablan directamente a esta parte caliente de nuestro organismo que trabaja sin cesar en la regeneración del cuerpo. Así, las plantas alimenticias (cada una a su manera) revelan un poco de sus secretos a quien sabe observarlas.

Wilhelm Pelikan va más lejos: define cuatro grandes familias de plantas aromáticas (en función de su origen geográfico) y da algunas indicaciones sobre la relación de estas familias con los componentes humanos.[1]

Le citaremos libremente:

1 - En los trópicos, la pimienta, la canela, el clavo, el cardamomo, la cúrcuma y la guindilla (que se encuentran en los polvos de curry y similares), inflaman poderosamente el metabolismo. En estas regiones, la organización calórica (y el Yo que la habita) está constantemente amenazada por el calor exterior, necesita este fuerte impulso que le da una comida especiada, para poder ejercer fuera el fuego de su voluntad.

---

[1] Wilhelm Pelikan, *L'homme et les plantes médicinales*, Tome 3, Triades, París, 1986.

2 - La zona templada nos ofrece las maravillosas labiadas (salvia, menta, melisa, ajedrea, albahaca, tomillo, orégano, romero...), que viven como las especias (aunque en grado menor) en el elemento del calor; se dirigen al Yo. Estas plantas perfuman todo tipo de carnes, ayudan a la digestión de las grasas.

3 - También se encuentra en estas regiones una familia de plantas en íntima relación con el elemento del aire, cuyas hojas y umbelas están finamente recortadas en magníficos edificios irradiantes. Las umbelíferas actúan sobre nuestra organización aérea, astral; permiten liberar la cabeza durante la digestión, concretamente de las preparaciones harinosas. Citemos la zanahoria, el apio, el perifollo, el perejil, el eneldo y esos granos lactógenos (hinojo, anís, comino y alcaravea). También ayudan a la digestión de los cereales.

4 - La familia de las plantas azufradas (las liliáceas y las crucíferas) ejerce su acción sobre el organismo de vida (el cuerpo etéreo). Ayudan a la digestión de las proteínas. El azufre favorece la vitalización de la albúmina, acelera los procesos vitales y los energiza. Citemos al ajo, la cebolla, la mostaza, el rábano picante, la cebolleta, las alcaparras y los berros. Más adelante figuran dos listas que, por supuesto, cada persona podrá completar en función de su experiencia.

Indicaciones prácticas para las plantas aromáticas

La mayoría de las plantas aromáticas se encuentran en calidad ecológica en tiendas de alimentación sana.

Hay que saber que, en el comercio tradicional, sólo las plantas aromáticas poco acondicionadas (botes de vidrio), son tratadas por irradiación o ionización; las plantas aromáticas a granel no están tratadas. Las tiendas indias o asiáticas ofrecen una larga gama de aromáticas al mejor precio. Preferir los granos enteros a los granos molidos, a granel mejor que en frascos. Los parisinos pueden ir al pasaje Brady (metro Château d'eau).

Finalmente, se requieren algunos accesorios para el buen uso de las plantas aromáticos, empezando por un molino eléctrico de café, que sólo se use para plantas aromáticas. Así podrán moler vainas de vainilla en tiras con azúcar moreno, para hacer un notable azúcar vainillado casero. Numerosos granos, ligeramente pre-tostados en seco, darán resultados sobresalientes. Podrán hacer canela recién molida a partir de la rama cortada a trozos. Un morterito de cerámica (ver las tiendas para cursos de ciencias o los grandes almacenes) les permitirá machacar pequeñas cantidades de cardamomo, esta refinada planta aromática. Todavía necesitarán un prensa-ajos de buena calidad, que rendirá grandes servicios.

Toda nuestra "herboristería" descrita aquí puede organizarse de forma tal que aprendamos a saber lo que nos conviene individualmente.

En resumen

- Las plantas aromáticas ayudan a liberar la consciencia durante la digestión.

- Las plantas aromáticas amplían la esfera de aromas de nuestra alimentación cotidiana y estimulan así la actividad digestiva, a la vez que previenen numerosos problemas de salud.

- Las plantas aromáticas permiten combinar los alimentos básicos (que se encuentran a menudo en alimentación sana), de muchas apetitosas maneras.

Ejemplos de utilización de plantas aromáticas en la alimentación sana

AJEDREA (hojas): platos de judías, sopas, pisto de verduras, salsifí, garbanzos...

AJO (bulbo en puré): salsas, vinagretas, queso blanco salado, mantequilla, diversas verduras...

ALBAHACA (flores y hojas): tomates, verduras, ensaladas, espagueti, sopa al pisto, salsas...

ALCAPARRAS (bayas): salsas, coliflor, pizza, pescado...

ALCARAVEA/COMINO (granos): coles blancas y verdes, puerros, salsas, masa de crêpes y tartas (saladas)...

ALHOLVA (granos molidos): legumbres, champiñones a la griega; en la cocina oriental está asociada al ajo, al cardamomo, al cilantro y a la alcaravea...

ANÍS VERDE (granos molidos): zanahorias, ensalada, galletas, pan de especias, pasteles...

APIO (hojas): ensaladas, puré de verduras, salsas, pasteles de verduras...

AZAFRÁN (pistilo): da un color anaranjado y un sabor sublime (¡muy caro!), una pizca basta.

CANELA (bastones molidos): compota y strudel de manzana, crêpes, arroz a la india, pasteles, yogur, queso blanco, ponche naturista (con clavo, tomillo, miel, limón)...

CARDAMOMO (vainas); salsas de curry, helados, sémolas

CEBOLLETA (tallos en rodajas): tortillas, queso blanco, ensaladas, salsas, mayonesas...

CLAVERO (clavo): hervidos, salsas, arroz a la india, peras, chocolate, frutas…

CILANTRO (**en granos**): col, cebollas, purés de verduras, paté vegetal, puchero de trigo, champiñones, judías blancas, ensalada de remolachas rojas, ensalada de frutas…(**Hojas**): platos de pescado, de curry…

CUATRO ESPECIAS: nuez moscada, jengibre, clavo, pimienta negra; entra en la composición del pan de especias

CÚRCUMA (rizoma en polvo): arroz, mijo, cuscús, postres, salsas (da un color amarillo)…

CURRY (mezcla de una decena de plantas aromáticas)*: salsas, arroz, puerros, champiñones…

ENEBRO (granos): salsas, verduras, choucroute, paté vegetal, sopa de col…

ENELDO (granos y hojas): cebollas, calabaza, yogur salado, pepino, calabacín, zanahorias, curry…

ESTRAGÓN (hojas): ensaladas, huevos, torta de avena, salsas, sopas…

HINOJO (granos): salsas, arroz, potajes, puerros…

JENGIBRE (raíz rayada): judías, arroz, puerros, crêpes, tarta de cebolla, pasteles, tés, confitería…

LAUREL (hojas): potajes, zanahorias, legumbres, té a la india.

LAVANDA (flores): zanahorias, postres, tartas…

LINO (granos): ensaladas, miel, crêpes, pan…

MELISA (hojas): sopas, salsas, ensaladas, puchero…

MENTA (hojas): ensaladas, guisantes, postres, pasteles, mantequilla aromatizada…

MOSCADA/MACIS (nuez y su cáscara): espinacas, nabos, patatas, salsa blanca, cebollas, tomates...

MOSTAZA (granos): verduras blancas, salsas, vinagretas...

ORÉGANO (hojas): sopas, salsas, pizza, tomates, calabacines, mayonesa, mantequilla aromatizada...

PERIFOLLO (hojas): potajes, salsas, ensaladas, tortillas, mayonesa, queso blanco...

PEREJIL (hojas): en casi todo (tras la cocción).

PIMIENTA (granos molidos): setas, salsas, en todas las verduras (moderadamente)...

RÁBANO PICANTE (raíz rayada): para mezclar con crema espesa y sal, para las patatas o para untar pan...

ROMERO (hojas): zanahorias, sopas, tortillas, salsas, pasteles...

SALVIA (hojas): tomates, verduras, salsas, sopas; sanea las frituras...

SERPOL/TOMILLO (hojas y flores): tomates, remolachas rojas, endivias, pastel de verduras...

VAINILLA (vainas en polvo): postres, crêpes, batido, helados, queso blanco, pasteles, cremas...

VERBENA (flroes y hojas): tomates, zanahorias, salsas, sopas, ensaladas...

Precisiones sobre el curry

Para 100 g de curry de Madrás, ejemplo de fórmula:

Cúrcuma	22 g.
Cilantro	20 g.
Comino	10 g.
Pimienta del Nepal	10 g.
Clavo	5 g.
Cardamomo	5 g.
Jengibre blanco	5 g.
Guindilla (tipo Cayena)	5 g.
Nuez moscada (macis)	5 g.
Hierbas secas	13 g.

Alimentos y Plantas Aromáticas aconsejadas

Acelgas, cilantro – comino

Arroz, canela – cúrcuma – curry – hinojo – jengibre – clavo

Avena (tortas), estragón – curry

Calabaza – Potimarrón, eneldo – nuez moscada

Cebollas, eneldo – anís verde – curry – cilantro – jengibre (tarta) – nuez moscada

Col blanca o verde, comino – cilantro – jengibre – nuez moscada

Coliflor o col blanca, nuez moscada – alcaparras

Compota de manzanas, canela

Calabacín, eneldo – orégano – ajo

Cuscús, cúrcuma

Crêpes, canela – comino – jengibre – lino (granos) – vainilla

Curry, eneldo – cardamomo – cilantro

Champiñones, cilantro – curry – alholva – ajo – pimienta

Endivias, vinagre balsámico – serpol

Ensalada, anís verde – albahaca – apio – perifollo – cebolleta – estragón – orégano – lino (granos) – verbena – melisa – menta

Ensalada de frutas, cilantro – canela

Espagueti, albahaca – sal de sésamo

Espinacas, ajo – nuez moscada

Galletas, anís verde

Guisantes, menta

Helados, cardamomo – vainilla

Judías, ajedrea – jengibre

Mijo, cúrcuma

Nabos, nuez moscada

Pan de especias, cuatro especias

Pastel de verduras, apio – cilantro – serpol – ajo

Pastelería, anís verde – canela – jengibre – menta – romero – vainilla

Patatas, nuez moscada – rábano picante – comino

Paté vegetal, cilantro – enebro

Pepino, eneldo – orégano – tomillo – ajo – pimienta

Peras, clavo

Perejil, con todo o casi todo (tras cocción)

Pescado, alcaparras – cilantro

Pizza, alcaparras – orégano

Ponche, canela – clavo – tomillo – miel – limón

Potajes, perifollo – estragón – hinojo – laurel – verbena – orégano – romero – ajedrea – salvia

Puchero de trigo, cilantro – tomillo – ajo – nuez moscada

Puerros, comino – curry – hinojo – jengibre

Puré de verduras – albahaca – apio – cilantro – estragón

Queso blanco, canela – cardamomo – perifollo – cebolleta – rábano picante – vainilla

Remolachas rojas, cilantro –serpol

Salsa mayonesa, perifollo – cebolleta – orégano – perejil

Salsas, alcaparras – comino – apio – perifollo – cebolleta – cúrcuma – curry – estragón – enebro – clavo – verbena – melisa – mostaza – nuez moscada (salsa blanca) – pimienta – rábano picante – romero – salvia

Salsifí, ajedrea

Sémola, cardamomo

Sopa al pisto, albahaca – ajo

Strudel de manzanas, canela

Té, cardamomo – jengibre – laurel

Tomates, albahaca – serpol – orégano – salvia – ajo

Tortilla, perifollo – cebolleta – estragón – romero

Trigo, tomillo

Yogur, eneldo – canela – cardamomo

Zanahorias, eneldo – laurel – lavanda (flores) – verbena – romero.

X c)

Sugerencias Culinarias

BEBIDAS

Todas las proporciones son para cuatro personas.

En la medida de lo posible, escoger ingredientes de cultivo ecológico o biodinámico.

He aquí primero dos bebidas frescas muy apreciadas:

Cocktail de zumo de frutas con especias

- *1 l de zumo de uva negra*
- *125 ml de zumo de naranja*
- *125 ml de cocktail exótico*
- *2 clavos*
- *una punta de c.c. de jengibre fresco (o en polvo)*
- *una punta de c.c. de canela en rama*
- *una naranja y un limón no tratados*

Mezclar los zumos, trocear las frutas en dados pequeños. Moler las especias en molinillo e incorporarlas. Dejar macerar una noche y servir con cazo.

Bebida de verano, receta africana

- *1 litro de agua*
- *1 ramo de menta fresca*
- *2 cucharadas soperas de azúcar*
- *el zumo de dos limas (tiendas de productos exóticos)*
- *el zumo de un limón amarillo*
- *1 c.c. de jengibre fresco rallado (10g)*

Macerar una noche al fresco.
Filtrar y beber fría.

Y he aquí una bebida caliente, para prevenir los enfriamientos:

Ponche naturista
inspirado en una fórmula del Dr. Valnet

- *1 litro de agua*
- *3 bastones de canela (indispensables)*
- *3 granos de cardamomo*
- *3 clavos*
Hervir hasta obtener un color dorado.
Filtrar fuera del fuego.
Añadir: 1 zumo de 1 limón,
1 cucharada sopera de orégano y un poco de miel.

Servir caliente.

He aquí una preparación bastante clásica, que siempre ha tenido éxito. Bebida de merienda o de postre, preparada rápidamente si hay prisas y muy apreciada por los niños.

Batido de plátano

- *1 l de leche fresca*
- *un yogur entero natural*
- *uno o dos plátanos*
- *una pizca de vainilla*
- *una cucharada sopera de azúcar integral*
- *una bola de helado de vainilla.*

Mezclar todo, servir enseguida.

Lassi al cardamomo

Bebida india de mesa muy apreciada, el lassi se hace con frutas, de numerosas formas (salado o dulce); esta bebida es apropiada con una comida de verduras y de cereales un poco especiados.

- *medio litro de leche,*
- *2 yogures enteros naturales ó*
1 litro de leche fermentada (Ribot)
- *una buena pizca de sal,*
- *una vaina de cardamomo machacada.*

Dejar macerar algunas horas, mezclar
Servir enseguida.

Bebida de mesa agridulce.

- *1 l agua*
- *3 c.s.[15] de miel*
- *3 c.s. de vinagre de sidra.*

---

[15] c.s. cuchara sopera - c.c. cuchara de café

ENSALADAS

El abanico de las ensaladas es infinito; un buen método para guiarse consiste en encontrar un tema general; esto puede hacerse a partir de los ingredientes que se dispone.

He aquí algunas orientaciones. Las cantidades se dejan a libre elección. Para dar una idea, una lechuga tipo Batavia basta para 6 a 8 comensales.

Ensalada de cuatro colores
- *Lechuga batavia*
- *Lentejas*
- *Endibias*
- *Col roja*

Ensalada de pepinos
- *Pepinos rallados (sin las semillas)*
- *Aceite de oliva*
- *Ajo, sal y pimienta*
- *Tomate para decorar.*

Ensalada griega
- *Tomate*
- *Pepino*
- *Queso feta*
- *Olivas*
- *Cebolla*

Ensalada provenzal
- *Trigo (sémola de trigo, pasta…)*
- *Tomates*
- *Huevo mimosa (huevo duro picado)*
- *Aceitunas*
- *Albahaca*

Ensalada de otoño

- *Zanahorias ralladas*
- *Manzanas*
- *Naranja*
- *Uvas pasas*
- *Dados de queso gruyère o de comté.*

Ensalada de invierno

- *Apio o nabo de bola rallado*
- *Dados de manzana*
- *Nueces*
- *Dados de queso comté.*

Ó bien:

- *Endibias*
- *Queso roquefort,*
- *Nueces*
- *Lechuga hoja de roble*
- *Huevos*
- *Picatostes (trozos de pan fritos).*

Puerros a la vinagreta

- *Puerros cocidos*
- *Patatas*
- *Tiras de tocino*

Ensalada a la china

- *Tiras finas de col*
- *Germinados de soja frescos*
- *Rábano*
- *Zanahorias ralladas en tiras.*

Ensalada de algas

Las algas iziki (en tiendas de dietética) se preparan rápidamente: hacerlas hervir en agua 3 mn. Alguna que otra vez, sorprenden.

- *Tortilla de algas iziki cortada en tiras*
- *Zanahorias ralladas*
- *Lechuga.*

Ensalada de coliflor
- *Coliflor sin ramas*
(cocida brevemente en agua y vinagre de sidra)
- *Plátano*
- *Dados de queso gruyère*
- *Lechuga.*

Ensalada del pescador
- *Pepino*
- *Filetes de caballa*
- *Zanahorias ralladas*
- *Lechuga hoja de roble.*

Ensalada parisina
- *Jamón*
- *Tomate*
- *Queso gruyère*
- *Huevos duros*
- *Champiñones*
- *Tiras de escarola*

Ensalada mejicana
- *Maíz*
- *Judías pintas*
- *Pimientos rojos*
- *Tomate*
- *Trozos de cebolla*
- *Lechuga*

Ensalada bretona
- *Lechuga batavia*
- *Patatas*
- *Atún*
- *Alcachofas*
- *Huevo duro*

Ensalada exótica
- *Lechuga verde*
- *Trozos de naranja, manzanas y pera*
- *Uvas pasas*
- *Dados de piña.*

Ensalada Beatriz
Tomar el mismo peso de tomates cortados, dados de aguacate con limón y judías verdes cocidas.
Mezclar con una vinagreta/salsa mahonesa que tenga una pizca de ajo, servir enseguida.

Garbanzos al sésamo (Hummus)
Receta libanesa.
Este primer plato permite ofrecer un entrante nutritivo, que puede incluso presentarse como plato principal.

Para acompañamiento de ensalada:

- *500 gramos de garbanzos*
- *5 cucharadas soperas de puré de sésamo integral*
- *un ramo de cilantro fresco*
- *el zumo de un limón*
- *100 g de aceite de oliva*
- *sal, pimienta, ajo*

Cocer los garbanzos tras remojo
Aplastar en puré y añadir el puré de sésamo integral,
el zumo de 1 o 2 limones, el cilantro cortado, la sal, la
pimienta y el ajo. Servir en bolitas con lechuga.

Los aceites utilizados para las ensaladas deben ser los
mejores posibles; no recomendamos demasiado las mezclas caseras de aceite; varios fabricantes de aceites ecológicos proponen mezclas hechas de buena calidad.

Ejemplo de vinagreta/salsa mahonesa
(sin huevo)

- *3 vasos de aceite de girasol o de otros aceites*
(sésamo, semillas de calabaza, cártamo…)
- *1 vaso de aceite de oliva*
- *1 vaso de agua*
- *1 vaso de leche*
- *4 cucharadas soperas de mostaza, ajo, hierbas, curry,*
nuez moscada, sal, pimienta, hierbas de Provenza…

Batir con la batidora, hasta que se mezclen perfectamente. Se conserva mucho tiempo en el frigorífico,
en un frasco hermético.
Pueden encontrarse variantes añadiendo queso
roquefort, albahaca cortada o un buen ketchup.

Numerosas salsas pueden ser preparadas con queso blanco, yogur o salsa mahonesa casera. Sin embargo, favorecemos las salsas con aceite, en la medida en que sean indispensables para el equilibrio alimenticio y que no veamos muchas otras ocasiones de consumirla cruda.

SOPAS

Respecto a la cocina para los niños, hay un plato que recibe una buena acogida: es la sopa; sobre todo durante el primer septenio. La sopa reconforta mucho, es como una historia contada al fuego, pero no todas las sopas son de gran calidad. La cosa más simple consiste en poner verduras cortadas en agua con sal hirviendo y después colarlo todo. Es la sopa en su más simple expresión.

También pueden cocer las verduras en estofado. Cuando la mezcla está cocida, añadir agua con sal. Entonces pasarla por el pasapurés (si disponen de suficiente tiempo) o bien triturar con la trituradora. Esta forma de proceder dará ya más cualidades a la sopa, pero todavía irán más lejos *calentando* la masa líquida con ayuda de algunas especias (como la nuez moscada, el cilantro molido, un poco de curry, de pimienta o de ajo y –en el momento de servir- perejil fresco y un poco de mantequilla). He ahí de alguna forma una sopa jardinera típica, de calidad.

- Notemos que a los niños les gustan a menudo las sopas solas (sin trocitos) y que para ellos, la patata (en pequeña cantidad) es un espesante muy apreciado. Los adultos encontrarán otros espesantes para la sopa, como los copos de avena o de cebada. La crema de arroz también conviene.

Las siguientes recetas comprobadas dan más precisiones. Las dos primeras convienen a la familia, las dos últimas más a los adultos.

Para alrededor de cuatro personas:

Sopa jardinera

- *80 g de patatas*
- *80 g de zanahorias*
- *50 g de nabos*
- *100 g de puerro (blanco)*
- *aceite de girasol*

Cocer en estofado, añadir 1 l de agua, recalentar, triturar. Añadir una pizca de nuez moscada molida, de cilantro, de comino, un diente de ajo pequeño machacado y, en el momento de servir, perejil picado y una cucharada sopera de nata espesa o un poco de mantequilla.

Sopa de potimarrón:

- *50 g de patatas*
- *50 g de cebollas*
- *200 g de potimarron*
- *aceite de oliva*

Cocer en estofado, añadir 1 l de agua con sal, recalentar, triturar. Añadir una pizca de nuez moscada y, en el momento de servir, un poco de eneldo y de mantequilla.

Sopas apropiadas para los adultos:

Crema de nabos

- *80 g de patatas*
- *300 g de nabos*
- *aceite de oliva*

Cocer en estofado, añadir 1 l de agua, recalentar, triturar. Añadir un vaso de leche, una pizca de nuez moscada y de perejil picado en el momento de servir.

Homenaje a la remolacha roja

- *80 g de patatas*
- *300 g de remolachas rojas*
- *aceite de oliva*

Cocer en estofado, añadir 1 l de agua, recalentar, triturar. Añadir un poco de ajo y de tomillo. Tras haber servido, decorar con un poco de nata líquida (haciendo una espiral con la punta de una cuchara) y una hoja de perejil.

He aquí dos sugerencias más:

Sopa de plátano

Esta divertida y refinada fórmula asocia los sabores dulce y salado; está inspirada en el notable libro de Jeannette Dextreit, *"La table et la santé"*, bien conocido por los higienistas.

- 2 cebollas medianas
- un vaso de leche
- un chorrito de aceite de oliva
- sal
- 3 clavos
- curry
- 1 cucharada sopera de maizena
- una brizna de perejil

Cocer las cebollas a fuego lento en el aceite con los clavos y una punta de curry, pimienta y nuez moscada; mojar con 75 cl de agua, añadir la leche y la maizena, dejar hervir, rectificar con una pizca de nuez moscada y de curry, y con un soplo de guindilla roja; este caldo debe ser perfecto. Fuera del fuego, añadir el plátano cortado en rodajas, volver a poner al fuego (sin hervir) algunos instantes, añadir el perejil cortado en el momento de servir.

Sopa en acuario

Esta sopa, muy fácil de hacer, puede cocinarse con diversas verduras ralladas (alrededor de 500 g), que serán cocidas brevemente en estofado y luego mojadas en un litro de agua. Añadir un poco de salsa de soja (Tamari) para salar, un poco de ajo y un toque de comino, cilantro y guindilla.

PLATOS PRINCIPALES

Tortas de cereales

Las tortas de cereales son preparaciones muy apreciadas en alimentación sana. Siempre las proponemos en nuestros talleres de cocina. El dispensador de helados es también muy práctico para hacer tortas, a las que se da la vuelta para cocer por ambos lados. Pueden hacerse en la sartén (con aceite, alrededor de 10 mn por cada lado) o en el horno a alta temperatura. Una sola persona puede hacer tortas para 300 personas en dos horas, con tal de tener hornos y placas suficientemente grandes.

Tortas de avena (alrededor de 20)

- copos de avena 400 gramos
- verduras 400 g (zanahorias, calabacines, cebolla…)
- 1 huevo entero (opcional)
- queso comté rallado 100 gramos (optativo)
- aceite de oliva o nata espesa 80 g
- agua
- hierbas aromáticas: ajo, perejil, nuez moscada, comino, curry, cilantro, pimienta, sal

Mezclar los copos de avena, las verduras cortadas, el queso, el agua, el aceite o la nata. Dejar hinchar unos minutos. Añadir las hierbas aromáticas y probar hasta que satisfaga.

Con un aparato de helados hacer bolas, que se cocinarán con aceite, o bien en la sartén (5 a 10 mn por cada lado), o en el horno con calor arriba y abajo (alrededor de 25 mn a 200°C), según la cantidad.

Esta torta es una comida, puede comerse fría en excursiones o de viaje.

Se puede acompañar de verdura estofada o lechuga. La avena es un cereal que adquiere rápidamente una buena cohesión. Esta torta puede hacerse con copos de cebada; en este caso, dejar reposar la mezcla ½ h antes de hacer bolas para cocer.

He aquí otra fórmula de tortas:

Tortas de patata y mijo (alrededor de 20)

Cocer 100 g de patatas y 200 g de mijo en agua con sal hirviendo con un poco de cúrcuma. El mijo se cuece en dos veces y media su volumen de agua durante unos 15 mn.

Tras cocción, escurrir, aplastar todo y añadir 200 g de queso rallado, dos huevos, nuez moscada, sal y pimienta. Hacer bolas para cocinar en aceite en la sartén o en el horno.

Acompañamiento de verduras verdes o lechuga frisée, queso o tiras de tocino.

Escalope de trigo con cebollas
(para alrededor de 20 tortas)

- *trigo molido o bulgur 350 g*
- *cebollas 300 g*
- *1 l de agua hirviendo*
- *sal, tomillo, 1 clavo*
- *3 cucharadas soperas de aceite de oliva*
- *3 dientes de ajo*
- *1 huevo*

Verter el agua hirviendo con sal sobre el trigo, añadir el tomillo y dejar hinchar 1 hora.
Cortar las cebollas y sofreírlas, añadir el ajo machacado y el clavo.
En el momento de la comida, mezclar el trigo, las cebollas y el huevo batido. Formar porciones de la pasta
obtenida y hacer a fuego fuerte por ambos lados.
Se puede acompañar de coles rojas, patatas, uvas
(ver más adelante).

Gougères (alrededor de 20 pequeñas)

La gougère es una variante de la masa choux; para
una comida vegetariana, puede comerse como plato
fuerte con judías verdes, por ejemplo.

- 180 g agua
- 75 g de mantequilla, nuez moscada
- 80 g de harina de trigo, tipo 80
- 3 huevos
- 150 g de queso gruyère (o comté) rallado,
nuez moscada, curry.

Calentar el agua con sal, mantequilla, nuez moscada
y curry. Cuando la mezcla hierva, sacar del fuego y
añadir la harina de un solo golpe. Mezclar con cuchara de madera. Volver a poner al fuego y remover
hasta que la pasta deje de adherirse a la cacerola.
Fuera del fuego, añadir los huevos uno a uno, batien-
do enérgicamente con una cuchara de madera. Añadir
el queso gruyère (o comté) rallado.
Hacer bolitas con el dispensador de helados, poner
sobre una placa y meter al horno a 200°C durante 25
mn, hasta su hinchazón y aparición de un bonito
color dorado.

ALGUNOS PLATOS DE CEREALES PARA LA ALIMENTACIÓN SANA

Puchero de trigo con verduras

Éste es un gran plato de la cocina sana; puede hacerse con carne o vegetariano:

- *250 g de verduras*
(zanahorias, nabos, calabacines, cebollas…)
- *200 g de sémola de trigo*
- *Un muslo de pollo a la plancha, troceado (optativo)*
- *30 g de lentejas*

Remojar el trigo dos horas (o durante la noche), luego cocerlo durante 3 horas y añadir las lentejas al final de la cocción.

Cortar las verduras en dados (o como patatas fritas alargadas), y cocerlas en estofado con un poco de agua y aceite de oliva. Poner el muslo de pollo en una sartén con un poco de aceite de oliva.

Añadir el muslo de pollo troceado, el trigo y las lentejas al final de la cocción. Aliñar con cilantro, comino, jengibre, clavo, tomate exprimido, mostaza, sal… Rectificar el aliño antes de servir.

Trigo sarraceno a la holandesa

Cocer juntos 100 g de trigo sarraceno, 200 g de patatas y 100 g de cebolla.

Disponer la mezcla cocida sobre un plato, cubrir con salsa de nuez moscada (ver más adelante), decorar con queso comté rallado y perejil.

Se puede acompañar de algunas verduras crudas de colores.

Arroz integral salteado con verduras

- *arroz redondo integral 200 g*
- *aceite de oliva*
- *4 zanahorias*
- *cebollitas grelot 250 g*
- *2 nabos*
- *1 calabacín*
- *sal, pimienta, mejorana, ajo, cilantro, perejil*

Lavar el arroz, dejar escurrir.
Verter el arroz en aceite caliente, remover para que se impregne uniformemente, después verter el doble de volumen de agua hirviendo con sal.
Tapar y dejar cocer, verificando de vez en cuando la cocción (unos 55 mn).
Pelar las verduras, cortarlas en trozos y cocerlas en estofado.
Servir el arroz en corona (con un molde), con las verduras en medio. Decorar con perejil.
Este arroz con verduras podría acompañar un sofrito de cordero o de pollo a la oriental (con curry).

Trigo sarraceno con huevos pasados por agua

- *3 cebollas*
- *3 cucharadas soperas de aceite de oliva*
- *200 g de trigo sarraceno tostado*
- *2 tomates*
- *6 huevos*
- *Queso parmesano rallado o salsa de tomate*
- *Sal, tomillo, perejil*

Cortar las cebollas y sofreírlas.

Añadir el trigo sarraceno escurrido del agua de remojo y remover durante 3 mn, luego añadir 6 dl de agua con sal hirviendo.

Dejar hervir a fuego vivo durante 2 mn, luego bajar el fuego y añadir los tomates pelados y cortados en dados, así como el tomillo.

Cocer a fuego muy lento y tapar 10 mn, removiendo de vez en cuando.

Escalfar los huevos en agua hirviendo con vinagre de sidra y ponerlos sobre el plato de trigo sarraceno.

Servir con el queso parmesano rallado o la salsa de tomate y perejil.

Acompañar de espinacas.

Cuscús

La sémola mediana de trigo duro permite realizar el plato de cereales más rápido que hay. He aquí mi fórmula:

- *200 g de sémola mediana*

Mezclar con 4 cucharadas soperas de aceite de oliva
Añadir almendras en polvo, sal y cúrcuma.

Cubrir de agua hirviendo, dejar hinchar tapado 10 mn. Despegar con tenedor. Una parte de esta sémola puede apartarse: será tratada con cúrcuma y luego puesta en espiral sobre el cuscús, para decorar. Es un acompañamiento habitual de verduras con salsa y carne o queso para los vegetarianos.

Para cantidades mayores, es igual de fácil: basta con multiplicar las cantidades.

Otras sugerencias

Crêpes al hinojo

- *crêpes*
- *hinojo estofado (ver más adelante)*
- *ligante: maizena disuelta en leche y una pizca de nuez moscada. Guarnición: queso Roquefort o Comté.*

Cake de verduras

- *150 g de harina de trigo tipo 80*
- *400 g de verduras: zanahorias, calabacines, nabos*
- *5 huevos*
- *100 g de tiras de tocino a la plancha*
- *75 g de mantequilla*
- *especias: curry, nuez moscada, ajo, hierbas de Provenza.*

Cocer en estofado las verduras cortadas.

Añadir la harina, las yemas de huevo, las tiras de tocino, la mantequilla y las claras a punto de nieve.

Cocer al horno a 180°C (6-7) durante 20 a 30 mn.

Dejar enfriar y recalentar antes de probar.

Acompañar de ensalada.

Acelgas con tocino

Tomar 500 g de acelgas, lavarlas y separar las hojas de los tallos. Cortar los tallos, cocerlos en estofado con aceite de oliva. Tras 10 mn, poner las hojas cortadas con algunos granos de alcaravea. Espesar el jugo con un poco de leche y de Kuzu (o fécula de maíz), añadir algunas tiras de tocino previamente cocido. Servir con mijo cocido con un poco de cúrcuma. Presentar con un poco de salsa de rábano picante. La mejor salsa de rábano picante se hace (en nuestra opinión) con rábano picante fresco rallado, nata espesa y un poco de sal.

Quiche de verduras y salmón fresco

Preparar la pasta con 250 g de harina y 100 g de mantequilla, luego añadir un poco de agua, sal y granos de comino.

Cocer en estofado las verduras siguientes (100 g de zanahorias, 100 g de brócoli, 50 g de cebolla) en dados. Durante este tiempo, extender la pasta. Una vez cocidas las verduras, mezclarlas con la preparación siguiente: 1 taza de nata, 2 huevos, 1 cucharada sopera de maizena, especias (ajo, curry, cebolleta, orégano, cúrcuma). Freír una rodaja de salmón fresco, cortarla en trozos y añadirla a la mezcla.

Poner la pasta en el molde y recubrirla con la mezcla salsa-verduras-salmón.

Cocer en el horno a 200°C unos 20 mn, hasta que adquiera un color dorado. Servir la quiche decorada con rodajas de limón. Acompañar de una ensalada de lechuga con pipas de girasol.

La presentación y la decoración son cosas fundamentales para la gastronomía vegetal. Los alimentos más modestos reclaman una valoración.

Los niños reclaman platos bien presentados. He aquí un pequeño guiño para ellos:

Isla de huevo

Contar por comensal: un huevo, una gota de aceite de oliva, pequeñas verduras bellamente cortadas (por ejemplo champiñones, brócolis, zanahorias en estrella, rama de perejil).

Poner cada huevo a freír en la sartén; durante la fritura, disponer rápidamente las pequeñas decoraciones de verduras en la clara que se solidifica al freír. Servir enseguida.

EJEMPLOS DE SALSAS

La cocina francesa ofrece una multitud de salsas variadas; como en los platos precedentes, presentamos lo que nos parece interesante, según nuestra experiencia en la cocina sana.

Salsa base y sus variaciones

Esta fórmula es como una salsa Bechamel al revés.

Hervir 1 l de leche (o mezcla agua/leche); mientras tanto, mezclar 40 g de fécula de maíz, 2 huevos enteros y un poco de leche. Fuera del fuego, añadirlo a la leche caliente, removiendo con un batidor; añadir sal y nuez moscada y seguir moviendo; finalmente incorporar un poco de mantequilla; si es necesario, rectificar con sal y pimienta. Esta salsa base puede ser hecha días antes, conservada al fresco.

Para las variaciones siguientes, tomar una cacerola pequeña, cuyo fondo cubrirán con agua, calentar removiendo con el batidor y entonces añadir los ingredientes que quieran. La lista siguiente da algunas ideas entre otras, a partir de una base.

Salsa Aurora
- *Salsa base*
- *Puré de tomate*
- *Ajo*
- *Orégano*
- *Albahaca*
- *Vino de madeira*

Salsa Roquefort
- *Salsa base*
- *Queso roquefort*
- *Nata espesa*

Salsa Curry
- *Salsa base*
- *Cúrcuma*
- *Curry*
- *Cilantro*
- *Limón*

Salsa Mornay
- *Salsa base*
- *Queso comté*
- *Perejil*
- *Pimienta*

Salsa Cardinal
- *Salsa base*
- *Puré de remolacha roja*
- *Ajo*
- *Tomillo*
- *Pimienta*

Salsa Verde
- *Salsa base*
- *Puré de espinacas*
- *Punta de ajo*

Salsa mística (acompañada de música oriental)
- *Salsa base*
- *Col roja*

Estas salsas pueden acompañar a pastas o bulgur con una verdura estofada (como una zanahoria a la naranja) y tres salsas (Curry, Cardinal, Verde), ilustrarían bien lo que llamamos gastronomía vegetal.

Condimento super-aromático

- *2 partes de comino*
- *1 parte de cilantro*

Dorar en el horno a temperatura media de 5 a 10 mn. Moler en un molino de café. Para usarla en lugar de pimienta, esta mezcla puede ser molida en un molino de pimienta manual.

ALGUNAS OBSERVACIONES SOBRE LAS VERDURAS

Verduras estofadas

Regla general: cocer en un poco de agua, sal y aceite de oliva, añadir las verduras por orden de dureza.

Zanahorias

Verdura reina de la cocina, el tamaño puede cambiar para aportar variedad; en tiras, en círculos oblicuos, en semicírculos, en dados, en forma de patatitas (en este caso guardar los trozos sin usar para la sopa).

Se impone la cocción en estofado; la zanahoria puede consumirse natural o perfumada de numerosas formas; he aquí una decena: piel de naranja, mezcla cilantro comino, eneldo, cilantro, miso (paté de soja), algunas flores de lavanda, jengibre y piel de limón rallada, curry, romero, etc.

Se puede espesar el jugo (con o sin producto lácteo) con un poco de fécula (por ejemplo) o con puré de almendras.

Cebollas/manzanas

Pesar 100 g de cebollas cortadas sofritas, salar, añadir algunos dados de manzanas, acabar la cocción tapada algunos minutos más. Añadir una gota de Tabasco en el momento de servir.

Puerros al comino

Esta verdura-hoja permite recibir una pequeña lección de dietética; en efecto, subiendo de la raíz hacia arriba de la verdura, la proporción de fibras va aumentando. El reflejo podría ser no coger más que lo blanco, pero la alimentación sana reclama una actividad un poco más sostenida: las fibras activan el tránsito intestinal. Falta por saber cuánto. El lector ya está habituado a nuestras preguntas y dará su respuesta. En todo caso, habrá que separar lo blanco de lo verde para la cocción. Después de 15 mn de cocción de lo verde, añadir lo blanco y algunos granos de comino, cociendo unos 10 mn más.

Potimarron

El potimarron es una verdura maravillosa, que puede consumirse frita o en puré; puede cocerse sobre un tapizado de cebollas; una pizca de nuez moscada le va bien.

Verduras a la oriental

- zanahorias, cebollas, espinacas,
- cilantro, curry, ajo, comino, pimienta.
Cocer en estofado. Acompaña a los cereales.

Col roja/manzanas/uvas

Extraña mezcla conocida en el norte de Francia. Tomar una col roja, quitar el cogollo, cortarla, cocerla en estofado; tras 15 mn, añadir tres manzanas cortadas en tiras y cuatro cucharadas soperas de uvas pasas, cocer de 5 a 10 mn a fuego muy lento, luego añadir un chorrito de vinagre de sidra y mezclar delicadamente. Esta preparación hará el mejor efecto con mijo o bulgur.

Brócoli

Como en el puerro, en el brócoli, hay que separar la parte de abajo de la de arriba. En este caso, las ramas cuecen un poco más tiempo que las flores. Puede que las ramas deban ser peladas superficialmente. El ajo le va bien a esta verdura.

CREMAS, POSTRES

Crema-postre de base de Agridin (Portugal)

- *1 litro de leche*
- *40 g de fécula de trigo o de maíz*
- *2 huevos*
- *4 cucharadas soperas de azúcar de caña integral*
- *La piel de medio limón en un solo trozo*
- *Canela (dos palos)*
también puede hacerse con vainilla o cardamomo.

Cubrir el fondo de una cacerola con agua y ponerla a calentar, añadir la leche (menos una taza), la piel del limón y la canela, hervir. Mezclar los huevos, la fécula y el azúcar con la leche reservada. Retirar la leche del fuego y añadir esta mezcla, poner de nuevo al fuego y llevar a ebullición, remover con un batidor.

Cuando la mezcla espesa retirar del fuego y servir. Tomar fría.

Crema de sémola
- *1 litro de leche*
- *25 g de azúcar*
- *25 g de sémola de trigo fina*
- *perfume a elegir: vainilla, limón, naranja.*

Rollo de pistacho
Hacer una pasta con 1 medida de azúcar moreno, 1 medida de mantequilla, 2 medidas de harina tipo 80 y leche.
Extender la pasta en rectángulo.
Rellenar con relleno de pistacho:

- *250 g de pistachos molidos en molinillo*
- *75 g de azúcar*
- *75 g de miel*
- *1 cucharadilla de café de canela, una punta de nuez moscada*
- *1 cucharada de agua de azahar*
- *2 claras de huevo*
- *Mezclar todos los ingredientes y rellenar la pasta*

Cerrar bien el rollo, pegándolo con yema de huevo diluida en un poco de agua.
Cocer al horno a 180ºC sobre papel de hornear, hasta que se dore.

Magdalenas

Pasta de 4/4: harina, azúcar, mantequilla, huevos (150 g de cada).

Añadir bicarbonato (1 cuchararadilla de té), vainilla, naranjas confitadas, un poco de polvo de almendras, uvas pasas (opcional).

Batir vigorosamente todos los ingredientes, hasta obtener una pasta homogénea. Hacer bolas con una cuchara de helado y depositarlas en moldes de magdalena o en cajitas de papel sulfurizado (tiendas de artículos de restauración). Cocer en horno a 180° durante 15 mn, hasta que se doren.

Mousse de frutas

- *100g de puré de albaricoque (u otra fruta)*
- *200 g de queso blanco*
- *3 cucharadas soperas de azúcar integral*
- *vainilla*

Mezclar y cubrir con nata montada. Decorar con hojas de menta.

Servir en una ensaladera transparente, para "echar un vistazo".

Crumble de manzanas

- *1 medida de azúcar moreno (100 g)*
- *1 medida de mantequilla*
- *2 medidas de harina tipo 80*
- *canela molida*
- *un poco de polvo de almendras*
- *un poco de copos de avena*

Trabajar los ingredientes hasta conseguir consistencia grumosa.
Disponer las manzanas en redondeles juntos, sobre un plato de tarta untado con mantequilla.
Desmigar la pasta y ponerla sobre los redondeles de manzana.
Cocer 20 mn en el horno a 200ºC, hasta que se dore.

Queso blanco al cardamomo

- 500 g de queso blanco con 20% de materia grasa.
- 50 g de azúcar integral
- 1 yema de huevo
- granos machacados de cardamomo o vainilla
o canela molida.
- piel de limón y de naranja no tratadas

Mezclarlo todo y dejar reposar al fresco.
Comer bien fresco.

Rocas de frutos secos

- 150 g de higos
- 100 g de dátiles
- 100 g de albaricoques secos
- 50 g de avellanas machacadas
- Coco rallado

Cortar los frutos en trocitos.
Hacer bolitas y rodarlas sobre el coco.
Excelente plato para marchas deportivas.

Brownies

- *6 huevos*
- *300 g de chocolate negro*
- *150 g de mantequilla*
- *150 g de azúcar moreno de caña*
- *75 g de harina tipo 80*
- *20 g de polvo de almendras*
- *30 g de avellanas tostadas molidas*
- *Vainilla*

Fundir la mantequilla y el chocolate.
Añadir las yemas de huevo batidas con la vainilla, el azúcar, una lluvia de harina, el polvo de almendras, las claras batidas a punto de nieve y luego las avellanas. Cocer a 180° en el horno. Este postre consistente será servido con una comida ligera.

Pastelitos de almendras

- *pesar las claras de 6 huevos (100 g)*
- *la mitad del peso en azúcar (50 g)*
- *el mismo peso en harinosas: 60% almendras, 30% fécula, 10% harina (100 g)*
- *mismo peso de azúcar glace (100 g)*
- *mitad del peso en mantequilla (50 g)*
- *2 yemas*

Montar las claras a punto de nieve y añadir el azúcar, mezclando con el batidor.
Añadir los harinosos y el azúcar glace, la mantequilla, las yemas de huevos.
Llenar cajitas de papel.
Cocción a 180°C unos 15 mn.
Perfumar con mermelada de cassis.

Pastel enrollado (10 a 12 personas)

- *8 huevos*
- *125 g de azúcar moreno*
- *125 g de harina tipo 80*
- *75 g de mantequilla*
- *2 cucharadas soperas de polvo de almendras*
- *Vainilla*
- *Placa de pastelero 60 x 40 y papel de hornear*

Batir las claras de huevo y reservar.
Batir el azúcar con las yemas, la vainilla, añadir la mantequilla blanda, la harina, las almendras.
Incorporar con suavidad las claras.
Extender en rectángulo con una paleta de tarta sobre el papel de hornear, en la placa del horno.
Hornear a fuego bajo (160°C) durante 15 mn.
Al sacar del horno, dar la vuelta al bizcocho, poniéndolo sobre un trapo de cocina, para que la pasta se humedezca. Entonces guarnecer al gusto con mermelada, queso blanco, crema de vainilla, chocolate, nata montada o crema de castañas, y enrollarlo apretado.

Mendigo

- *albaricoques secos*
- *almendras*
- *avellanas*
- *dátiles*
- *trozos de chocolate*
- *una mandarina clementina*

Disponer bellamente en un platito o cesta. Este postre se prepara rápidamente y permite usar algunos restos.

Tiramisu

Este gran postre de la cocina italiana es fácil de hacer.

- 250 g de mascarpone
(queso blanco italiano, existe ecológico)
- 2 huevos
- 50 g de azúcar de caña moreno
- 1 c.s. de azúcar vainillado
- bizcochos de soletilla
- 1 cuenco de café fuerte enfriado
(o descafeinado o café de cereales)
- 3 c. s. de cacao puro en polvo

Hacer el café, añadir 1 cucharada sopera de cacao, separar las claras de las yemas, preparar un plato de vidrio o de cerámica (redondo o cuadrado, de 20-25 cm), mojar los bizcochos de soletilla uno a uno y tapizar con ellos el fondo del plato.

Batir las claras a punto de nieve firme, con una pizca de sal, y poner aparte. Batir en el mismo plato (que no es necesario lavar) las yemas con el azúcar y la vainilla durante algunos minutos. Entonces añadir el mascarpone (mezclando bien), incorporar las claras batidas con suavidad. Con la mitad de la mezcla así obtenida, cubrir los bizcochos de soletilla que están en su plato. Cubrir de nuevo con bizcochos de soletilla y finalmente, poner el resto del mascarpone preparado.

Dejar al fresco una noche o al menos algunas horas. En el momento de servir, espolvorear la superficie con las 2 c.s. del cacao restante (con ayuda de un colador fino). Servir.

Pan de especias Perceval
Celebración de las especias.
Para un gran pan:

- *300 g de harina de trigo tipo 80*
- *300 g de harina de centeno integral*
- *100 g de azúcar moreno*
- *100 g de miel*
- *100 g de naranjas confitadas*
- *100 g de mantequilla*
- *un chorrito de leche*
- *1 cucharada sopera de cúrcuma*
- *2 cucharadas soperas de bicarbonato de sodio*

Especias a moler: 1 bastón de canela, una punta de cucharilla de café de clavo, pimienta, nuez moscada y jengibre.

Mezclar todos estos ingredientes hasta la consistencia de una pasta pegajosa; dejar reposar 30 mn, poner en un molde de cake recubierto de papel sulfurizado; cocer a 170°C unos 45 mn. Comer al día siguiente.

XI

Alimentar a los niños

Pasando directamente a consideraciones prácticas, me parece que el arte de alimentar a los niños se reduce a modular correctamente la actividad digestiva propia de cada uno, evitando las reacciones conflictivas. Con adultos es posible dialogar sobre lo que se les propone, un niño no conceptualiza lo que le gusta comer, ha de hacerlo el adulto, esperando que cuando el niño se haga adulto, lo haga él mismo.

Conviene señalar aquí un punto importante. El adulto puede encontrar compensaciones (*hasta cierto punto*), si la comida no ofrece todos los criterios de calidad. En efecto, en cierta medida puede emanciparse de las necesidades corporales; por ejemplo, reencontrar a un amigo puede compensar el disgusto de una comida mediocre, o una atmósfera de fiesta puede llevarle a digerir platos que generalmente le enfermarían, etc. Los padres o los educadores saben que esta "emancipación", esta capacidad de compensación, no es la misma en el niño, cuyas primeras necesidades son generalmente más urgentes. Si el adulto (por su *constitución*) se encuentra en la encrucijada de los alimentos materiales e inmateriales, el niño que edifica su propio organismo corporal es, desde cierto punto de vista, más dependiente de las comidas terrestres, lo que debería volvernos particularmente atentos a la calidad de los alimentos que les proponemos.

Habiendo puesto estas nociones como base, ahora hay que considerar la buena forma de ponerlas en práctica.

La agricultura biodinámica puede (en este sentido) definirse como un método global que permite a los alimentos impregnarse de la plenitud de imágenes, informaciones y fuerzas que podrán animar al ser humano, quien se nutre de ellas hasta lo más íntimo, desenrollando (por así decirlo) la película al revés.

Al niño le gustan a menudo los alimentos *fáciles*: los cereales refinados o la carne; pero no es útil entrar en conflicto abierto en cada comida; ciertos niños son más activos interiormente que otros. Darse cuenta de las diferencias de constitución, ya es una medida extremadamente práctica.

El autor tiene tres niños de 11 a 15 años y le parece evidente que cierta diferenciación en la mesa no es una empresa insuperable: un poco más a uno de esto, un poco menos a una de lo otro. Aunque es deseable comer de todo, no hay que dudar en emplear la cucharilla. La cuestión es construir sobre lo real y no sobre principios utópicos. Construir sobre lo real nos compromete a desarrollar cierta sensibilidad a las diferencias entre los individuos, como hemos visto. Claro que, en comidas colectivas, la cosa es menos fácil que en familia, pero ¡cuántas ideas fijas obstaculizan la puesta en obra de las necesidades particulares de cada uno!

El arte de alimentar a los niños es darles gusto sin debilitarles, sin dimitir de la tarea de padre. He ahí lo esencial.

Si resulta que al niño que se alimenta le gusta el azúcar, démosle el mejor azúcar. Si al niño no le gustan las verduras, ¿estamos seguros de haber mostrado suficiente imaginación al cortar los alimentos, al presentarlos, en las salsas, las cocciones? Verduras cortadas en trocitos con forma de animales pueden ayudar. Los niños son relativamente dóciles cuando adultos con convicciones reales les proponen (*en una atmósfera agradable*), una comida de calidad bien presentada. No olvidemos tampoco que esta docilidad, esta flexibilidad de los niños, tiene doble sentido: puede acomodarse mal que bien a una comida deficiente que les den sus padres. Lo que queremos decir con esto es esta evidencia: los niños dependen ante todo de lo que se elige en casa. Esto debe apelar a todo padre a la auto-educación. He ahí el corazón de la pedagogía. El mundo cambia, los niños ya no son los del pasado, están más individualizados y por tanto ¡son más exigentes! Ya no se quedan en la mesa sin decir nada ¡tanto mejor!

La alimentación del primer septenio

Para enfocar adecuadamente la cuestión de la alimentación de los niños según la edad, es necesario decir una palabra del método de trabajo que proponemos.

El enfoque nutricional corriente abordaría la cuestión en términos de necesidades energéticas durante el crecimiento: o sea, con cifras. Nosotros pensamos más bien que se trata de impregnarse de la atmósfera propia de cada edad. Las necesidades son distintas en cada edad, habría que ver a los niños y vivir su actividad diaria, para hacerse una idea justa de lo que les es necesario (y agradable) como alimento. La visita del jardín de infancia y de las clases de una escuela que practica la pedagogía Steiner, nos daría la ocasión de percibir lo bien fundado de un plan escolar que respeta la distinción de las edades según el desarrollo del niño.

Los niños, hasta el cambio de dentición, construyen el fundamento de su organización corporal; todos sabemos hasta qué punto los primeros años son importantes para la edificación de los órganos. Pensar únicamente en los materiales de crecimiento durante los primeros años es una visión parcial;

el crecimiento humano es lento, ¡porque el organismo humano está lleno de potencialidades que hay que dejar venir tranquilamente! También hay que observar que (contrariamente al adulto), el niño todavía no tiene a su disposición un organismo "acabado", que le permita eliminar correctamente el excedente de substancias nutritivas; esto es particularmente cierto (hay que repetirlo) para el exceso de proteínas. Por otra parte, las fuerzas de vida que están implicadas en este proceso de edificación, son las mismas que las que son utilizadas para el trabajo escolar (cuando se dirige a la cabeza). Por esta razón, una pedagogía respetuosa con el niño, apela poco a esta actividad durante los 6-7 primeros años. Sabemos que la sal es un alimento que estimula la actividad de la cabeza: por esta razón, conviene vigilar su consumo durante los primeros años, y de una forma más general: *no demos demasiado rápidamente al niño una comida rica y compleja, que conviene mejor al adulto.*

Para captar un poco más precisamente lo que conviene al niño durante el primer septenio, es bueno indudablemente recordar el acontecimiento principal de la alimentación del bebé. Tras la lactancia materna, la comida del niño va a consistir en biberones y después (bastante rápidamente) en papillas de cereales con leche, en purés de zanahorias y en compotas de frutas.

Esta comida es rica en azúcares, moderada en grasas y en proteínas, pobre en sal; se parece en su equilibrio a la leche materna; permite al niño un desarrollo lento y progresivo. En su conferencia de Rémuzat en noviembre de 1998, Michaël Kassner coloca cada septenio en una especie de proceso general.[1]

---

[1] Joël Acremant, Michael Kassner, Pierre Masson, congreso *Se Nourrir aujourd'hui*, segunda conferencia. Informe técnico del Mouvement de culture biodynamique, Colmar 1999.

Sitúa el primer septenio bajo el proceso del fruto.

¿Cómo comprender tal sugestión? Claro que no se trata de no dar más que fruta, sino más bien de preguntarse cuál es la naturaleza íntima del fruto, que podemos tomar como modelo en la cocina.

Esto indica un alimento rico en azúcares (por supuesto azúcares lentos), como los encontrados en los cereales, las verduras y las frutas. Esto también indica que el gesto del adulto que prepara la comida debe permitir una relación agradable, como una prolongación de la acción benéfica de la naturaleza. Pensemos en las compotas, en los crumbles, en las tartas de frutas. Por ejemplo: una simple manzana será valorizada para el niño si se tiene cuidado en rallarla y luego espolvorearla con algunos granos de azúcar completo. Pero estamos empezando por los postres.

¿Qué pensar del primer plato? Es cierto que la sopa (cuando está bien hecha) es una maravilla que conforta el calor interior; en eso no está tan alejada del fruto. Es deseable no dar cantidades demasiado grandes de ensalada a los niños frágiles y frioleros; en todo caso, los aliños serán bien trabajados con aceite de oliva o girasol y finas hierbas. ¿Y los cereales? Observemos cómo les gusta a los niños la pasta preparada de la forma más sencilla: con un poco de crema y perejil, un poco de mantequilla y sal de sésamo o de vez en cuando con un poco de salsa de tomate (a ser posible "casera") y un poco de queso gruyère rallado. Las pastas se elegirán semi-integrales ecológicas o biodinámicas (si es posible): por este alimento no se van a arruinar los hogares. También es posible hacerlas uno mismo. Por ejemplo: el mijo bien cocinado o los copos de avena en tortas son cereales notables; no olvidemos el cuscús o el arroz, que se elegirá integral o semi-integral. Sólo son algunos ejemplos de cereales, la lista no es exhaustiva. Los cereales estarán siempre bien cocidos para los niños, en ciertos casos un poco fritos antes de utilizarlos (cuando la digestión se muestre difícil).

En lo que respecta a las verduras, podrán ser estofadas (como hemos indicado).

Los niños alimentados de esta sencilla manera (a base de cereales, de verduras, de frutas, de productos lácteos, de pequeñas cantidades de huevos y (si se siente la necesidad) de un poco de carne y de pescado (mejor a partir de los 3 o 4 años), no reclaman generalmente proteínas suplementarias y presentan un crecimiento completamente normal.

Decir que la sopa (buena) hace crecer es, en nuestra opinión, una verdad absoluta; es verdad que los vegetales no aportan substancias fuertemente nutritivas, pero vitalizan el organismo y por tanto, favorecen el crecimiento. Para utilizar una imagen un poco trivial: no basta con tener ladrillos (proteínas), también hace falta tener el vigor para unirlos.

Como cocinero, la experiencia me ha mostrado que los menús de niños deben ser simples, con pocas mezclas, para que los alimentos sean identificados inmediatamente. Es curioso que los niños correctamente alimentados se satisfacen finalmente con cosas simples (según los criterios de los adultos).

No olvidaremos la nochebuena en que, preguntando a nuestros tres hijos (entonces de 5, 7 y 9 años) lo que querían comer para cenar, respondieron juntos: "¡pasta!".

Para concluir, quizás podríamos dar algunos ejemplos de menús (entre muchos otros posibles) que convienen (en nuestra opinión) a esta edad:

- *Zanahorias ralladas con almendras cortadas finas*
(aceite de oliva, gota de limón, perejil)
- *Tortas de avena con calabacines rallados y queso comté*
- *Compota de manzanas con canela.*

- *Ensalada de manzanas y uvas pasas*
- *Pastas semi-integrales con mantequilla y sal de sésamo*
- *Queso blanco con frambuesa.*

- *Sopa jardinera*
- *Empanadas de mijo (mijo bien cocido, un poco de huevo, cilantro) pasadas al horno*
- *Acelgas estofadas*
- *Yogur con azúcar integral, bizcochito de chocolate.*

Menú de fiesta:
- *Taza de caldo de verduras con fideos*
- *Ensalada de verduras crudas con salmón ahumado*
- *Pequeña pizza con aceitunas y huevo*
- *Mendigo (albaricoques secos, almendras, una onza de chocolate, avellanas, dátiles, una mandarina clementina).*

La alimentación del segundo septenio

Hemos visto hasta qué punto es importante dar al niño una comida simple y relativamente frugal, variada, más bien rica en azúcares lentos, y moderada en proteínas y en sal. Una alimentación cuya composición general sea en conjunto parecida a la leche materna.

El primer septenio permite al niño construir el fundamento de su organización corporal, gracias a la activación de su cuerpo de fuerzas de vida o cuerpo etéreo. Un alimento demasiado rico le endurecería demasiado rápidamente, mientras que es más conveniente dinamizar su organismo "flexiblemente", para que pueda guardar intactas las potencialidades de su desarrollo futuro hasta la edad adulta. El paso al segundo septenio del niño muestra (si se puede expresar abruptamente) la adquisición individual de su cuerpo etéreo. El cambio de dentición es el síntoma más perceptible de este paso. También es un paso más -las enfermedades infantiles forman parte de ello- hacia la emancipación del individuo frente a las tendencias hereditarias.

Hacia la edad adulta

Las etapas de la infancia y de la adolescencia muestran la adquisición progresiva y rítmica de las facultades propias del adulto. Esto puede parecer banal, pero es lo que debe guiar a quien quiere comprender las distintas fases alimenticias de la infancia y (habría que decir) las necesidades más generales del niño, concretamente en la escuela. No es tan banal, porque la experiencia muestra que hay que recordarlo sin cesar. Una de las grandes tareas modernas es: ¡recordar lo evidente!

Para hablar con un poco más de precisión (y sin caer en consideraciones restrictivas): hay una adición de las necesidades alimenticias de la primera infancia (más orientadas hacia las fuerzas de vida) con necesidades de naturaleza más psíquica (o anímica), que aparecen en el segundo septenio.

El niño (si no es demasiado solicitado por su ambiente) se contenta con una comida simple y frugal; es lo que le conviene. Las cosas son más complejas en los años que siguen, por todo tipo de razones. Una de ellas (y no la menor) es que el niño desarrolla cada vez más deseos particulares; abandonando progresivamente la influencia de la esfera familiar, se abre cada vez más al mundo, al mismo tiempo que su organismo crece y que sus órganos se fortifican; su "cuerpo de deseos" también crece.

La esfera familiar y el mundo

Para Michaël Kassner, si la alimentación del primer septenio (como hemos visto precedentemente) puede considerarse teniendo en cuenta el "proceso fruto", la alimentación del segundo septenio puede sin duda comprenderse mejor inspirándose en el "proceso hoja", concretamente en lo que concierne a su polaridad interior/exterior, porque es la parte intermedia entre lo alto y lo bajo.

Si es justo proteger al niño lo que se pueda de las influencias exteriores, esta actitud está menos justificada estrictamente en los años que siguen.

Creemos que un niño que ha conocido en sus primeros años una alimentación verdaderamente sana, no estará demasiado inerme en su discernimiento naciente, si llega a encontrar después alimentos industriales en establecimientos bien conocidos, que sirven una comida que se come con los dedos. Aquí es evidente una primera atracción por la libertad: "¡Ah!, ¡por fin una comida como se quiere, entre amigos, sin cubiertos y sin disciplina!" (notemos de paso que ya sería muy útil animar a los comensales de estos establecimientos a lavarse las manos antes de sentarse a la mesa…).

Pero no diabolicemos este tipo de comercios; tratemos de comprender las carencias profundamente. En principio, no se trata forzosamente de una comida tóxica, sino de alimentos desvitalizados, vacíos, muy poco nutritivos en el sentido de la alimentación sana. La observación más pertinente que hemos oído nos la dieron nuestros hijos. Media hora después de haber acabado de comer en uno de estos lugares donde "las cosas son así", nuestros tres hijos nos dijeron unánimes: "¡Papá, mamá, todavía tenemos hambre!".

He ahí el punto débil de esta comida: que a pesar del volumen, no nutre. Notemos que ahí reside uno de los aspectos del éxito comercial. Imaginemos hamburguesas de pan integral…¡sin duda se comerían muchas menos! Se puede soñar razonablemente en comida rápida ecológica: sirviendo verdaderas tortas de cereales, en resumidas cuentas, ¡un verdadero alimento!

Dicho esto, vemos que la cuestión del ambiente psíquico (emocional) está puesta como una filigrana; un educador serio no puede ignorarla.

El estado de ánimo de las comidas

En mi trabajo y según mis observaciones, esta cuestión del ambiente, del estado de ánimo general, siempre me ha parecido fundamental, y esto merece algunas precisiones, particularmente determinantes cuando se trata de considerar la comida para el niño que entra en la adolescencia.

Todo proceso de alimentación sana se apoya en un conjunto de resoluciones (propias de cada uno), que conciernen la elección de los alimentos, su modo de preparación, su frecuencia de consumo, etc. Todo esto es justo, pero con reflexiones de fondo perfectamente sensatas, suelen mezclarse susceptibilidades individuales, que sin embargo no merecen que se entre en guerra con otros (y menos en el seno de la propia familia). La comida ¿no debe mantenerse fundamentalmente como un momento de placer en el que cada uno se regenera? Si la libertad de opinión es una cosa buena, el hecho de sentarse a la mesa es por naturaleza un momento fraternal y no es por azar que en ciertas familias sabias, varios temas sensibles se desaconsejan en la mesa: como la política y por supuesto...la dietética, sobre todo con un joven, que no puede ser convencido por razonamientos de adultos.

El tema de los principios alimenticios se discute con los adultos. Siempre es posible que los padres o los educadores obliguen al joven con toda clase de maniobras a comer esto o aquello, pero esta solución es ciertamente muy mala. El compromiso se sitúa entre los principios y la dimisión. Como en la planta, la parte intermedia equilibra las tensiones de arriba y de abajo. La comparación de lo que se vive durante este septenio con la hoja es pertinente.

Desde este punto de vista, el vegetarianismo impuesto crea todo tipo de malentendidos. Es necesario practicar de nuevo una tercera vía: ni vegetarianismo obligado ni alimentación clásica, sino proponer carne en pequeñas cantidades, cocinándola por ejemplo en salsas de verduras o en lasaña boloñesa (muy apreciada) o con arroz en puchero o cantonés. También es una forma hábil de servir…verduras "sin que lo parezcan".

Nos gustaría concluir dando de nuevo menús que nos parecen convenir a esta edad.

- Ensalada de atún (lechuga batavia, zanahorias ralladas, remolachas rojas, apio, atún, aceitunas)
- Macarrones espirales semi-integrales con huevo y albahaca
- Compota de tres frutas (manzanas, melocotones, plátanos), decorada con algunos granos de azúcar integral.

- Sopa jardinera con perejil (zanahorias, puerros, nabos, ajo, copos de avena, nuez moscada, curry, nata y perejil en el momento de servir)
- Lentejas con tiras de tocino y algunas patatas (prever mostaza o rábano fuerte)
- Mandarina clementina.

- Ensalada de garbanzos, perejil, huevos duros picados, aceitunas verdes
- Pizza con champiñones y pechuga (con harina ligeramente morena)
- Crema de castañas (queso blanco, vainilla, crema de castañas al 50/50).

- Ensalada de endivias y nueces
- Gougère, judías verdes
- Crema de chocolate y avellanas tostadas.

- Pepinos a la griega
- Lasaña boloñesa (zanahorias, calabacines, un poco de nabos,
carne picada, salsa de tomate, ajo, orégano, nuez moscada,
curry). Alternar las capas salsa/lasaña, acabar con queso
gruyère rallado
- Ensalada de frutas frescas.

El tercer septenio

Hemos visto que los niños, durante el segundo septenio, comienzan a querer liberarse un poco de las reglas de conducta familiar en materia de alimentación (cuando tales reglas existen, claro). Esta tendencia va generalmente aumentando durante el tercer septenio, pasando por todo tipo de matices, en su mayoría desconcertantes. Muchas veces se trata de descubrimientos, de experiencias vividas con lo que las fuerzas de la adolescencia tienen de apasionado, y es bueno que algunas de estas experiencias sean plenamente vividas. Por decirlo crudamente: durante estos periodos de cambios radicales, se trata más bien de limitar los daños (que son generalmente pasajeros) que querer evitarlos a todo precio.

Descubrir, experimentar, comprender

En realidad, son años de descubrimiento: descubrimiento de otros comportamientos alimenticios, descubrimiento de otras cocinas (reflejos de otras sensibilidades humanas, podría decirse descubrimiento de otros modelos de sociedad). Recordemos sin embargo, que algunos platos amados por los adolescentes (y por otras edades) tienen cualidades en el sentido de la alimentación sana. Pensamos en los cuscús, arroz cantonés, paella, platos de pastas, pizza, quiches y tartas saladas, diversos pucheros, Chili con carne, etc. Estos platos son sanos, pues incluyen ingredientes nobles en proporciones (que pueden ser) equilibradas.

Sólo haría falta un poco de savoir-faire para prepararlos en casa, y aún mejor: con ingredientes escogidos (cereales morenos y verduras ecológicas o biodinámicas, aceites de calidad, carne de procedencia sana en cantidad moderada, etc.). A veces basta poco para transformar un plato corriente en uno completamente sano: modificar las proporciones y utilizar ingredientes de calidad. Una simple pizza puede convertirse en un plato notable...con muchas más cosas que salsa de tomate: cebollas, alcachofas, champiñones, huevos, hierbas, ajo... (también forma parte de la familia de los platos que hacen comer verduras sin que lo parezcan). Ir en este sentido es lo que llamamos limitar los daños: hacer resueltamente...lo que es posible hacer, hallar el punto de encuentro entre lo que es sano y lo que gusta al adolescente.

El alma entusiasta de los adolescentes es sensible a las modas, al exotismo, a las filosofías orientales, a la ecología, a las ideas sobre el tercer mundo, etc. Quiere ensayar, dialogar, comparar, comprender. Es la edad en que es deseable que los jóvenes encuentren artesanos que hagan bien su oficio; por otra parte, ¿no es el buen momento para quienes quieren emprender un aprendizaje? Es la edad buena para llevar a los hijos al restaurante indio, griego o chino.

Quienes aman el deporte, podrán ver que la dietética deportiva (en todo caso para algunos deportes de resistencia como el tenis, el maratón o el terrible triatlón), recomiendan principios próximos a la alimentación sana e incluso al vegetarianismo.[2] Es indispensable que el adolescente pueda comparar, probar y observar, para forjarse su propio juicio; el papel de los padres es permitirle hacer estas comparaciones en las mejores condiciones. Es visible que la consciencia del adolescente es "aspirante", si puede decirse así: todavía no le permite tener consciencia de sí mismo (y así percibir claramente la autenticidad de un sabor o el efecto de la comida sobre su organismo), está como sumergido por sus propias fuerzas vivas. Hace experiencias, el juicio lúcido se está formando.

Michaël Kassner sugiere que hay que relacionar las tendencias naturales de este septenio con el proceso de la raíz en la planta.

Sin pretender agotar el tema, se puede por ejemplo reflexionar en el hecho de que la planta, gracias a sus raíces, excava el suelo para buscar incansablemente los alimentos que necesita, a veces a grandes distancias y a grandes profundidades, deslizándose de muchas formas.

De la misma forma, la ebullición del alma implica una gran mezcla de ideas, de pensamientos, concretamente sobre las opciones nutritivas; también es la edad en que los estudios se hacen más intensos, la actividad cerebral es

---

² Dr. R. Haas, *Manger pour gagner*, R. Laffont, París, 1983 y en edición de bolsillo Marabout.

sostenida, lo que nos acerca de nuevo al proceso raíz. En este periodo puede aumentar la atracción por los alimentos salados, ácidos y especiados.

Fuera o en casa, necesidad de orientación

Las consideraciones que siguen parecerán banales a algunos padres, pero las costumbres de la época muestran que no es inútil repetirlas. Es indispensable mantener tanto como sea posible (y con todo tipo de matices) una organización de la mesa y el horario de las comidas familiares.

Naturalmente, acabó el tiempo de la disciplina inamovible en las comidas (sentados sin moverse y sin hablar), pero la solución tampoco es hundirse en la tendencia de comida rápida o autoservicio en casa. Todavía hemos de inventar una *tercera vía* razonable, practicada con tacto y comprensión, en un diálogo benevolente.

¿Fácil? ¡No!, pero siempre es posible componer un *modus vivendi* que no deje a nadie fuera y donde compartir alegremente mantenga su lugar.

La adolescencia no surge de la nada, es como la continuación de un edificio. Éste tiene más estabilidad cuando los primeros cimientos han sido construidos correctamente, cuando se han puesto orientaciones durante el proceso. El logro del oficio de padre y de educador debe mucho a la auto-educación: el ejemplo es frecuentemente preferible al mandato. Los momentos de rebelión, de duda y de oposición, el encuentro con los estimulantes, las drogas[3] y el alcohol, tiene más oportunidades de concluirse armoniosamente si se han puesto orientaciones cuando hacía falta.

---

[3] Dr. O. Koob, *L'âme en manque*, Les Tríos Arches, Chatou, 1993.

La carrera por el rendimiento (por la productividad) obliga a la agricultura y a la industria a numerosos tratamientos, a la utilización de aditivos y desde hace poco a la manipulación genética. Habrá, pues, que buscar alimentos surgidos de modos de producción ecológica o mejor biodinámica. El adolescente al que no se sermonea inútilmente, sabrá hacer la diferencia por sí mismo.[4]

Confrontación, encuentro y disciplina

Está en la naturaleza del ser humano tener que enfrentarse de todo tipo de maneras al mundo, para aguerrirse y fortificarse: por el pensamiento, por el sentimiento, por la actividad manual y la voluntad. Esta enseñanza global es la que se da en las escuelas que practican la pedagogía Steiner. La ingestión cotidiana de comida es una de las ocasiones ofrecidas al joven para ejercer esta fuerza de transformación que lleva en él. El joven que nunca se ha confrontado con una verdadera comida viva, que nunca ha hecho verdaderos encuentros en esta área y en otras, se arriesga (en la edad de la adolescencia) a buscar la confrontación más de lo razonable, por el uso de la violencia o por la búsqueda de substancias que puedan amenazar su integridad. La mala calidad de la alimentación no es la única causa de estas desviaciones, pero sería inadecuado no tenerla en cuenta.

Estas pocas afirmaciones muestran (esperamos) toda la riqueza y complejidad de nuestro tema, así como su implicación en otros muchos campos de la existencia.

---

[4] A quienes deseen comprender mejor las dificultades propias de la adolescencia, recomendamos el notable libro de Henning Köhler, *La jeunesse déchirée*, Novalis, Montesson, 1996.

Para concluir esta parte, nos gustaría dar tres ejemplos de menús que convienen a esta edad:

- Ensalada de pastas (macarrones espirales semi-integrales, tomates, pepinos, albahaca, ajo, hierbas)
- Pollo cortado en trocitos, zanahorias cortadas en bastones con eneldo
- Fresas con nata montada.

- Alcachofas a la vinagreta
- Cuscús de cordero (sémola de trigo duro mediana, mitad blanca y mitad integral)
- Peras, cerezas y nectarinas en ensalada (peladas, cortadas, con un poco de azúcar).

- Ensalada de lechuga, zanahorias ralladas, bananas y almendras cortadas
- Pizza jardinera (masa de pan con harina integral, sal, nuez moscada y un poco de aceite de oliva)
(freír 2/3 de cebollas por 1/3 de tomates exprimidos, una zanahoria; mezclar; añadir una gota de Tabasco, ajo y orégano; decorar con champiñones o pimientos, aceitunas negras, huevos y queso rallado). Cocer en horno muy caliente.
- Crumble de manzanas con almendras laminadas.

XII

Alimentación sana y vida espiritual

*"¿Mañana deberemos renunciar a pensar sobre nuestras vidas? ¿Habrá que cesar de construir proyectos políticos, de filosofar, de esperar, de creer, de actuar en plena consciencia? Hasta ayer, estas preguntas habrían parecido ridículas. Ya no lo son. **El vacío que se abre en las profundidades deriva de unas vacaciones imprudentemente dadas a la consciencia humana.**"*[1]

Al entrar en nuestro último capítulo, nuestro lector habrá comprendido que el estudio de la alimentación (cuando se dirige a consideraciones próximas a la naturaleza humana), conduce a regiones que se encuentran mucho más allá del simple marco alimenticio corriente. En efecto, la alimentación toca un aspecto fundamental de la biografía humana: el de la *encarnación*. Dicho de otro modo: el acto fundamental de tomar cuerpo, de habitarlo y de utilizarlo en la vida terrestre. La alimentación juega en este proceso un papel no despreciable, a condición de que sea un trampolín y no un fin en sí. Pesar con un peso justo conduce a rebotar y a reencontrar la claridad del espíritu; ceder a la pesadez nos hace correr le riesgo de un "enquistamiento" en la esfera terrestre. Debemos velar, seguir siendo la sal de la Tierra.

---

[1] Jean-Claude Guillebaud. *Le principe d'humanité*, Seuil 2001, p.304

Por el manejo de las cualidades elementales, hemos sido conducidos a tejer lazos entre nuestra entidad encarnada y el mundo vivo. También hemos sido conducidos a considerar nuestra relación personal con la comida (tal como se presenta en nuestra sociedad) y qué obstáculos podíamos encontrar en esta relación si queríamos vivirla en plena consciencia.

Hemos intentado hacer comprender que, en esta aventura, nuestra actividad pensante es la antorcha de luz que nos permite avanzar con paso seguro; hay que preservarla de los vientos de la época. Si hemos puesto algunas palabras a modo de inscripción en este capítulo, es porque expresan este gran peligro de nuestro tiempo: el de la dimisión de la consciencia. A decir verdad, muchas cosas nos incitan a ello. Pensamos estar libres de los antiguos totalitarismos. Nos tranquilizamos y hemos bajado la guardia. Incluso a veces, nos creemos libres. Los peligros que no se ven venir son los más temibles. En lo que respecta a la alimentación, hemos puesto el acento sobre algunos de estos peligros del tiempo presente. En este capítulo, querríamos ir un poco más lejos a propósito de lo que llamamos los efectos silenciosos de las substancias (de *sub-stare*: estar debajo). No se habla suficientemente de estos efectos. Querríamos, pues, recordar algunas evidencias.

Alimentación y civilización

Habría que escribir todo un panel de alimentación sobre el lazo sutil que siempre existió entre lo que comen los hombres y los intereses que manifiestan, incluyendo también sus realizaciones. No podemos detenernos en estudios sobre el tema, mientras el enfoque de la historia se apoye sobre una imagen reducida del hombre. Sin embargo, personalidades como Fernand Braudel han relacionado los distintos aspectos de la existencia de los pueblos en el curso de su historia, incluyendo la comida. Insiste en la dependencia profunda de los pueblos respecto a sus alimentos básicos y uno percibe que los desplazamientos de estos pueblos en el mundo no modifican radicalmente esta dependencia. Hablando del arroz y del trigo dice: *"El arroz es para los chinos, lo que el pan es para los europeos: nunca disgusta."*[2]

En Europa, la práctica del pan familiar se perpetúa hasta los años 1770-1780, época en la cual aumenta el consumo de la patata. El lazo de Europa con el trigo es un dato del mayor interés. Este cereal (bastante rico en proteína) contiene una substancia proteica (el gluten) que permite hacer pan. La digestión del trigo y del gluten arrastra al Yo más profundamente dentro del cuerpo que el arroz. Esto no deja de tener consecuencias: el trigo vuelve más terrestre. El arroz (muy rico en almidón) contiene menos proteínas. Se digiere más fácilmente y da fuerzas. Por otra parte, su riqueza en fósforo estimula al pensador en el hombre: consumido en gran cantidad, trae un estado de consciencia próximo al sueño.

Para Simonis, *"parece que el arroz sea un alimento mucho menos propicio al desarrollo del materialismo que nuestros cereales usuales y que el materialismo haya seguido geográficamente más bien las huellas de nuestro trigo."*[3] Existe, pues, cierta polaridad entre el arroz y el trigo.

---

[2] Fernand Braudel, *Les structures du quotidien, civilisation matérielle, économie et capitalisme, XVe-XVIIe siècles*, Armand Colin, 1979, p. 124.

[3] Werner Christian Simonis, Du grain au pain, Triades, 1980. Ver también Ilse Démarest, le Soja, en revista L'Esprit du Temps, Montesson, n° 6-7, 1993.

Antes o después se harán aproximaciones entre la comida de los pueblos y su existencia sobre la tierra. Hoy, una verdadera mundialización ha perturbado nuestra despensa y sería muy difícil hacer tal trabajo, pero hace sólo un siglo, los individuos dependían mucho más de las producciones de sus regiones. Así, pues, para los cereales (antaño comida básica), Europa fue nutrida (si puede decirse así) primero por trigo, acompañado de los otros cereales europeos : cebada, centeno, avena. El oriente fue modelado por el arroz, las Américas por el maíz (y la patata) y el África por el mijo (además de por el trigo y la mandioca).

Investigaciones hechas en los Estados Unidos, en el Japón, en China y en Corea del Sur, confirman una diferencia ya conocida por algunos observadores: no se piensa del mismo modo en todas las regiones del mundo: "*Los investigadores han descubierto que los orientales parecen pensar de forma más global que los occidentales y consagran más atención al contexto y a las relaciones, apoyándose más sobre el conocimiento aportado por la experiencia que sobre la lógica abstracta, y mostrando más tolerancia para las contradicciones. En cuanto a los occidentales, parecen tener un modo de pensar más analítico: tienen tendencia a separa los objetos de su contexto, a evitar las contradicciones y a apoyarse más fácilmente sobre la lógica estricta.*"[4]

La influencia de la alimentación parece muy probable. Sería interesante renovar este tipo de estudios considerando los grandes cambios de hábitos alimenticios que se operan en todos los países desde hace unos años: se sabe que el consumo del arroz aumenta en occidente y el del trigo aumenta en los países asiáticos.

---

[4] Erica Goode, *À l'ouest et à l'est du globe on ne pense pas de la même façon*, artículo del New York Times, traducido al francés en el Courrier International, 5 de septiembre del 2000.

En todo caso, es sensato plantear la hipótesis de una especie de misión de los alimentos para la eclosión de facultades específicas. Se puede presentir la posición de Europa y el papel intermedio que puede jugar en el encuentro entre oriente y occidente. Varios autores (siguiendo a Rudolf Steiner) han retomado esta gran idea. Es el caso de Rudolf Hauschka[5], quien intenta mostrar la relación entre la forma agrandada del almidón de tres alimentos básicos y el paisaje típico del país correspondiente. Las tres substancias que sirven para esta relación son: la patata para el oeste, el trigo para Europa y el arroz para el este.

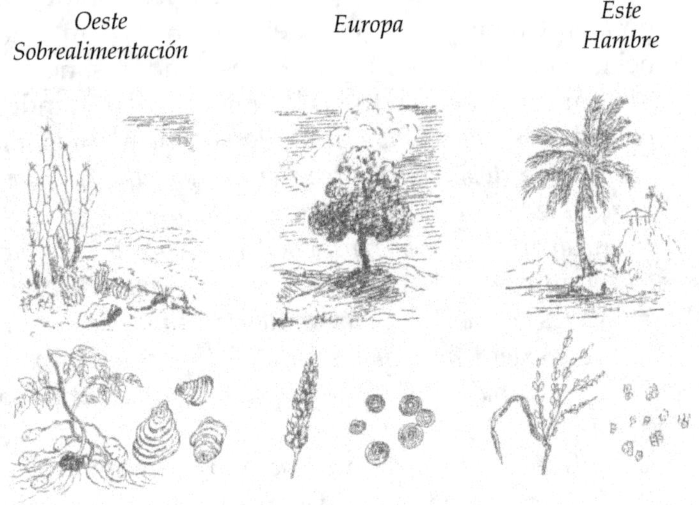

Croquis Hauschka
*Granos de almidón aumentados 300 veces, de patata, trigo y
arroz, en relación con sus paisajes típicos*

---

5 Rudolf Hauschka, *Cours d'alimentation*, op. cit., § 6.

La alimentación es uno de los factores que influyen en el hombre durante su destino terrestre, y de una época a otra, esta comida cambia según las tareas distintas que deba realizar. Steiner señaló varias veces que ciertos alimentos tenían la misión de acompañar la forma de pensar de los pueblos en épocas precisas. Se puede pensar (como el botánico Wilhelm Pelikan) que la viña, que muestra signos de debilidad, sea uno de ellos; sería interesante seguir su evolución a largo plazo. Escuchemos de nuevo a Pelikan: *"La planta que se convierte en "cultivada", comienza a participar en el devenir evolutivo (en el destino) de la humanidad. (...) Pero también, cuando la humanidad ya no la necesita, se rarifica, se deteriora y a veces llega a desaparecer: ¿quién conoce aún en nuestros días, al silphium, que en la época romana fue la planta condimentaria mediterránea más buscada, la más codiciada? Hoy ya no existe más que en efigie, en algunas monedas antiguas."* Según este autor, los frutos de la viña serán progresivamente reemplazados por pequeñas bayas que ofrecerán a la humanidad otras cualidades. El cassis, el arándano y la grosella son de esos frutos, cuyo consumo está aumentando. *"Las fuerzas del grosellero no están agotadas al servicio de la civilización. Además, este arbusto posee lo que le falta a la viña: la fuerza de erguirse. Las fuerzas cósmicas del sol, que forman el azúcar en las plantas, actúan igualmente sobre su actitud vertical."*[6]

Es justo preguntarse, por ejemplo, por qué estamos unidos a tal o cual cultura y cuál es el lazo de ésta con la alimentación. O también ¿cómo nos alimentamos en función de nuestras opciones, sean religiosas o sociales? Estas preguntas nos parecen fecundas para situarnos como "comedores" en nuestro destino terrestre. En una alimentación

---

[6] Wilhelm Pelikan, *La misión civilisatrice de certaines plantes* en Revue Weleda, otoño 1961.

sana, desde hace una decena de años, las legumbres (y particularmente la soja) han tomado una importancia creciente y éste es el tema que querríamos abordar ahora.

Consideraciones sobre la soja

Las legumbres comprenden numerosas familias. La soja pertenece a las *papillonáceas*; este vegetal puede alcanzar una altura de 30 a 120 centímetros.

Las plantas de esta familia, que los agricultores conocen bien (lupino, trébol, alfalfa), tienen en común lo siguiente: lejos de empobrecer el suelo, lo hacen más fértil para los cultivos siguientes (procuran nitrógeno al suelo, en lugar de quitárselo). La soja y casi todas las leguminosas, presentan sobre sus raíces bulbitos o nudosidades singulares. Estos nódulos abrigan bacterias que "preparan" y transmiten a la planta el nitrógeno contenido en el aire del suelo. Así, pues, gracias a la colaboración de un reino cercano al reino animal (las bacterias), pueden formarse las materias nitrogenadas (o proteínas) de las que estas plantas están ricamente provistas. Toda la apariencia de la planta es marcada por ello: "*Las papillonáceas se apartan, pues, del arquetipo puramente vegetal (representado –entre otras– por las rosáceas). Se orientan hacia cierto grado de animalidad.*"[7] En la medida en que el nitrógeno es el terreno favorito de la astralidad circundante, las leguminosas (y particularmente la soja), se vuelven la imagen y la copia

---

[7] Gerbert Grohmann, La plante, une approche de sa vraie nature, Triades, 1978.
La formación de gases que se produce después de la ingestión de leguminosas indica una actvidad más intensa del cuerpo astral durante la digestión.

exterior de esta astralidad. En todas las plantas con flores, el mundo astral roza la planta en los procesos de floración y de fructificación. Aunque las plantas están constituidas en primer lugar por hidratos de carbono, las papillonáceas se singularizan por su gran riqueza en proteínas, que almacenan sin tener ninguna necesidad para ellas mismas. En estas plantas, las fuerzas astrales circundantes penetran, pues, más profundamente, marcando sus partes de forma específica:

- flores olorosas y coloreadas, evocando formas animales, como las de las mariposas,
- formación de granos que simulan animales inferiores o conchas,
- formación de vainas, de escobas, a veces de "zarcillos".

Las hojas son peludas, las raíces largas y muy ramificadas (lo que muestra que esta planta se une con las fuerzas de la tierra). Recordemos que, aunque la planta está rodeada de astralidad en diversos grados, no está provista de una vida anímica interior, como el animal (y el hombre).

Cuando la soja (particularmente rica en proteínas: casi 40%) es ingerida por el animal o por el hombre, esto favorece siempre al cuerpo astral. Simonis recuerda que los orientales han hecho de la soja uno de sus principales alimentos, para paliar la falta de productos lácteos, en sabias preparaciones fermentadas (tamari, miso...). Pero sin duda hace falta ver más lejos. La soja y las leguminosas (como lo hemos subrayado) se dirigen selectivamente al cuerpo astral; por esta razón, Pitágoras prohibía a sus discípulos consumir habas y judías, para permanecer como pensadores puros. Por ello puede emitirse la hipótesis siguiente: toda atracción por la soja recuerda, pues, el tiempo en que el desarrollo del cuerpo astral estaba en el primer plano de la evolución.[8] No se trata aquí de diabolizar tal o cual alimento: corresponde al lector hacer su juicio. De todas formas, estamos en nuestro derecho al plantear algunas preguntas sensatas: ¿cómo se instaló en nuestras regiones esta afición por la soja? La respuesta nos parece triple.

La primera razón concierne naturalmente a su riqueza en proteínas, y la mayoría parece admitir que la procedencia de una proteína y su calidad no son de gran importancia. Sólo cuenta la cantidad. La soja vino, pues, para tranquilizar a quienes buscaban una suplementación proteica. Por otra parte, se conocen todas las tentativas bastante logradas de imitar a la carne a partir de la soja. ¿Se buscaría comer una carne propia? ¿Por qué no? Pero se ve que tales maniobras se introducen en callejones sin salida, porque para reemplazar la carne ¡se buscan vegetales que tiendan hacia la animalidad! ¿Es justo no comer carne para después buscar imitaciones?

La segunda empresa para hacer admitir la soja a gran escala ha consistido en denigrar la leche. Hemos tratado este tema en un capítulo precedente.

Finalmente vino toda una tendencia oriental, desde los comienzos de la alimentación sana: presentar alimentos asiáticos, que por otra parte tienen gran calidad para la mayoría (arroz, algas, tés, condimentos, gomasio, té Mu...). Es verdad que es saludable viajar también con sus preferencias alimenticias, pero todo es una cuestión de medida. ¿Hay que contentarse con el billete de ida?

La cuestión a plantearse (fuera de todo debate pasional) es saber si estos alimentos están adaptados a nosotros, si

---

[8] Ver concretamente, op. cit., nota 3, p. 128 y Gerhard Schmidt, *Alimentation dynamique*, Triades, París 1986, tomo 2, § 7.

corresponden a lo que queremos realmente. Por mucho que aventuremos, se trata de *alimentos invasores*. Esta expresión un poco fantástica se apoya sobre una realidad: estos alimentos se han impuesto o más bien nos han sido impuestos por el mercado.

Cuando se cambia de alimentación, se trata de saber si el nuevo alimento es superior al antiguo. Ya hemos planteado esta cuestión en varios casos (incluyendo el kiwi). Esta fruta ha tomado el lugar de frutas tradicionales (como antiguas variedades de manzanas); incluso el mercado biológico está obligado a presentar este vegetal, cuyas virtudes son muy modestas comparadas con las manzanas, por ejemplo.

Esto va más lejos: el fundador del célebre régimen llamado "macrobiótica", no solamente propuso un régimen alimenticio a base de arroz y de alimentos asiáticos, también ha defendido una filosofía que llamaba "La filosofía de Extremo-Oriente". Si ahí se encuentran verdades profundas, también se encuentra un sorprendente carácter de cruzada. Esto es lo que se dice en el libro básico *El Zen macrobiótico*: *"(…) la macrobiótica y su filosofía fueron antaño la base de la enseñanza de Moisés y de Jesús. El cristianismo fue importado de oriente (no sin dificultades, por otra parte); pero ahora está caduco, es simbólico e impracticable en nuestra vida cotidiana. Hay que componer una nueva fórmula, de orden biológico y práctico, de la concepción cristiana del universo, tal como nos la ofrece la macrobiótica. He ahí el verdadero alcance del encuentro entre oriente y occidente."*[9]

Uno puede ser impactado por tales palabras y aquí no se trata de retomarlas una a una, sino de ver su gesto general, su amalgama. Es importante percibir el transfon-

---

[9] Georges Ohsawa, *Le zen macrobiotique*, Vrin 1966, p. 208.

do de algo en juego que va mucho más allá del alimento. Parecería que, bajo el impulso del actual representante de este movimiento, las cosas hayan evolucionado con respecto a los inicios; tanto mejor, pero la cuestión de fondo no se arregla con eso.

Otro aspecto de consecuencias desastrosas (del que ya hemos hablado) es hacer creer que el régimen alimenticio es garantía absoluta de salud. Se quiera o no, el régimen alimenticio por sí solo, en ningún caso puede garantizar la salud de los individuos. En una vida rica e intensa, "la enfermedad es necesaria para la salud". Todos podemos sentir que entre las fuerzas que regeneran y que son determinantes, hay que contar las fuerzas de entusiasmo y los impulsos guiados por el ideal. Cultivar la actividad pensante en esta dirección, lleva a una disciplina interior mucho más vasta que la simple vigilancia del régimen alimenticio.

La cuestión que (a nuestro entender) vale la pena plantear, es saber si se anima o no al individuo a conquistar su propia libertad, si se quiere o no ayudarle a liberarse de toda forma de autoridad, venga de oriente o de occidente, para autodeterminarse calmadamente, lejos de las explicaciones simplistas o demagógicas. Rudolf Steiner, en sus conferencias sobre el Evangelio de Lucas, indica que en Extremo Oriente se veía con horror la aproximación de una civilización del Yo.[10]

Hay que ver claramente lo que está en juego en nuestra época: *"Cuanto más vayamos hacia el futuro, el hombre querrá ser más independiente, vivir según su naturaleza individual. La fe en autoridades exteriores será reemplazada cada vez más por la autoridad personal del alma. Es un movimiento inevitable.*

---

[10] Simonis, op. cit. nota 3, p. 128.

Pero para que sea saludable, el hombre debe reconocer su propia entidad."[11] Estas cuestiones han jalonado toda nuestra obra.

En el pasado, el sabio podía orientar su ascesis hacia su cuerpo de vida. El hombre moderno está confrontado a una tarea bien distinta: la de dominar su cuerpo de deseos gracias a la fuerza del Yo. Según la fuerte imagen dada por Athys Floride[12], el Buda sentado sobre el loto corresponde a la época en la que el hombre desarrollaba su cuerpo astral, dominando así sus fuerzas de vida por los ejercicios del Yoga. El combate del hombre moderno en lucha con su vida anímica es de otra naturaleza: hay que pensar más en Micael derribando al dragón.

Alcohol y vida espiritual

Muchas incomprensiones sobre el alcohol provienen de un doble malentendido:

- No nos ponemos suficientemente de acuerdo sobre el punto de vista que deseamos adoptar para conversar, todo está mezclado: lo histórico, lo cultural, lo corporal, lo espiritual…

- Tanto los aficionados al alcohol como sus oponentes, fundan sus discursos más en ideas preconcebidas que en experiencias reales.

Estas dos fuentes de malentendidos transforman muchos diálogos en diálogos de sordos. También en nuestro caso,

---

[11] Rudolf Steiner, *El evangelio según san Lucas,* Kier, Buenos Aires, 2003, 9ª conferencia.

[12] Athys Floride, *Encuentros humanos y el karma,* ed. Rudolf Steiner, Madrid, 1999, y Les étapes de la méditation, EAR, Ginebra, 1989.

precisamos que se trata de la vida anímica del individuo que vive al principio del tercer milenio. Es un hecho extraño observar que toda conversación sobre el alcohol y el vino lleva a los aficionados al vino (¡incluyendo a los ateos!) a blandir la Biblia, como para justificarse. Alimentos y bebidas van y vienen en la vida de los hombres, y la evolución de la vida interior no es estática. El sentido de la historia es una noción fundamental, si se quieren comprender los hábitos humanos.

"Al constatar que durante un siglo, la evolución humana ha progresado a paso de tortuga, se podría creer que fue igual en otras épocas. Podría ser que el progreso sea lento en cierta época, como lo es en la planta entre la primera hoja verde y la última. Luego, igual que se produce un salto en la planta, cuando estando desarrollada la última hoja, aparece la flor, así saltos continuos marcan el curso de la evolución humana."[13] Está claro que el alcohol tuvo su papel que jugar en la historia de los hombres. La humanidad debió ser liberada por un tiempo de la tutela del mundo divino. *"Al principio, beber vino era un acto profano; el hombre experimentaba su propia personalidad en la borrachera. Sólo en la civilización griega, el vino fue integrado en los Misterios. Entonces nació el culto de Dionisos. El cuerpo humano debía ser preparado para una civilización puramente terrestre. El vino convenía perfectamente a estos efectos, pues corta los lazos con lo espiritual."*[14] Hoy tenemos que evaluar los efectos sobre nuestra moderna conciencia. El alcohol ¿es una ayuda o no? Esto no es cuestión de libertad, sino de investigar un poco más sobre las prácticas habituales a la hora de beber alcohol. *"Nosotros comemos y bebemos*

---

[13] Rudolf Steiner, *Ésotérisme de l'Évangile de Marc*, EAR/Poche, Ginebra, 1998, 8ª conferencia.

[14] Gerhard Schmidt, *op. cit.*, nota 8.

por instinto (...) Estas son justamente las formas más cotidianas, que se integran muy difícilmente en la vida espiritual"[15].

El capítulo sobre los cuatro sabores habrá sensibilizado indudablemente al lector, sobre el hecho de que la experiencia meditativa del sabor no es gratuita, muestra que cada sabor es portador de un efecto. En la mesa tenemos una actitud más bien distraída; si estuviéramos atentos, veríamos que el alcohol en todas sus formas (cervezas, vinos, aperitivos, digestivos, etc.), ejerce una influencia única e inmediata sobre la vida del alma. Colocar el efecto del alcohol en el mismo plano que el de otros ingredientes de mesa (como el café o incluso el tabaco), revela una percepción incompleta. ¿Hay que comprobarlo con la policía de tráfico o con asociaciones que se ocupan de violencia familiar?... Sólo queremos exponer este postulado: en la mesa, el alcohol es la substancia que actúa instantáneamente sobre el alma del "comedor", a veces (por supuesto) para volverlo más gracioso, más social, más relajado. Y el hecho de cuestionar el alcohol no amenaza de ninguna manera la alegría o el buen humor, no más que lo que amenazaría al humor analizar la dinámica de una broma.

Las bebidas alcohólicas están tan trivializadas, que en nuestros días lo que choca es su ausencia. La "buena" botella (ecológica o no) encuentra su lugar sobre la mesa como la servilleta o los cubiertos, y más cuando se trata de una comida festiva. Observemos el momento del aperitivo: ¿qué otra substancia de mesa tiene este poder mágico de reducir instantáneamente las tensiones, de diluir el estrés, de disminuir los roces entre personalidades y de reducir los seres al *mínimo* común denominador? Nos hemos habituado a este pequeño modificador de la perso-

---

[15] Cf. nota 13, 6ª conferencia

nalidad. Es justo que actualmente el alcohol haya sido puesto en la misma lista que las substancias psicotrópicas o las estupefacientes, pues modifica la actividad sensorial, cerebral y emocional, a menudo de manera sutil, pero no menos real. La dificultad de juzgar claramente el efecto del alcohol, procede justamente del hecho de que se toma para relajarse, no para adquirir lucidez. Guardando las proporciones, es como si se quisiera juzgar con la mayor precisión el confort de un colchón.

El alcohol es parte integrante de la vida cotidiana. Si se observan las idas y venidas en una gran ciudad, a la hora de la comida, es fácil llevar a cabo su investigación. El alcohol no es obstáculo para esta actividad: los restaurantes, los cafés se llenan, se vacían y la vida continúa. ¿Qué tipo de actividad puede ser así seguida sin problemas? Todo lo que es natural y habitual se ve sin dificultad. Una ligera euforia no evita continuar haciendo lo que se ha comenzado por la mañana y que continúa después del mediodía. Es necesario penetrar en la vida de los sentidos y del alma para percibir las modificaciones que se producen por el alcohol.

"Las funciones que el alcohol paraliza en primer lugar son las que distinguen al hombre del animal, y al adulto del niño".[16] Es verdad que, en esta época tan cerebral, estos cambios pueden resultar hasta seductores.

Permítasenos contar una pequeña leyenda oriental, que nos hará pensar:

Hace mucho tiempo, cerca del Himalaya, vivía un monje en la soledad y la pobreza; se daba a la meditación. Un día fue llamado por su Gurú, quien quería probarle. El Gurú

---

[16] Moeller cita en Gerhard Schmidt, Dynamique de l´alimentation, Triades 2001.

316

preguntó a su discípulo que cometiera una de las tres acciones siguientes: tener una relación carnal con una mujer, matar una cabra para comerla (mientras que su régimen era estrictamente vegetariana) o beber una botella de alcohol. El monje pidió un momento de reflexión, al término del cual escogió lo que le pareció lo menos comprometedor: la botella de alcohol. Tras haber bebido el alcohol, sus sentidos estaban tan exacerbados, que se precipitó sobre la mujer. Luego tuvo un apetito terrible y se adivina la suerte de la cabra... Si se está un poco atento a la vida anímica, se toma la cosa en serio. Si después de "un vaso" nos volvemos más agradables, más relajados, menos exigentes, ¿qué ha pasado? Algo en nosotros se ha curvado, un elemento extraño ha irrumpido en nosotros. Ya no somos los únicos al mando. Por ejemplo, si estoy ocupado en madurar desde hace algún tiempo una resolución íntima todavía frágil, puedo sentir la toma de alcohol como un sufrimiento, como una desviación del curso de mi vida interior.

Claro que si nunca se cuestiona el alcohol de esta forma, es inútil cambiar nada. Cada cual es absolutamente libre de apreciar el efecto del alcohol, pero sería muy incoherente sostener que no tiene efecto. El cantor Serge Gainsbourg, célebre por su tendencia alcohólica, se sometió poco antes de su muerte a una cura de *aqua simplex*. Respondió a un periodista que le preguntaba por ello: "*Desde que ya no bebo, la visión que tengo del mundo es insoportable.*"

También convendría ver hasta qué punto ciertos comportamientos están dictados por la época. A la tiranía de la gula, habría que añadir la tiranía del placer y la tiranía de sentirse bien:

"Te pasa algo, ¡bebe otro trago!". La felicidad de vivir debe demostrarse... El reto del alcohol planteado a la humanidad es un desafío a nuestras fuerzas de discernimiento, a nuestro valor para trabajar en el desarrollo del alma de consciencia. ¿Por qué el buen humor, el placer de encontrarse, la alegría de vivir, no podrían venir espontáneamente de nuestra vida, de nuestro oficio, de nuestra familia? Vista bajo este ángulo, ¿la toma de alcohol no parecería una pequeña dimisión?

¿Pero el alcohol es la única sustancia avalada por la sociedad que puede tener el efecto de modificar el comportamiento?

En el libro profético *Un mundo feliz*, de Huxley (escrito en 1932), ya se encuentra una substancia: el "soma", del cual "un gramo a tiempo te pone contento". En nuestra época se plantea una importante cuestión: la de saber si es viable vivir con nuestros humores o si conviene hacernos "tratar" para tener un humor conforme a lo que espera nuestra época y nuestro alrededor. Es todo un debate que no se cerrará aquí, pero que toca en ciertos aspectos nuestro tema del alcohol. El Prozac apareció hace algunos años como un medicamento revolucionario, que actúa sobre la secreción cerebral de una substancia que influye sobre el humor: la serotonina. Este "corrector" del humor, puesto a punto para la psiquiatría, pensando en enfermos que sufren de depresión grave (o de tendencia maniaco-depresiva), ha sobrepasado con creces este marco, para convertirse en un producto de confort ¡consumido por millones de personas! Los divorcios, dificultades profesionales o existenciales, dejar de fumar... son curados por este medicamento, apodado BBB en América (Bye Bye Blues). También se recomienda para los casos de falta de seguridad en sí mismo, de inhibición, de trastornos de identidad, de trastornos de la sexualidad, etc. Los investigadores responden a quien les interroga: "*¿Por qué privarse de una substancia que mejora rápidamente la moral?*". Hablando de esta substancia, los especialistas reconocen: "*Finalmente, sus poderes extra-terrestres* *extrañan y molestan."*[17] Esto nos devuelve a una pregunta de importancia primordial, ya evocada al principio: ¿hay que trabajar en mejorarse (cuando es posible) o bien debemos recurrir a soluciones rápidas, que nos ahorran este trabajo, modificando a la vez los objetivos de nuestro Yo? ¿Finalmente, la vida consiste en mejorarse o no? Si el hombre está programado, *"está programado para aprender."*[18]

En la hora en que las biotecnologías nos proponen todo tipo de puestas a punto (incluso antes del nacimiento), este debate no es estéril. Para nuestro tema también se plantea, al mismo tiempo que se plantea todo el concepto del destino humano: ¿qué hemos venido a hacer sobre la Tierra, sino mejorarnos y mejorar la vida sobre la tierra? La esencia de la vida humana ¿no es la actividad entusiasta en todos los planos? Hay que admitir que todo está concebido para "masificar" a los individuos y dirigirlos en filas obedientes a las cajas y a las estanterías de ideas ya hechas. Todo es espectáculo y todo se vende.

"Las pantallas son invadidas por el tittytainment (de tits –tetas en argot americano- y entertainment –entretenimiento), un cocktail de diversión embrutecedora y de alimentación suficiente, que permite mantener a la población civilizada frustrada en el planeta de los ricos."[19]

Cuando se ha orientado la vida en la dirección de un ennoblecimiento de la vida anímica, uno se da cuenta de que el alcohol es un obstáculo que cierra la puerta que

---

[17] Joël Acreman, *Le phénomène Prozac* en *L'Esprit du temps*, n° 11, otoño 1994.

[18] François Jacob, *Le jeu des possibles*, Le livre de poche, París, 1991. François Jacob es biólogo, Premio Nobel de medicina.

[19] Edward Goldsmith y Jerry Mander, *Le procès de la mondialisation*, Fayard, París, 2001, p. 201.

intentábamos abrir trabajosamente. Las fuerzas que se oponen a la evolución están siempre más cerca de lo que creemos. Pero dicho esto, el autor se opone a todo tipo de fanatismo. Estas afirmaciones sólo le implican a él y únicamente las experiencias individuales aportan convicciones justas (con la condición de querer hacerlas). Esto depende de la libertad de cada cual. Las cruzadas anti-alcohólicas que no incluyan el pensamiento, son en nuestra opinión perfectamente vanas.

Nuestras consideraciones sobre el alcohol sólo pretenden que se tome la cosa en serio; que se considere el alcohol más bien como un medicamento, en ningún caso como un alimento corriente.

Conclusión

Nos encontramos al término de este primer trabajo, escrito durante largo tiempo. Está claro que muchos temas no han sido tratados, por la simple razón de que el autor ha estimado no tener ni la competencia ni la experiencia suficientes para hablar válidamente sobre ellos. Desde hace algunos años, algunos artículos publicados en la revista Biodynamis constituyen complementos al presente trabajo. Lo dijimos desde el principio: no se trata de un manual enciclopédico, sino de un complemento con intención práctica. Práctica en el sentido de experiencias interiores. Todos los años pasados observando, escuchando, viviendo en el medio de la alimentación sana, nos han llevado a precisar lo que creemos ser las verdaderas demandas del "comedor" moderno. *"Si los hombres están en una mayor desgracia que antaño, no es debido a causas físicas, sino solamente a su espíritu...Es la falsa espiritualidad, es el falso pensamiento, los que han traído la miseria. Por eso no hay otra vía de salvación que reponer el pensamiento justo en el lugar del pensamiento falso...*"[20]

En nuestra época, los habitantes de los países ricos son obligados a ejercer una actividad cerebral tan intensa, que toda ocasión de "vaciarse la cabeza", de renunciar a pensar, parece buena. La mayor parte del tiempo, descansamos la cabeza haciendo otra cosa, es bien comprensible. Falta hacer valer algunos matices. Para esta gran limpieza, se hacen todo tipo de proposiciones simpáticas. Y cada cual puede hacer su propia lista.

Fuera de las distracciones caseras (incluyendo la inevitable televisión: "la droga del salón"[21], se proponen todo tipo de actividades, que permiten a los candidatos dejar su "cabeza en el vestuario". Todos pueden elegir entre las actividades deportivas, los paseos deportivos, los seminarios sobre las energías y los campamentos de meditación. Es extraordinario que haya tantas cosas disponibles. El autor ha tenido la suerte de hacer algunas de estas experiencias variadas. ¡Hay que decir que está bien! ¡Sobre todo al principio! ¿Estoy bromeando? No completamente. ¿Por qué al principio? Porque en un momento se puede creer haber encontrado un antídoto a la cerebralidad galopante; mirándolo más de cerca, no es tan sencillo. Aunque numerosas opciones de esta naturaleza procuran un alivio, no pueden constituir un verdadero remedio que pueda llevar a la curación. ¿Qué se puede decir? Simplemente que detener (relativamente) el pensamiento es una etapa útil en el dominio del pensamiento, pero no lo cura. En pocas palabras: cuando se retoma el pensamiento dejado en el vestuario, es ver-

---

[20] Rudolf Steiner, *op. cit.*, nota 16.

[21] Rainer Patzlaff, *Télévision et physiologie humaine*, colección Conscience et santé, APMA, 13, rue Gassendi, 75014 París.

dad que se toma distancia, pero sigue igual que antes: los engranajes internos no son fundamentalmente distintos. Uno presiente que, para pensar de otra forma, hay que someterse a cierta disciplina.

"Desarrollando la técnica, creando una civilización orientada hacia el confort, hacemos que nuestro pensamiento se vuelve nuestro esclavo. Quien conoce esta forma de pensamiento egoísta y reducida, descubrirá analizándose, que sólo es sombra, que no toca lo esencial, que no alcanza la realidad del mundo; y puede surgir la cuestión: ¿qué ocurriría si yo estuviera al servicio de mi pensamiento? ¿Qué ocurre cuando mi pensamiento se hace reflexión, cuando hago de todo mi ser un receptáculo para este pensamiento y escucho atentamente? Nos percatamos de que, por el ejercicio, esta nueva forma de pensamiento desinteresado, nos hace penetrar en el dominio de las metamorfosis vivas, donde los pensamientos crecen, expresando el pensamiento cósmico creativo. Haciendo esto, nos aproximamos a lo que es esencial, a la realidad objetiva."

Las desviaciones del pensamiento no pueden curarse abandonando el pensamiento a sí mismo, sino al contrario, trabajándolo con otro método, con otra exigencia. Es lo que dio lugar al vocablo *"el pensar"*, expresando con ello una actividad voluntaria del individuo. Así, pues, es superficial no diferenciar cualitativamente el pensamiento y la acción de pensar. Tomemos el complejo tema de la meditación. La idea que prevalece (muy influida por la antigua sabiduría oriental) es que la meditación consiste en calmar la agitación de los pensamientos. Esta agitación suele ilustrarse con la imagen del mono que salta de rama en rama. Esta pacificación es indispensable, en efecto, pero sólo es un primer paso. La actividad de la cabeza del hombre moderno no puede compararse a la del sabio ancestral. Es necesario un segundo proceso: disciplinar, educar el propio pensamiento. La mayoría de los dramas de la época proceden del hecho de que nos contentamos con pensamientos inacabados: pensamientos apenas preparados y luego abandonados. Ya se tome el ejemplo de la agricultura, de la salud, de la economía o de muchas otras cosas, se puede hacer la misma constatación. Retomar los pensamientos donde han sido abandonados, es una tarea de la época; y a veces incluso repensarlos desde el principio. En definitiva, se trata de metamorfosear (por la propia actividad interior) los pensamientos muertos, fijos, estériles, en pensamientos fructíferos, se trata de pensar en imágenes, en procesos, buscando varios puntos de vista. Conviene afinar, matizar, *caracterizar* antes de *definir*.

Algunas veces habría que guardarse de calificar de intelectuales a quienes reflexionan. Diciendo esto, podría creerse que es posible vivir sin pensar; como si no orientáramos nuestras vidas según ciertas ideas. Quien quiere pensar es quien decide primero "masticar" sus pensamientos un poco más.

La dirección que ha tomado una parte de la humanidad, no puede proseguirse más que aboliendo la persona humana, aboliendo esta actividad pensante, que da la verdadera humanidad al hombre. *"En los laboratorios teóricos, unos y otros están empeñados en disolver eruditamente la persona humana"*.[23]

Rudolf Steiner dijo esta bella frase: *"Meditar consiste en calentar un pensamiento en el corazón"*.[24] Esto indica magnífica y simplemente el camino. Los modestos ejemplos que hemos dado en esta obra (concretamente respecto a la

---

[23] Ver nota 1, p. 303.

[24] Cita extraída del librito *Pour le travail intérieur de l'éducateur*, publicado por la Fédération des Écoles Steiner en Francia. Véase también Rudolf Steiner, *La ciencia oculta*, 1910, ed. Rudolf Steiner, y ed. Antroposófica, cap. V.

planta) son apoyos muy fuertes de meditación –entre otros–, porque estamos íntimamente unidos a los procesos curadores de la naturaleza; con tal de tomar y retomar regularmente el tiempo de calentar estas ideas-fuerza en el corazón. Así se forma un nuevo órgano, que da un nuevo sentido a la existencia.

Por elementos de nuestra constitución, pertenecemos al mundo de la naturaleza y estamos sometidos a sus leyes. Por nuestra pertenencia a la sociedad de los hombres, debemos actuar conforme a sus leyes. El buscador de la verdad que no quiere depender más que de sí mismo, debe aproximarse a la esfera de las *intuiciones morales*, por la propia fuerza de su actividad pensante. En esta esfera de *humanidad* última, pueden realmente encontrarse los hombres libres.[25]

---

[25] Rudolf Steiner, *La filosofía de la libertad*, 1894, ed. Rudolf Steiner, Madrid, 1999.

Anexos

1. El método cualitativo de las cristalizaciones sensibles

En 1931, Ehrenfried Pfeiffer puso a punto un método cualitativo, fundado en el reconocimiento de formas y utilizando las propiedades de la sal de cloruro de cobre como revelador. Bautiza su procedimiento con el nombre de "cristalizaciones sensibles".

La descripción de esta técnica y sus diversas aplicaciones está desarrollada en diversas obras de lengua alemana y en CRISTAUX sensibles, de Marie-Françoise Tesson y Miguel Ángel Fernández Bravo, publicada en las Éditions du Fraysse (82230 Monclar de Quercy), así como en diversos artículos de revistas.

Este método de investigación cualitativa de la substancia orgánica permite obtener informaciones concernientes a la naturaleza e intensidad de una parte de las fuerzas que preceden la elaboración y el crecimiento de la materia de los seres vivos. ¿Cómo interpretar tales imágenes? Para dar una orientación, retomamos la indicación dada por Pfeiffer: *"Quien puede reconocer que hay una dinámica interna en la construcción de un organismo, puede convertirse en un intérprete ejercitado de las cristalizaciones (…), quien sabe unirse interiormente a las fuerzas formadoras en su creación, hace la experiencia de la tensión y de la relajación que ha fijado en tal o cual lugar un grupo de cristales; entonces reconstruye los procesos naturales por su intuición creadora y las imágenes de las cristalizaciones sensibles comienzan a hablarle, él sabrá leerlas."*

A pesar de su potencial de investigación para el conocimiento de lo vivo y de los procesos vegetativos, este método sigue siendo muy poco utilizado. Es totalmente ignorado por los organismos oficiales, que topan con dos grandes obstáculos:

- la confusión del significado del dominio cuantitativo de la pureza química (contaminación) con el dominio cualitativo de los estados de vida (o de salud) de la substancia orgánica,
- la amalgama entre los criterios de cientifismo de un método y los criterios de cuantificación.

No cabe duda de que la investigación orientada hacia la calidad, logrará tener un lugar cada vez más importante a este método, que encontrará su lugar entre otros.

En esta breve evocación del método, hemos escogido varios ejemplos de cristalizaciones: primero el efecto del tratamiento por horno de microondas y del tratamiento por irradiación; luego tres azúcares (blanco, moreno e integral), con su composición nutricional. Dirigimos a los lectores que quieran saber más sobre ello a la obra antes citada.

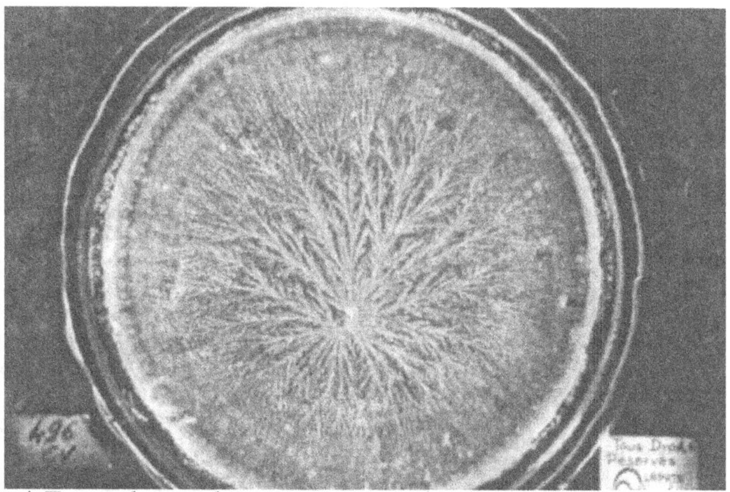

a) Trozo de zanahoria testigo cocida al vapor. Esta imagen de cristalización, a pesar de los signos de debilitamiento, conserva la estructura tripartita de la materia orgánica viva.

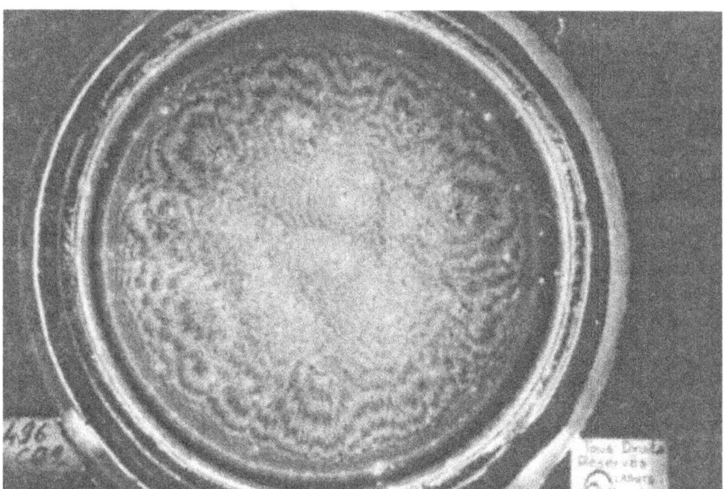

b) Trozo de la misma zanahoria testigo, cocida al horno microondas. Esta imagen de cristalización no presenta la estructura característica de la materia orgánica sana y corresponde a una materia anormalmente densificada.

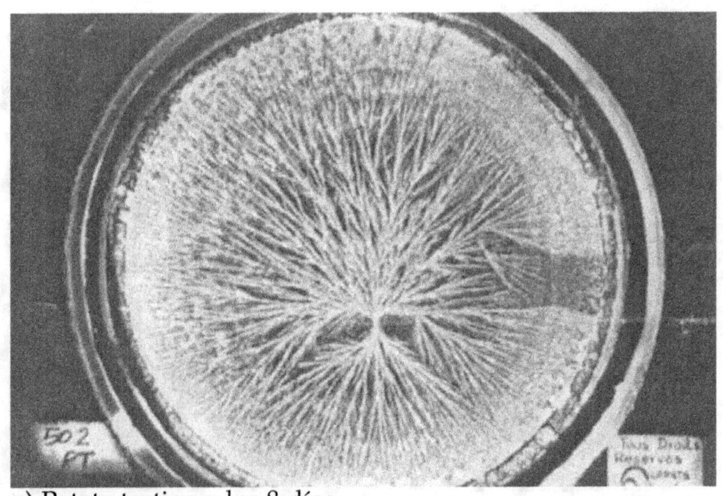

c) Patata testigo a los 8 días.
A pesar de los signos de debilitamiento, debidos al envejeci-miento, esta imagen conserva una organización correcta.

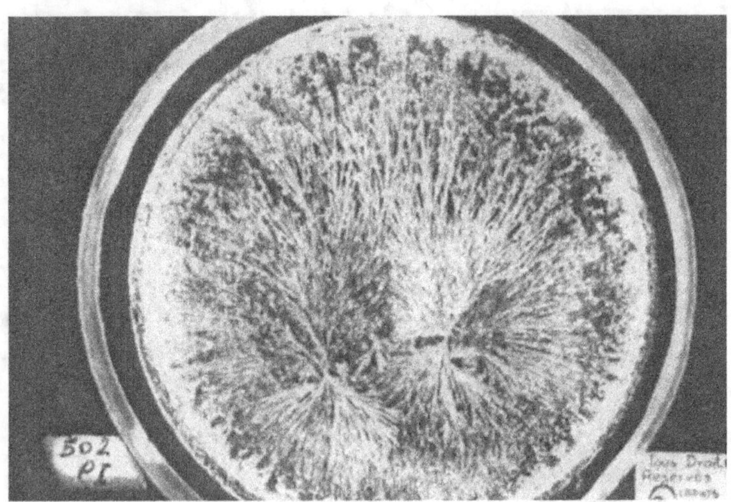

d) Patata ionizada a los 8 días.
Los signos de debilitamiento son mucho más importantes. La imagen se ha desorganizado.

2. Experiencias de Rudolf Hauschka

Rudolf Hauschka realizó investigaciones largamente repetidas, para mostrar qué diferencias de calidad se podían encontrar con distintos materiales y fuentes de calor. Para ello fue calentada agua en recipientes de distintos metales; una vez enfriada, esta agua fue utilizada para hacer germinar granos. Los resultados se anotaron.

Se hizo la misma experiencia para las fuentes de calor: en un mismo recipiente fue puesta a calentar agua con distintas fuentes de calor; enfriada, sirvió para germinar granos. Los resultados se anotaron.

El desarrollo de este método de ensayo nos parece verdaderamente interesante. Distintas personas que manejen granos antes de ponerlos en tierra a germinar, se darían cuenta de las diferencias en la forma de germinar de estos granos. Tales métodos revelan influencias vivas y sutiles. Estamos lejos de nuestros métodos de análisis tradicionales. El esquema siguiente reproduce los resultados obtenidos por Rudolf Hauschka en los años 60. Está claro que ciertas opciones han sido tomadas para el ensayo (no cocinamos en oro ni con energía solar), pero es edificante conocer la influencia que se ejerce.

Influencia de las fuentes de calor sobre la germinación del trigo

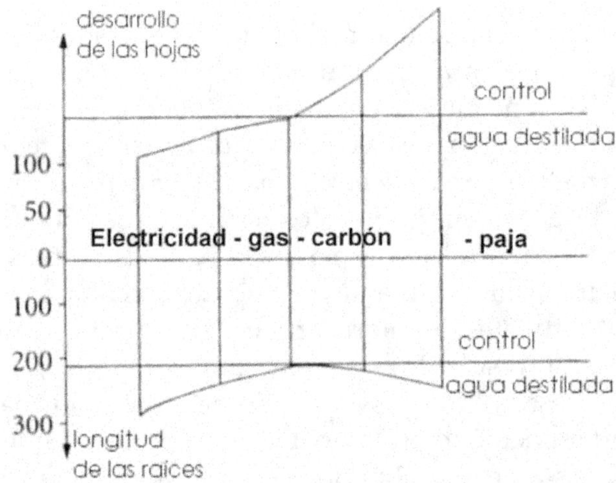

EXTRACTO DEL CURSO DE HAUSCHKA.

Influencia de los materiales sobre la calidad (dinamismo) de las fuentes de calor

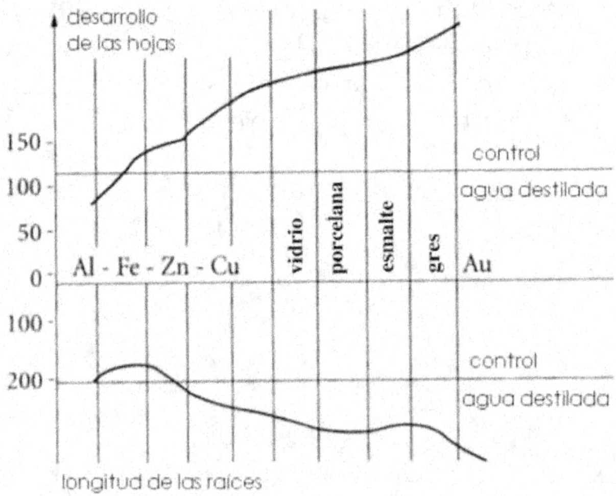

330

3. *Los 3 azúcares*

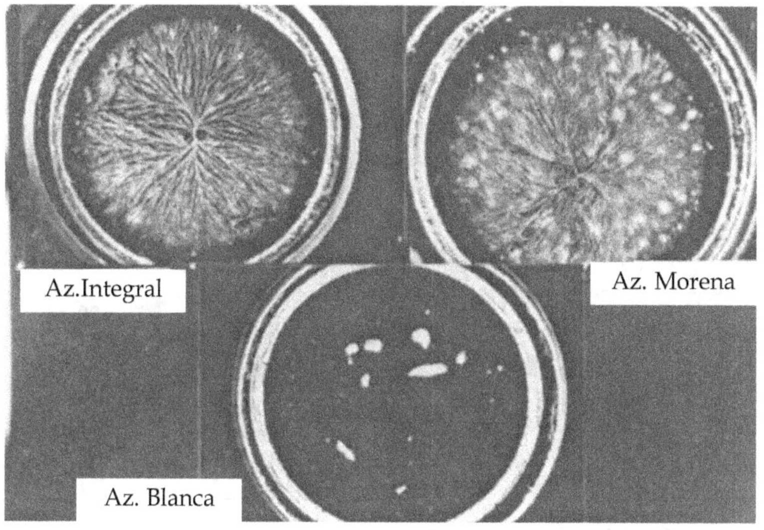

La primera vasija sirve para evaporar el agua del jugo, que es llevado a ebullición en la segunda vasija hasta que se espesa.

La masa de azúcar espesa es vertida entonces en las vasijas de madera que puestas en el refrigerador, le dan la forma de briquetas.

El análisis del azúcar completa dan los siguientes resultados:

	Por 100 gramos de:		
	AZÚCAR BLANCO	AZÚCAR MORENO	AZÚCAR INTEGRAL
Agua	0'01 g	0'05 a 1 g	1'5 a 7 g
Sacarosa	99'6 g	96 a 98 g	72 a 78 g
Fructosa	0 g	0 a 1 g	1'5 a 7 g
Glucosa	0 g	0 a 1 g	1'5 a 7 g
SALES MINERALES			
Totales	20 a 50 mg	300 a 700 mg	1400 a 3100 mg
Potasio	0'5 a 1 mg	1'7 a 4 mg	10 a 13 mg
Calcio	0 a 5 mg	70 a 90 mg	40 a 100 mg
Magnesio	0 mg	3 a 6 mg	70 a 90 mg
Fósforo	0 mg	3 a 5 mg	20 a 90 mg
Sodio	0'6 a 0'9 mg	0'7 a 0'10 mg	19 a 30 mg
Hierro	0'5 a 1 mg	1'9 a 4 mg	10 a 13 mg
Cobre	0 mg	0'1 a 0'3 mg	0'1 a 0'9 mg
Zinc	0 mg	0'04 a 0'2 mg	0'2 a 0'4 mg
Manganeso	0 mg	0'1 a 0'3 mg	0'2 a 0'5 mg
Flúor	0 mg	3'95 mg	5'3 mg
VITAMINAS			
Provitamina A	0 mg	0'34 mg	2'00 mg
Vitamina A	0 mg	0'32 mg	3'80 mg
Vitamina B1	0 mg	Trazas	0'012 mg
Vitamina B2	0 mg	Trazas	0'065 mg
Vitamina B5	0 mg	Trazas	0'01 mg
Vitamina B6	0 mg	Trazas	0'0105 mg
Vitamina C	0 mg	Trazas	7'00 mg
Vitamina D2	0 mg	5'60 mg	6'50 mg
Vitamina E	0 mg	40'00 mg	111'30 mg
Vitamina PP	0 mg	Trazas	7'00 mg
AMINOÁCIDOS			
Glicocola	0 mg	80'00 mg	240'00 mg
Ac. Aspártico	0 mg	1'00 mg	31'00 mg
Arginina	0 mg	2'00 mg	4'00 mg
Proteínas	0 mg	100'00 mg	280'00 mg

SALES ÓRGANO-MINERALES

Azúcar moreno: diez veces más que el azúcar blanco

Azúcar integral: cinco veces más que el azúcar moreno

cincuenta veces más que el azúcar blanco

Según los análisis efectuados por el Laboratoire del Institut de Nutrition de AMBOISE (Indre et Loire), bajo la dirección del Sr. Prof. A. ROUGEREAU

El lugar del azúcar moreno
Leyendo este cuadro, aparece que el azúcar moreno (que es al azúcar blanco lo que el pan moreno es al pan blanco), representa una fuente interesante de sales minerales. En él se encuentran fosfatos, calcio, magnesio, hierro, cobre y manganeso, que son minerales esenciales, así como trazas de vitaminas.

4. Etiquetaje de productos irradiados o ionizados. Cómo disminuye la información.

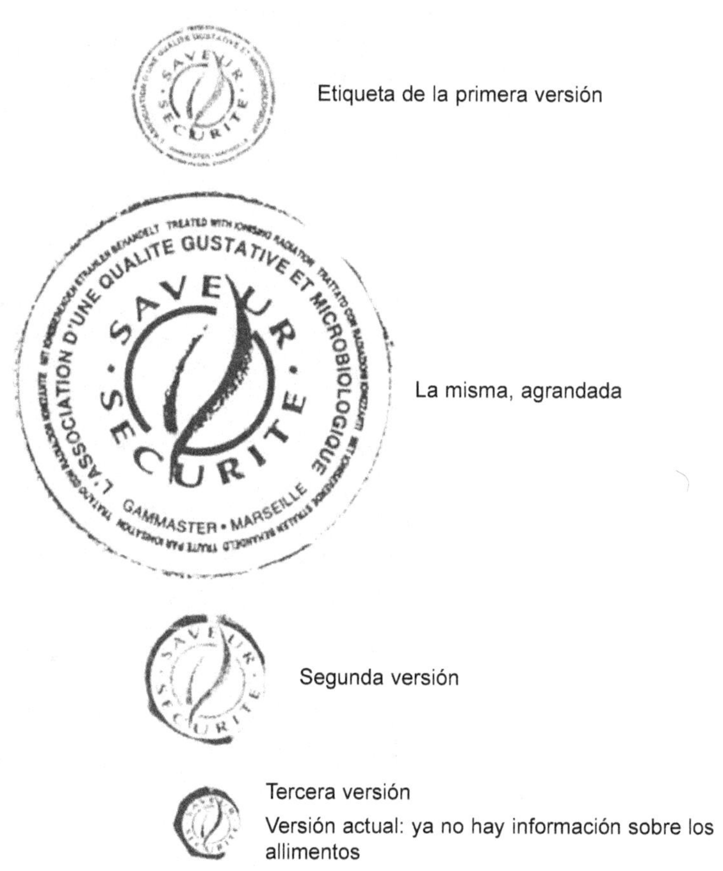

Etiqueta de la primera versión

La misma, agrandada

Segunda versión

Tercera versión

Versión actual: ya no hay información sobre los allimentos

Agradecimientos

Considero importante la colaboración fraterna entre las corporaciones: los agricultores, los mayoristas, los cocineros, los profesionales de salud y quienes practican ensayos sensibles.

Pienso particularmente en el doctor Schmidt (infatigable investigador) y en mi amigo Enzo Bidin (cocinero y especialista en comidas preparadas, consejero generoso e inventivo). Gracias a mi sucesor Jean-Christophe Daluz, por haber tomado el relevo en la cocina.

Gracias a mis clientes (alumnos, profesores y participantes en seminarios), que me ayudaron con sus consejos y observaciones.

Pienso también en mis amigos biodinámicos: Xavier y Jean-Michel Florin, Pierre Masson, Claude Monziès y muchos otros compañeros de seminarios, de congresos y de algunas risas locas.

Gracias a todos aquéllos y aquéllas que me invitaron a comer o a cenar: me permitieron hacer ejercicios prácticos saludables.

Gracias a mis compañeros de re-lectura de este texto (la señora y el señor Bideau, de las Éditions Novalis) y a Béatrice, mi paciente y esposa.

Finalmente, gracias a mis tres hijos (Gabriel, Laure y Cécile), que han soportado las largas ausencias de su padre con mucha comprensión.

Biografía

Nacido en 1948, Joël Acremant estudió artesanía artística (orfebrería, calderería, joyería) en Bélgica.

Tras algunas experiencias profesionales, cambió de orientación para interesarse en la medicina natural, la alimentación sana y la investigación espiritual.

Entonces dirigió un restaurante de alimentación sana durante 7 años (en Bélgica), luego fue chef de cocina en la escuela Steiner de Laboissière (Oise, Francia) y después en la escuela Perceval de Chatou (Yvelines, Francia) durante 14 años.

A partir de 1998, cubrió substituciones en los cursos de trabajos manuales de la escuela Perceval. Desde septiembre de 2001, enseña estas asignaturas a tiempo completo.

Durante todos estos años, no ha dejado (y continúa) de animar seminarios de alimentación sana, solo o asociado a la botánica goetheana y a la pintura. También interviene como consultor y formador.

Correo electrónico del autor: joel.acremant@orange.fr

BIBLIOGRAFÍA COMPLEMENTARIA

Antroposofía

Los libros básicos de Rudolf Steiner :
- *Cómo conocer de los mundos superiores*
- *La ciencia oculta*
- *Teosofía,*
- *La filosofía de la libertad*
Estas cuatro obras están traducidas y publicadas al castellano en Editorial Rudolf Steiner.
Rudolf Steiner, *La nature humaine*, Triades, París, 1996.
Doctor Walther Bühler, *Le corps instrument de l'âme*, Triskel, 2003.

Algunas revistas

L'Esprit du temps (Montesson), Biodynamis (Colmar), La revue des quatres saisons, l'Écologiste.

Varios

Michaela Glöckler, Wolfgang Goebel (pediatras), *Pediatria para la familia*. Herder Editorial. Publicado en España.
David Servan-Schreiber, *Guérir* et *Anticancer*, Pocket, París, 2003 y 2009.
Biagini, Carnino, Izoard, Pièces et main d'œuvre, *La tyrannie technologique*, L'échappée, París, 2007.
J.C. Lefeuvre, S. Moreau, C. Vezie, *La qualité de l'eau en France métropolitaine*, Museum d'histoire naturelle/WWF, mayo 2000.
Dr Fereydoon Batmanghelidj, *Votre corps réclame de l'eau, les effets méconnus de la déshydratation*, Jouvence, 2007
François Villerette, *Pesticides, le piège se referme*, Terre vivante, París, 2002.
Michel Bounan, *La vie innommable*, Allia/Poche, París, 2000.
Steiner, Laloux, Berthold, *L'énigme des tempéraments*, Triades, Paris, 1996
G. Adams, G. Marti, J. Smit, *Le monde éthérique*, Triades, París, 1998.

ISBN: 9798398269727

First edition: 2023

Printed in the United States of America

DISCLAIMER: The information in this book is intended to be educational and not for diagnosis, treatment, or medical advice. It is not intended as a substitute for professional medical care. If you have or suspect you may have a health problem, you should consult your doctor or other healthcare provider.

ANXIETY UNPLUGGED

A Practical Guide to Overcoming Your Fears

Ava Owens

Dedication

To all the brave and resilient individuals who have faced their fears and fought to overcome anxiety, this book is dedicated to you. May you find the tools and guidance you need to live a more balanced and fulfilling life. Remember, you are not alone, and you are stronger than you realize.

Foreword

Anxiety is a common and often misunderstood experience that can have a significant impact on our lives. It can be difficult to understand and manage, but with the right tools and guidance, it is possible to overcome anxiety and live a more balanced and fulfilling life.

In *'Anxiety Unplugged'*, you will find a range of strategies and techniques for managing anxiety and improving overall well-being. From stress management and communication skills to exercise and positive thinking, this book is packed with practical tools and guidance to help you reduce anxiety and live a more positive and peaceful life.

Whether you are seeking help for yourself or supporting a loved one, 'Anxiety Unplugged' is an invaluable resource. I highly recommend this book to anyone looking to take control of their anxiety and create a more positive and fulfilling life.

Table of Contents

6

Introduction

If you're reading this, chances are you're struggling with anxiety, or you know someone who is. You're not alone. Anxiety is one of the most common mental health issues facing people today. It can feel overwhelming and all-consuming, and it can have a major impact on your daily life. But there is hope.

In this book, we'll explore what anxiety is, how it affects the body and mind, and most importantly, how to overcome it. We'll delve into practical strategies and techniques that you can use to manage and reduce your anxiety, and find peace of mind. Whether you're struggling with generalized anxiety disorder, social anxiety, or panic attacks, this book is for you.

You'll learn how to identify the triggers that cause your anxiety, how to challenge negative thought patterns, and how to develop coping mechanisms to deal with stress and worry.

You'll also learn how to communicate effectively with loved ones about your anxiety, and how to find support and resources to help you on your journey.

This book is not a quick fix or a magic solution, but it is a guide to help you take control of your anxiety and live a happier, healthier life. You have the power to overcome your fears and find inner peace. Let's get started.

Chapter 1

What is Anxiety?

Anxiety is a common myth about anxiety, but it couldn't be further from the truth. Anxiety is an everyday and shared human experience that does not reflect a person's character or strength. Seeking help for anxiety and working to manage it takes great courage and strength. When you need help, don't be afraid to ask for it; it's a demonstration of strength, not weakness.

This chapter will explore anxiety and how it affects the body and mind. In addition, you'll learn about the different types of anxiety, how it affects the body and mind, and how it differs from everyday stress.

So, what exactly is anxiety?

It's a normal and natural response to stress and can be helpful in certain situations. For example, anxiety can help you perform better on a test or presentation or prepare for a potentially dangerous situation. But when stress becomes excessive and ongoing, it can be debilitating and interfere with your daily life.

Anxiety disorders are classified into many kinds, including phobias, generalized anxiety disorder, panic disorder, and social anxiety disorder. These disorders are characterized by excessive worry and fear that is out of proportion to the situation, and they can cause physical symptoms such as rapid heartbeat, difficulty breathing, and muscle tension.

Anxiety disorders can also affect your thoughts and behaviors. You may have negative thought patterns, such as expecting the worst or believing you're not good enough. You may also avoid certain situations or activities because of your anxiety.

It's important to understand that anxiety is a treatable condition. You can learn to manage your anxiety and live a more fulfilling life with the right strategies and support. In the following chapters, we'll delve into specific techniques and strategies for overcoming anxiety and how to create a personalized plan that works for you.

So, let's begin your journey to greater peace of mind and freedom from anxiety.

The Science of Anxiety

In this section, we'll explore the latest research on anxiety and what we know about its causes and treatment. This section will further explore the latest research on stress, including what we know about its causes and how it can be treated.

Anxiety is a complex condition that is still not fully understood. However, researchers have made significant progress in understanding the underlying mechanisms of anxiety and how it can be treated.

There is no one-size-fits-all explanation for the causes of anxiety, as a combination of factors, including genetics, environment, and life experiences, can influence it. However, research suggests that certain brain chemicals, such as serotonin and GABA, play a role in anxiety. Dysregulation of these chemicals may contribute to the development of anxiety disorders.

Several effective treatment options for anxiety include therapy, medication, and self-care practices. CBT (cognitive-behavioral therapy) is a form of treatment that is especially useful for anxiety. It focuses on altering the negative mental patterns and actions that cause anxiety.

Medication can also effectively treat anxiety, particularly when combined with therapy. Several medications treat anxiety, including selective serotonin reuptake inhibitors (SSRIs) and benzodiazepines.

Self-care practices, such as exercise, nutrition, and sleep, can also play a role in managing anxiety. In the following sections, we'll delve into specific self-care strategies that you can incorporate into your anxiety management plan.

It is important to remember that what works for a particular person may not work for another. Finding the right combination of treatments for your needs may take some trial and error. The most important thing is to seek help and support and to be proactive in finding strategies that work for you.

So, let's continue this journey together and discover the tools and resources to help you overcome your anxiety.

Anxiety Triggers

In this section, we'll explore anxiety triggers and how to identify and cope with the things that cause your anxiety. In addition, you'll learn how to identify the things that trigger your anxiety and how to develop strategies to cope with them.

Anxiety triggers are the things that cause you to feel anxious or stressed. These can be external triggers, such as specific people or situations, or internal triggers, such as negative thoughts or physical sensations.

Understanding your anxiety triggers is essential, as this can help you develop strategies to cope with them. One way to identify your anxiety triggers is to keep a journal and record your thoughts and feelings. Anxiety triggers can help you to see patterns and identify common triggers.

Once you have identified your anxiety triggers, you can start to develop coping strategies to deal with them. These strategies might include deep breathing, visualization, or positive self-talk. You can also try to modify your environment or change your behavior to reduce your exposure to anxiety triggers.

It's important to remember that it's not always possible to avoid anxiety triggers altogether. However, by developing coping strategies, you can learn to manage your anxiety and reduce its impact on your daily life.

Panic Disorder

The Unpredictable Rush of Panic

Panic disorder is often characterized by sudden and intense rushes of anxiety that can strike unexpectedly. People experiencing panic attacks may feel like they're going crazy, having a heart attack, or even facing imminent death. While it typically affects individuals between 18 and 35 years old, it can occur at any age. Interestingly, women are almost twice as likely as men to develop panic disorder.

Uncontrollable Fear and Impulsive Behavior

Unlike anxiety, which often has identifiable triggers, panic is characterized by uncontrollable fear and anxiety that can arise suddenly. Uncontrollable fear can lead to impulsive behavior as individuals struggle to cope with the overwhelming emotions associated with panic disorder.

Fear of the Fear Itself

One of the critical distinctions between panic disorder and other anxiety disorders is the fear response. In panic disorder, individuals are not only experiencing fear but also becoming afraid of the fear they are feeling. This added layer of fear intensifies the impact of panic disorder on their lives.

Feeling Terror without Real Danger

People with panic disorder may experience intense terror even without any real danger. Many individuals have described their panic attacks as a sensation of losing control, further heightening their distress.

Quick Attacks versus Gradual Anxiety

Panic attacks occur rapidly and unexpectedly, usually lasting only a few minutes. On the other hand, anxiety typically develops gradually and can persist for more extended periods.

Recurring Attacks and Their Impact

While panic attacks can happen to anyone, individuals with panic disorder experience recurring episodes that other mental health conditions cannot explain. This repetitive nature of panic attacks often prompts individuals to modify their behavior to avoid triggering another attack. They may constantly worry about future panic attacks and the potential consequences, such as feeling out of control or experiencing a heart attack.

This constant concern and avoidance can significantly impact various aspects of their lives, potentially leading to the development of additional mental health issues like agoraphobia—the fear of being in certain places or situations.

Physical Symptoms of Panic Disorder:

- Rapid heartbeat or a pounding heart

- Stomach distress

- Shortness of breath

- Chest pain

- Shaking or trembling

- Lightheadedness, dizziness, or unsteadiness

- Sweating

Mental Symptoms of Panic Disorder:

- Feelings of impending doom

- Fear of dying

- Fear of losing control

- Feeling detached from reality or yourself

Understanding the symptoms and impact of panic disorder is crucial for supporting and treating those affected by this challenging condition.

Social Anxiety Disorder

Fear of Judgment in Social Situations

Social anxiety disorder is characterized by a persistent fear of being judged, embarrassed, or humiliated in social situations. Individuals with this condition often endure social interactions but experience intense feelings of fear or anxiety throughout. If these symptoms persist for at least six months, it may be considered an anxiety disorder.

Prevalence and Demographics

It is estimated that 7% of the US population suffers from social anxiety disorder.

Interestingly, the occurrence of this disorder tends to decrease in older folks. It is slightly more commonly diagnosed in females and adolescents, with most people experiencing the onset of symptoms between the ages of eight and 15.

Fear of Negative Evaluation

One of the defining characteristics of social anxiety disorder is the fear of being negatively evaluated by others. Individuals often anticipate being judged as anxious, weak, stupid, dull, unlikable, or possessing other negative traits. This fear of judgment drives their avoidance of social situations.

Disproportionate Fear and Avoidance

Social situations almost always trigger fear or anxiety in individuals with social anxiety disorder, even when the risk of negative evaluation is minimal. This fear is often out of proportion to the situation at hand. As a result, individuals with this disorder frequently go to great lengths to avoid social interactions consistently.

Symptoms of Social Anxiety Disorder:

- Fear or anxiety related to being scrutinized by others in one or more social situations

- Timidity or withdrawal in social settings

- Flushing of the face

- Perspiration

- Displaying closed-off body language or sharing limited personal information

- Tremors or quivering

- Maintaining a stiff and inflexible body posture

- Limited eye contact

- Speaking softly or experiencing difficulty in verbal communication

- Struggling with speech, such as stumbling over words

- Engaging in excessive staring

Additional Physical Symptoms in Children:

- Demonstrating distress through crying

- Displaying tantrums as a response to the overwhelming emotions

- Becoming frozen and unable to move or act in social settings

- Clinging tightly to a parent or guardian for comfort and security

- Withdrawing and shrinking back to avoid attention or interaction

- Refusing to speak or remaining silent in social situations, often due to fear or anxiety.

Understanding the symptoms and impact of social anxiety disorder is crucial for promoting empathy, providing support, and guiding individuals toward appropriate treatment options.

In the following chapters, we'll delve into thinking patterns, specific coping strategies and techniques that you can use to manage your anxiety. Remember, it's okay to ask for help and support and to take things one step at a time.

Chapter 2

Thinking Patterns and Anxiety

In this chapter, I'll explore negative thinking patterns and how they contribute to anxiety. Furthermore, this chapter will teach you how to recognize negative thought patterns that contribute to anxiety and how to challenge and reframe them.

One of the key features of anxiety is negative thinking, also known as cognitive distortion. Negative thinking is when our thoughts become distorted and overly pessimistic, leading to excessive worry and fear.

Several common types of cognitive distortions can contribute to anxiety. These include:

- **Black-and-white thinking:** Seeing everything in black and white.

- **Overgeneralization:** Jumping to conclusions based on a single incident or evidence.

- **Fortune-telling:** Believing that you know how things will turn out in the future.

- **Disqualifying the positive:** Discounting or ignoring the good things in your life.

- **Mind reading:** Believing you know what others think without them telling you.

- **Emotional reasoning:** Believing that your feelings reflect the way things are.

- **Should statements:** Believing that you should be able to do something or that things should be a certain way.

Recognizing these negative thinking patterns is essential, as they can contribute to anxiety and keep us stuck in a cycle of worry. By challenging and reframing these thoughts, we can learn to see things more balanced and realistic.

Remember, it takes time and practice to change negative thinking patterns, but it's worth it for its positive impact on your anxiety and overall well-being.

Breathing Techniques for Anxiety

In this section, I'll explore breathing techniques and how they can help to reduce anxiety and promote relaxation. You'll also learn how to use deep breathing and other relaxation techniques to calm your body and mind in times of stress.

Breathing is a powerful tool that we often take for granted. It's something that we do automatically, but it can also significantly impact our emotional and physical well-being.

Our breathing can become shallow and rapid when we're anxious or stressed. Frantic breathing can cause further tension and anxiety as it reduces the amount of oxygen delivered to the body. By using specific breathing techniques, we can regulate our breath and calm our body and mind.

Diaphragmatic breathing, often known as belly breathing, is one such method. Diaphragmatic breathing involves taking slow, deep breaths from the diaphragm rather than the chest. To practice this technique:

1. Position yourself comfortably, either seated or lying down.

2. Your left hand should be on your chest and your right hand should be on your belly.

3. Take a slow, deep breath through your nose, allowing your belly to expand.

4. Exhale slowly through your mouth, allowing your belly to contract.

5. Continue this pattern for several minutes, focusing on the sensation of your breath.

You can also try adding a calming word or phrase to your breath, such as "relax" or "peace". A calming word or phrase can help further relax your body and mind.

Incorporating regular breathing exercises into your daily routine can help to reduce anxiety and improve overall well-being. Remember, taking breaks and focusing on your breath throughout the day is okay. Let's practice some deep breaths together now.

Exercise and Anxiety

In this section, I'll explore the link between exercise and anxiety and how regular physical activity can help reduce anxiety and improve overall well-being. This section will also explore the connection between physical activity and anxiety and provide tips for incorporating exercise into your anxiety management plan.

It's no secret that exercise is good for our physical health, but it can also positively impact our mental health. Studies have shown that regular physical activity can help to reduce anxiety and improve mood.

Exercise works to reduce anxiety in several ways. First, it can help to reduce the physical symptoms of anxiety, such as rapid heartbeat and muscle tension. Exercise can also help reduce stress and improve sleep, further reducing anxiety.

In addition, exercise has been shown to positively affect brain function, including releasing endorphins and other feel-good chemicals. This can help to improve mood and reduce negative thought patterns.

It's crucial to find an exercise you enjoy, as this will make it more likely that you'll stick with it. This can be anything from a brisk walk to a yoga class if it gets you moving and elevates your heart rate.

Remember, it's essential to consult with your healthcare provider before starting any new exercise program. It's also important to listen to your body and not push yourself too hard.

Incorporating regular exercise into your routine can help to reduce anxiety and improve overall well-being. Let's get moving and start reaping the benefits of physical activity!

Triggers of Anxiety

Anxiety is a complex and multifaceted mental health condition that various factors can trigger. Understanding these triggers is essential for individuals affected by anxiety, as well as for their loved ones and mental health professionals. By identifying and comprehending these triggers, individuals can gain insight into their anxiety and develop effective coping strategies.

This section aims to explore the common triggers of anxiety, shedding light on the diverse range of factors that can contribute to its onset and exacerbation.

1. **Stressful Life Events:**

One significant anxiety trigger is exposure to stressful events. Major life transitions, such as job loss, relationship difficulties, financial problems, or the death of a loved one, can induce feelings of uncertainty, fear, and overwhelm.

These events often disrupt a person's sense of stability and can lead to developing or exacerbating anxiety symptoms.

2. **Trauma:**

Experiencing or witnessing a traumatic event can have long-lasting effects on mental health, including developing anxiety disorders. Traumatic experiences, such as physical or emotional abuse, accidents, natural disasters, or combat exposure, can create a persistent state of heightened anxiety and hypervigilance.

Persons who have experienced trauma may be more susceptible to anxiety disorders, such as post-traumatic stress disorder (PTSD).

3. **Genetics and Family History:**

Anxiety disorders can have a genetic component, with studies suggesting that individuals may have a higher risk of developing anxiety if they have close family members with the condition.

Specific genetic variations and inherited traits may predispose individuals to be more sensitive to stress or have an imbalance in brain chemicals that regulate anxiety.

Understanding the role of genetics and family history can help individuals recognize their predisposition and seek appropriate support.

4. **Brain Chemistry and Neurotransmitters:**

An imbalance in brain chemicals, known as neurotransmitters, can contribute to developing various forms of anxiety disorders. Neurotransmitters, such as serotonin, norepinephrine, and gamma-aminobutyric acid (GABA), regulate mood and anxiety.

When there is a disruption in the functioning of these neurotransmitters, it can lead to increased anxiety symptoms. Understanding the interplay between brain chemistry and anxiety can inform treatment approaches that target neurotransmitter regulation.

5. **Chronic Health Conditions:**

Living with chronic health conditions, such as cardiovascular disease, respiratory disorders, autoimmune conditions, or chronic pain, can be a significant trigger for anxiety. The challenges and uncertainties associated with managing these conditions and the impact on daily functioning and quality of life can contribute to heightened anxiety levels.

Treating both the physical condition and anxiety is crucial in effectively managing anxiety in these cases.

6. **Substance Abuse:**

Substance abuse, including alcohol, drugs, or excessive caffeine consumption, can trigger or exacerbate anxiety symptoms. Substance use can disrupt brain chemistry, interfere with neurotransmitter function, and induce withdrawal symptoms that mimic anxiety.

Addressing substance abuse issues concurrently with anxiety treatment is essential to achieve optimal outcomes.

7. **Personality Traits and Cognitive Patterns:**

Certain personality traits and cognitive patterns can make individuals more susceptible to anxiety. Perfectionism, excessive self-criticism, a negative thinking style, and an excessive need for control are examples of traits and patterns that can contribute to anxiety.

Recognizing these characteristics and working on cultivating healthier coping strategies and thought patterns is vital in managing anxiety effectively.

Bottom Line

Understanding the triggers of anxiety provides valuable insights into its origins and manifestation. It allows individuals to identify their unique triggers and empowers them to develop targeted coping mechanisms. It is important to remember that triggers can vary from person to person, and it may take time and self-reflection to recognize and address them effectively.

By acknowledging and addressing the triggers of anxiety, individuals can take significant steps toward managing their condition and improving their overall well-being.

Amplifying Factors that Exacerbates Anxiety Symptoms

Understanding the factors that can intensify anxiety symptoms is crucial for individuals navigating the challenges of anxiety disorders. While various triggers can influence anxiety, it is equally important to recognize the factors that can worsen it. Individuals can take proactive steps to manage their anxiety by identifying and addressing these amplifying factors.

This section explores the common elements that can exacerbate anxiety symptoms, shedding light on the practices and circumstances that individuals should be mindful of to promote better mental well-being.

1. **Chronic Stress:**

Chronic stress significantly contributes to worsening anxiety symptoms. When individuals experience ongoing stress without sufficient opportunities for relaxation and recovery, their anxiety levels can escalate. High-pressure work environments, relationship difficulties, financial strain, or overwhelming responsibilities can all contribute to chronic stress.

Learning healthy stress management techniques and prioritizing self-care is essential in mitigating the detrimental effects of chronic stress on anxiety.

2. **Avoidance and Safety Behaviors:**

Engaging in avoidance behaviors or relying on safety behaviors as a means to alleviate anxiety can paradoxically reinforce and intensify anxiety symptoms over time. Avoiding situations or places that trigger anxiety may provide temporary relief, but it perpetuates anxiety by reinforcing the belief that these situations are genuinely threatening.

Similarly, relying on safety behaviors, such as excessive checking, seeking reassurance, or over planning, can maintain anxiety by preventing individuals from confronting their fears directly.

Gradual exposure to feared situations and reducing safety behaviors under the guidance of a mental health professional can help break this cycle and reduce anxiety symptoms.

3. **Substance Abuse:**

Substance abuse, including alcohol, drugs, or excessive caffeine consumption, can significantly worsen anxiety symptoms. While substances may initially provide temporary relief or a sense of escape, they ultimately disrupt brain chemistry and exacerbate anxiety over time.

Substance abuse can also heighten feelings of restlessness, agitation and trigger panic attacks. Seeking professional help for substance abuse issues and developing healthier coping strategies are crucial in effectively managing anxiety.

4. **Sleep Deprivation**:

Lack of quality sleep and chronic sleep deprivation can profoundly impact mental health, including anxiety levels. Insufficient sleep disrupts the body's stress response system, increasing anxiety vulnerability.

Additionally, sleep deprivation can impair cognitive function, increase irritability, and decrease the ability to cope with stressors effectively.

Prioritizing good sleep hygiene practices and seeking treatment for sleep disorders can significantly improve anxiety symptoms.

5. **Negative Thought Patterns:**

Worsening anxiety symptoms can occur when you continuously think negatively, including catastrophizing, overgeneralizing, and magnifying perceived threats. These cognitive distortions amplify anxious thoughts and perpetuate a cycle of anxiety.

Developing awareness of negative thinking patterns and actively challenging and reframing irrational thoughts can help reduce anxiety's impact and foster a more balanced perspective.

6. **Lack of Social Support:**

Isolation and a lack of social support can contribute to heightened anxiety levels. Social connections and a strong support network serve as protective factors against anxiety.

Without adequate social support, individuals may feel a greater sense of vulnerability and struggle to cope with anxiety symptoms.

Actively seeking out supportive relationships, participating in support groups, or engaging in therapy can provide valuable emotional support and alleviate the burden of anxiety.

7. **Physical Health Neglect:**

Neglecting physical health, such as poor diet, sedentary lifestyle, and lack of exercise, can exacerbate anxiety symptoms. The mind and body are interconnected, and taking care of physical well-being positively impacts mental well-being.

Regular exercise, a balanced diet, and healthy lifestyle choices can reduce anxiety and improve overall resilience to stress.

Conclusion

Recognizing the factors that can amplify anxiety symptoms empowers you to make informed choices and take proactive steps in managing your anxiety.

Chapter 3

Nutrition and Anxiety

It's no secret that what we eat can significantly impact our physical and mental health. While there is no one-size-fits-all approach to nutrition, there are certain foods and nutrients that have been shown to have a positive impact on anxiety.

One such nutrient is omega-3 fatty acids found in fatty fish, nuts, and seeds. Omega-3s have been shown to have an anti-inflammatory effect on the body and brain, which can help to reduce anxiety.

Other nutrients that impact anxiety include B vitamins, magnesium, and tryptophan. These can be found in various foods, such as leafy greens, nuts, and whole grains.

In addition to focusing on specific nutrients, it's also essential to consider the overall quality of your diet. Considering the overall quality of your diet means eating a variety of whole, unprocessed foods and limiting your intake of processed and sugary foods.

It's important to remember that nutrition is just one piece of the puzzle regarding managing anxiety. It's also important to incorporate other self-care strategies, such as exercise and stress management techniques.

By changing your diet and focusing on nourishing your body and mind, you can take an essential step towards reducing anxiety and improving overall well-being.

Foods that Promote Relaxation and Ease Anxiety

The relationship between diet and mental health is increasingly recognized, and individuals experiencing anxiety can benefit from incorporating foods that promote relaxation and calmness into their diet.

While food alone cannot cure anxiety disorders, certain nutrients have been found to impact brain chemistry and support overall well-being positively.

This section explores a range of foods that have been associated with calming the nerves and reducing anxiety symptoms. Incorporating these foods into a balanced diet can complement other anxiety management strategies and create a greater sense of tranquility.

1. **Complex Carbohydrates:**

Complex carbohydrates, such as whole grains, legumes, and root vegetables, provide a steady release of energy and promote the production of serotonin, a neurotransmitter that helps regulate mood.

Consuming complex carbohydrates can help stabilize blood sugar levels, preventing spikes and crashes that can contribute to feelings of anxiety and irritability.

Opt for whole-grain bread, brown rice, quinoa, and sweet potatoes to nourish your body and support a calm mind.

2. **Fatty Fish:**

Fatty fish, such as salmon, mackerel, and sardines, are rich in omega-3 fatty acids, linked to reduced anxiety symptoms. Omega-3 fatty acids play a crucial role in brain health and can help regulate neurotransmitters involved in mood and anxiety, such as serotonin and dopamine.

Aim to include fatty fish in your diet at least twice a week to reap the benefits of these essential nutrients.

3. **Herbal Teas:**

Certain herbal teas have soothing properties that help calm the nerves and promote relaxation. Chamomile tea is renowned for its calming effects and can help reduce anxiety symptoms.

Peppermint tea and lemon balm tea are also known for their relaxing properties. Sipping on a warm cup of herbal tea can provide a moment of tranquility and serve as a calming ritual.

4. **Dark Chocolate:**

Dark chocolate, in moderation, can be a comforting treat that may contribute to reducing anxiety. It contains flavonols, which have antioxidant properties and can help improve blood flow to the brain.

Dark chocolate also contains small amounts of magnesium, known to have a calming effect. Opt for high-quality dark chocolate with at least 70% cocoa content to enjoy its potential benefits.

5. **Leafy Green Vegetables:**

Leafy green vegetables, such as spinach, kale, and Swiss chard, are rich in magnesium, an essential mineral that plays a role in regulating neurotransmitters involved in mood and stress response.

Magnesium deficiency has been associated with increased anxiety levels, and incorporating leafy greens into your meals can help ensure an adequate intake of this vital nutrient.

6. **Nuts and Seeds:**

Nuts and seeds, including almonds, walnuts, flaxseeds, and chia seeds, are excellent nutrients that support brain health and reduce anxiety. They contain omega-3 fatty acids, magnesium, and other essential nutrients that promote a calm state of mind.

Snacking on a handful of nuts or adding seeds to your meals and snacks can nourish your mental well-being.

7. **Probiotic-Rich Foods:**

Emerging research suggests a connection between gut health and mental health, with probiotics playing a role in reducing anxiety symptoms. Fermented foods like yogurt, kefir, sauerkraut, and kimchi are rich in probiotics, which support a healthy balance of gut bacteria.

Taking care of your gut health can positively influence your mood and overall mental well-being.

Beverages to Ease Nervousness and Promote Relaxation

When managing nervousness and anxiety, our beverages can significantly impact our state of mind. While drinks alone cannot cure anxiety disorders, certain beverages have properties that can help reduce nervousness and promote a sense of calm.

The following section explores soothing beverages you can incorporate into your daily routine to support relaxation and well-being. By choosing these calming drinks mindfully, you can complement other anxiety management strategies and cultivate a greater sense of tranquility.

1. **Herbal Teas:**

Herbal teas have long been celebrated for their calming and relaxing properties. The gentle warmth and soothing flavors of herbal infusions can help alleviate nervousness. Some of the most renowned herbal teas for reducing anxiety include:

- *Chamomile Tea*: Chamomile tea promotes relaxation and can reduce anxiety due to its mild sedative properties.
- *Lavender Tea*: With its delicate floral aroma, lavender tea promotes relaxation and soothes restlessness.

- *Lemon Balm Tea*: Lemon balm has been traditionally used for its calming effects on the nervous system, making it an excellent choice for easing nervousness.
- *Peppermint Tea*: Peppermint tea has a refreshing flavor and can help relax muscles, easing tension and promoting a sense of calm.

2. **Green Tea:**

Green tea contains an amino acid called L-theanine, which helps with relaxation and stress reduction. L-theanine promotes the production of alpha waves in the brain, inducing a state of calm alertness.

Green tea also includes antioxidants, which promote general health. Enjoy a cup of green tea to experience its calming effects while benefiting from its healthful properties.

3. **Warm Milk:**

Warm milk is a classic relaxation remedy known for its soothing properties. Milk contains tryptophan, an amino acid that supports the production of serotonin, a neurotransmitter known for its mood-regulating effects.

Adding a touch of honey or a sprinkle of cinnamon to warm milk can enhance its soothing qualities. Sip on a warm mug of milk before bedtime or during moments of nervousness to promote relaxation.

4. **Valerian Root Tea:**

Valerian root tea is a herbal infusion known for its soothing properties. It has been used for centuries to ease nervousness and promote better sleep. Valerian root tea can be helpful for individuals experiencing acute anxiety or restlessness.

However, it is essential to consult with a healthcare professional before using valerian root, as it may interact with certain medications or have sedative effects.

5. **Passionflower Tea:**

Passionflower tea comes from the passionflower plant, which is known for its calming effects. It has been used traditionally as a natural remedy for anxiety and nervousness.

Passionflower tea can help relax the mind and body, facilitating a sense of tranquility. Incorporate this herbal tea into your routine as part of your relaxation regimen.

6. **Warm Herbal Milk Blends:**

Combining the calming properties of warm milk with the soothing effects of herbal ingredients can create a potent beverage to reduce nervousness.

Add herbs like chamomile, lavender, or ashwagandha into warm milk blends to enhance their anxiety-reducing properties.

You can also experiment with different combinations to find a blend that resonates with you.

7. Fruit-Infused Water:

Staying hydrated is essential for maintaining overall well-being, and incorporating fruits into your water can add calmness. Citrus fruits like lemon and orange can have mood-lifting properties, while berries like blueberries and strawberries are rich in antioxidants that support brain health.

Sleep and Anxiety

In this section, I'll explore the link between sleep and anxiety and how improving your sleep habits can help reduce anxiety and improve overall well-being.

It's no secret that sleep is vital for our physical and mental health. When we don't get enough sleep, it can affect our mood and ability to cope with stress.

Conversely, getting enough quality sleep can help to reduce anxiety and improve overall well-being. Research has shown that people who get enough sleep are less likely to experience anxiety and depression.

So, how can you improve your sleep habits? Here are a few tips:

1. **Create a Bedtime Routine:** Establish a consistent routine to signal your body that it's time to wind down. Creating a bedtime routine might include reading, taking a

warm bath, or practicing relaxation techniques.

2. **Create a Sleep-Friendly Environment:** Ensure your bedroom is cool, dark, and quiet. Avoid screens (including phones, tablets, and TVs) for at least an hour before bed, as the blue light can disrupt sleep.

3. **Practice Relaxation Techniques:** Deep breathing, progressive muscle relaxation, or meditation can all help to relax your body and mind and prepare you for sleep.

4. **Avoid Caffeine and Alcohol:** Caffeine and alcohol can disrupt sleep, so limiting your intake is essential, particularly during bedtime.

By incorporating these tips into your routine, you can improve your sleep habits and take an essential step towards reducing anxiety and improving overall well-being. Let's work together to create a sleep-friendly environment and establish healthy sleep habits.

Meditation and Mindfulness for Anxiety

In this section, I'll explore meditation and mindfulness and how these practices can help reduce anxiety and improve overall well-being.

Meditation and mindfulness involve focusing the mind on the present moment without judgment. These practices have several benefits for anxiety, including reducing stress and increasing feelings of calm and relaxation.

Many different meditation and mindfulness practices include breathing awareness, body scan, and loving-kindness meditation. These practices can be seated, lying down, or even walking.

One of the key benefits of meditation and mindfulness is that they can help to train the mind to be more present and less reactive. Meditation and mindfulness can be beneficial for managing anxiety, allowing us to cope better with stress and difficult emotions.

It's important to remember that meditation and mindfulness take practice, and having a wandering mind at first is normal. The key is to be patient and to redirect your focus when your mind wanders gently.

By incorporating meditation and mindfulness into your daily routine, you can take an essential step towards reducing anxiety and improving overall well-being.

Chapter 4

The Role of Social Support

It's no secret that having a solid support system is vital for our mental and emotional well-being. We're more likely to feel connected, understood, and less isolated when we have supportive relationships.

Having a supportive network of friends and family can be particularly important for people with anxiety. It can provide a sense of belonging and a source of encouragement and motivation.

There are several approaches to developing a solid support system. Among the suggestions are:

- **Seek Out Supportive Friends and Family Members:** Surround yourself with understanding and non-judgmental people.

- **Join a Support Group:** Consider joining a support group for people with anxiety in person or online. Joining a support group can provide a sense of community and a place to share your experiences and challenges.

- **Seek Professional Support:** Consider working with a therapist or coach who can provide guidance and support.

- **Practice Self-Care:** Make time for activities that nourish your body and mind, such as exercise, hobbies, or relaxation techniques.

By building a strong support system and seeking help when needed, you can take an essential step towards reducing anxiety and improving overall well-being.

Techniques to Calm Someone with Anxiety

When someone you care about is experiencing anxiety, offering support and understanding can significantly affect their well-being. Understanding how to calm and comfort someone with anxiety requires empathy, patience, and knowledge of practical techniques.

1. **Active Listening:**

One of the most fundamental ways to calm someone with anxiety is to be an attentive and empathetic listener. Allow the person to express their thoughts and feelings without interruption or judgment.

Maintain eye contact, a nod to show understanding, and provide verbal reassurance that you are there to support them. Active listening helps individuals feel heard and validated, which can help alleviate anxiety.

2. **Validate Their Feelings:**

Anxiety can be overwhelming, and individuals may experience self-doubt or guilt about their emotions. Validating their feelings and reassuring them that anxiety is a common experience can provide comfort and reassurance.

Let them know that their emotions are valid and that you understand their struggle. Avoid dismissing or downplaying their anxiety, as this may invalidate their experience.

3. **Create a Calming Environment:**

When someone is anxious, creating a calm and safe environment can help them feel more secure. Reduce noise levels, dim bright lights, and ensure the space is comfortable and clutter-free.

You can use a warm blanket or provide access to soothing elements like soft music, aromatherapy, or a weighted blanket if they find them comforting.

A serene environment can aid relaxation and alleviate anxiety symptoms.

4. **Encourage Deep Breathing:**

Deep breathing exercises effectively reduce anxiety and promote relaxation. Encourage the person to take slow, deep breaths in through their nose and exhale slowly through their mouth.

Offer to practice deep breathing together, counting the breaths to create a rhythm. Deep breathing helps activate the body's relaxation response and can provide immediate relief during heightened anxiety.

5. **Provide Grounding Techniques**:

Anxiety often causes individuals to feel disconnected from the present moment. Grounding techniques can help bring their focus back to the present and reduce anxiety.

Encourage them to engage their senses by naming five things they can see, four things they can touch, three things they can hear, two things they can smell, and one thing they can taste.

This exercise helps redirect their attention away from anxious thoughts and into their immediate surroundings.

6. **Offer Distractions:**

Distractions can be valuable in redirecting anxious thoughts and providing relief. Offer activities or hobbies that the person finds enjoyable and engaging.

Distractions could include listening to calming music, watching a light-hearted movie, engaging in creative activities like drawing or coloring, or going for a gentle walk in nature.

Distractions can help shift the focus away from anxiety and promote relaxation.

7. **Encourage Self-Care Techniques:**

Self-care is crucial for managing anxiety, and encouraging the person to engage in self-care practices can be empowering. Suggest activities they find soothing, such as taking a warm bath, practicing mindfulness or meditation, journaling their thoughts and feelings, or engaging in gentle exercise.

Self-care practices can help reduce stress levels and promote a sense of well-being.

Emotional Intelligence and Anxiety

This section will teach you about the concept of emotional intelligence and how developing your emotional intelligence can help you cope with anxiety.

Emotional intelligence is the ability to recognize, understand, and manage our own emotions and the emotions of others. It's a crucial skill that can significantly impact our well-being, including our ability to cope with anxiety.

Research has shown that people with high emotional intelligence tend to be more resilient and better able to cope with stress and anxiety. This is because they have the skills to recognize and manage their emotions, as well as the emotions of others.

Self-Awareness

One key aspect of emotional intelligence is self-awareness, which involves recognising and understanding our own emotions. Self-awareness can be beneficial for managing anxiety, as it allows us to identify our triggers and develop strategies to cope with them.

Empathy

Another critical aspect of emotional intelligence is empathy, which is the ability to understand and relate to the emotions of others. Empathy can be helpful for anxiety in that it allows us to understand better and connect with others, which can help to reduce feelings of isolation and loneliness.

Incorporating emotional intelligence skills into your daily life can help you to manage anxiety better and improve your overall well-being. This might include practicing self-awareness and self-regulation techniques, such as mindfulness and deep breathing, as well as seeking support and developing empathetic relationships with others.

Communication and Anxiety

In this section, you'll learn how to effectively communicate with loved ones about your anxiety and how to find support and understanding.

Effective communication is a crucial skill that can significantly impact our relationships and overall well-being. It's critical for those who struggle with anxiety, as communication can be vital for managing and reducing anxiety in various situations.

One crucial aspect of communication for anxiety is assertiveness, which is the ability to express our thoughts and feelings directly and respectfully. Assertiveness can help us to set boundaries, advocate for ourselves, and effectively communicate our needs and wants.

For those with anxiety, assertiveness can be particularly helpful in situations that trigger anxiety, such as saying no to unreasonable requests or setting limits with others. By being assertive, we can take control of our environment and reduce the likelihood of feeling overwhelmed or stressed.

Another important aspect of communication for anxiety is active listening, which is the ability to focus entirely and listen to what others say. Active listening can help to improve relationships, reduce misunderstandings, and foster a sense of connection and understanding.

For those with anxiety, active listening can be beneficial in reducing stress and conflict in relationships. We can better understand their perspective and communicate more effectively by actively listening to others.

By incorporating assertiveness and active listening into your communication style, you can take an essential step towards reducing anxiety and improving overall well-being.

Chapter 5

Stress Management

In this chapter, I'll explore stress management's role in anxiety and how implementing stress management techniques can help reduce anxiety and improve overall well-being.

It's no secret that stress can significantly impact our mental and physical health. When we're under a lot of stress, it can be difficult to cope with daily challenges, leading to increased feelings of anxiety.

That's where stress management techniques come in. By implementing specific strategies to manage stress, we can reduce anxiety and improve overall well-being.

Some effective stress management techniques include:

- **Exercise**: Regular physical activity has been shown to reduce stress and improve mood.

- **Deep breathing**: Deep breathing techniques, such as diaphragmatic breathing, can help to calm the body and mind.

- **Progressive muscle relaxation**: This technique involves tensing and relaxing specific muscle groups, starting at the feet and working up to the head.

- **Time management**: Prioritizing tasks and setting realistic goals can help to reduce stress and improve productivity.

- **Seeking support**: Talking to a trusted friend or professional can provide a sense of connection and understanding.

Finding the stress management techniques that work best for you is crucial, as everyone is different. By implementing various stress management techniques, you can take an essential step towards reducing anxiety and improving overall well-being.

It's also important to remember that stress management is an ongoing process. It's not about eliminating stress, as stress is a normal part of life. Instead, it's about managing stress healthily and finding balance.

By incorporating stress management techniques into your daily routine, you can learn to cope with stress healthily and control your anxiety. Let's work together to develop a stress management plan that works for you and helps you to live a more balanced and fulfilling life.

Anxiety and Work

This section will explore strategies for managing anxiety in the workplace, including how to communicate with your boss and coworkers about your needs.

Anxiety can significantly impact work, whether it's difficulty concentrating, decreased productivity, or increased absenteeism. It's important to address anxiety in the workplace to improve overall well-being and job satisfaction.

Several strategies can help manage anxiety at work:

1. **Create A Support Network:** Connect with understanding and supportive colleagues. Consider joining an employee resource group or seeking out a mentor.

2. **Communicate With Your Employer:** Talk to your supervisor about your anxiety and how it might affect your work. Consider

requesting accommodations, such as a flexible work schedule or the ability to work from home.

3. **Practice Stress Management Techniques:** Incorporate stress management techniques like deep breathing or exercise into your daily routine.

4. **Seek Professional Help:** Consider working with a therapist or coach to address your anxiety and develop coping strategies.

By implementing these strategies, you can take an essential step towards reducing anxiety and improving overall well-being in the workplace. It's also important to remember that seeking help is a sign of strength, not weakness. Feel free to ask for support when you need it.

Let's work together to develop a plan for managing anxiety at work and creating a more fulfilling and productive work environment.

Anxiety and Relationships

In this section, you'll learn how to navigate relationships when you have anxiety and how to find support and understanding from your loved ones.

Anxiety can significantly impact relationships, whether it's difficulty connecting with others, communication challenges, or increased conflict. Addressing anxiety in relationships is vital to improving overall well-being and connection with others.

When it comes to managing anxiety in relationships, several strategies can help:

1. **Practice Self-Care:** Make time for activities that nourish your body and mind, such as exercise, hobbies, or relaxation techniques. Practicing self-care can help reduce stress and improve your overall well-being, which can positively impact your relationships.

2. **Seek Professional Help:** Consider working with a therapist or coach to address your anxiety and develop coping strategies. A therapist can also guide how to communicate effectively and address relationship challenges.

3. **Practice Active Listening:** Consciously listen to your partner and understand their perspective fully. Practicing active listening can reduce misunderstandings and improve communication.

4. **Seek Social Support:** Connect with a supportive network of friends and family. A strong support system can provide a sense of connection and understanding, which can be particularly helpful when managing anxiety in relationships.

By implementing these strategies, you can take an essential step towards reducing anxiety and improving overall well-being in your relationships. It's also important to remember that seeking help is a sign of strength, not weakness. Feel free to ask for support when you need it.

Let's work together to develop a plan to manage anxiety in relationships and create more fulfilling and connected relationships.

What Is It Like Dating Someone With Anxiety?

Dating someone with anxiety can present unique challenges and opportunities for growth and understanding. It is essential to approach the relationship with empathy, patience, and open communication.

This section explores what it is like to date someone with anxiety, providing insights into their experiences, potential difficulties, and strategies for building a supportive and loving connection.

Understanding Anxiety:

Excessive concern, dread, and apprehension describe the prevalent mental health disorder known as anxiety. It can manifest in various ways, such as social anxiety, generalized anxiety disorder (GAD), or specific phobias.

People with anxiety often experience heightened sensitivity to stressors and may struggle with self-doubt, overthinking, and managing uncertainty.

It is important to remember that anxiety is not a choice or character flaw but a real and valid challenge affecting millions worldwide.

Empathy and Communication:

When dating someone with anxiety, empathy and open communication are vital. Strive to understand their perspective and validate their feelings. Listen actively and non-judgmentally, creating a safe space for them to express their emotions.

Be patient and compassionate, as anxiety symptoms may fluctuate, and they may need reassurance and support during challenging times.

Educate Yourself:

Take the time to learn about anxiety and its various manifestations. Familiarize yourself with common anxiety triggers, symptoms, and coping strategies. This knowledge will help you better comprehend your partner's experiences and respond in a supportive and understanding manner.

Everyone's anxiety is unique, so open dialogue and feedback from your partner is essential for truly understanding their needs.

Encourage Self-Care:

Support your partner in practicing self-care techniques to manage their anxiety. Please encourage them to engage in calming and enjoyable activities, such as exercise, mindfulness, or creative outlets. Help create a nurturing environment that promotes relaxation and stress reduction.

By prioritizing self-care together, you can strengthen the bond between you and provide valuable support.

Open Communication:

Effective communication is crucial in any relationship, especially when one has anxiety. Encourage open and honest conversations about their anxiety, triggers, and boundaries. Ask how to best support them during difficult times and be receptive to their needs.

By establishing clear lines of communication, you can work together to navigate challenges and foster a deeper connection.

Respect Boundaries:

Anxiety can sometimes lead individuals to seek solitude or require space to recharge. Respect your partner's need for alone time without taking it personally. Understand that their withdrawal does not reflect their feelings for you but rather a coping mechanism to manage their anxiety.

Giving them the necessary space while expressing your support demonstrates your understanding and consideration.

Practice Patience:

Dating someone with anxiety may involve uncertainty, worry, or hesitation. Understand that their anxiety may cause them to overthink or seek reassurance repeatedly. Patience is vital in these situations. Respond with kindness and understanding, providing comfort when needed.

Remember, progress in managing anxiety takes time, and your support can make a significant difference in their journey.

Seek Professional Help if Necessary:

Encourage your partner to consider therapy or counseling if their anxiety significantly impacts their daily life or the relationship. Professional help can provide them effective coping strategies and tools to manage their anxiety.

Be supportive and accompany them to therapy sessions if they desire your presence.

How Do People With Anxiety Act In Relationships?

When people with anxiety engage in relationships, they can influence their thoughts, emotions, and behaviors. Understanding how anxiety manifests in relationships is vital to foster empathy, support, and effective communication.

This section explores common ways people with anxiety may act in relationships, shedding light on their experiences and providing insights for partners and loved ones.

1. Heightened Sensitivity:

Anxiety can amplify a person's sensitivity to various relationship dynamics and interactions. Individuals with anxiety may be more attuned to subtle changes in their partner's tone, body language, or behavior.

They may overanalyze situations, searching for signs of rejection or conflict, even when they are not present. This heightened sensitivity can stem from a fear of abandonment or a desire to avoid conflict.

2. Overthinking and Worrying:

People with anxiety often overthink and worry excessively. In relationships, this can manifest as constantly questioning the partner's intentions, interpreting ambiguous statements negatively, or catastrophizing minor disagreements.

Overthinking and worrying can create anxiety, leading to misunderstandings or strained communication. Partners can help by offering reassurance and actively addressing concerns with patience and empathy.

3. Need for Reassurance:

Anxiety can trigger a constant need for reassurance in relationships. Individuals with anxiety may seek validation from their partner, asking for reassurance about their love, commitment, or relationship stability.

The need for reassurance doesn't necessarily reflect a lack of trust in the partner but rather a coping mechanism to alleviate anxiety and self-doubt.

Offering consistent reassurance and open communication can help ease their anxiety.

4. Fear of Abandonment:

One common fear among individuals with anxiety is the fear of abandonment. This fear can stem from past experiences or generalized anxiety about being left alone. It may cause individuals to cling to their partners or become overly dependent on them for emotional support.

Partners can help by demonstrating reliability, consistency, and understanding of boundaries, which can build trust and alleviate the fear of abandonment.

5. Avoidance of Conflict:

Some anxious persons may strongly dislike conflict. People with anxiety might go to great lengths to avoid disagreements or potentially uncomfortable conversations, fearing conflicts will escalate or damage the relationship. This avoidance can hinder open communication and prevent the resolution of underlying issues.

Encouraging a safe and non-judgmental environment for expressing concerns can help alleviate anxiety and foster healthier conflict resolution.

6. Self-Criticism and Perfectionism:

Anxiety often comes hand in hand with self-criticism and perfectionism. Individuals with anxiety may set unrealistic standards for themselves in relationships, constantly striving to be the perfect partner.

They may fear that any mistakes or perceived shortcomings will lead to rejection. Partners must offer understanding and support, emphasizing that imperfections are a natural part of any relationship.

7. Difficulty with Uncertainty:

Anxiety can make it challenging for individuals to tolerate uncertainty, an inherent aspect of relationships. They may seek constant reassurance or feel anxious when plans change, or situations become unpredictable.

Partners can help by maintaining open lines of communication, providing stability, and offering support during uncertain times.

Bottom Line

People with anxiety may exhibit various behaviors in relationships influenced by their anxiety. Understanding these behaviors can foster empathy, patience, and effective communication.

By creating a supportive environment, actively addressing concerns, and demonstrating unconditional love, partners can help individuals with anxiety feel secure and build healthy and fulfilling relationships.

Can Someone With Anxiety Find Love?

Finding love can be a fulfilling and rewarding experience for individuals with anxiety. While anxiety may present challenges in relationships, it does not make it impossible to find love and form meaningful connections.

Individuals with anxiety can navigate the dating world and cultivate healthy and loving relationships with proper understanding, support, and self-care.

1. Self-Acceptance and Self-Care:

People with anxiety must prioritize self-acceptance and self-care before seeking love from others. Developing self-compassion and recognizing that anxiety does not define their worth can help build confidence and resilience.

Engaging in activities that promote mental well-being, such as practicing mindfulness, exercise, and seeking therapy, can contribute to overall self-care and reduce anxiety symptoms.

2. Communication and Vulnerability:

Open and honest communication is vital, especially when one partner has anxiety. Expressing fears, concerns, and triggers to a supportive partner can foster understanding and create a safe space for both individuals.

Being vulnerable and sharing personal experiences with anxiety can strengthen the bond between partners and foster empathy.

3. Building a Support System:

A strong support system is essential for individuals with anxiety. Surrounding oneself with understanding friends, family, or support groups can provide a sense of belonging and emotional support.

A supportive and patient partner can also play a crucial role in navigating anxiety-related challenges.

4. Seeking Professional Help:

If anxiety significantly impacts daily life and relationships, seeking professional help is highly recommended. Therapy, such as cognitive-behavioral therapy (CBT), can provide practical strategies for managing anxiety and improving relationship dynamics.

A therapist can assist individuals in developing coping mechanisms, challenging negative thought patterns, and building self-confidence.

5. Patience and Understanding:

Dating someone with anxiety requires patience and understanding. Partners must educate themselves about anxiety, its triggers, and how to support their loved ones.

Being patient during anxious moments, offering reassurance, and avoiding judgment can create a nurturing environment where love can flourish.

6. Taking Small Steps:

Taking small steps and gradually exposing oneself to new experiences can help manage anxiety in the dating process. Setting realistic expectations and focusing on personal growth rather than perfection can alleviate anxiety and make the dating journey more enjoyable.

Remember, finding love is a unique and individual journey for everyone, including those with anxiety. Individuals with anxiety can find love and build fulfilling relationships with self-acceptance, self-care, open communication, and support.

Chapter 6

The Role of Exercise

In this chapter, we'll be exploring the role of exercise in anxiety and how incorporating regular physical activity can help reduce anxiety and improve overall well-being. It's no secret that exercise is vital for our physical health, but it can also significantly impact our mental health.

Research has shown that regular physical activity can reduce stress, improve mood, and increase feelings of well-being.

Incorporating regular exercise into their routine can be particularly helpful for people with anxiety. Exercise can help reduce tension and stress, provide a sense of accomplishment, and boost self-esteem.

Many different types of exercise can be beneficial for anxiety, including aerobic exercise, such as walking or running, as well as strength training and yoga. It's crucial to find an activity you enjoy that fits into your schedule and lifestyle.

It's also important to remember that the benefits of exercise are cumulative, so it's okay to start small and gradually increase your activity level over time. The trick is to pick a workout plan that you like and can stick to.

By incorporating regular exercise into your routine, you can take an essential step towards reducing anxiety and improving overall well-being.

Seeking Professional Help

This section will provide information on different types of therapy, treatment options for anxiety, and how to find the right therapist. Seeking professional help is essential to reducing anxiety and improving overall well-being.

While it can be intimidating to seek help, it's a sign of strength and a positive step towards creating a better life.

Therapy, coaching, and doctors are among the professionals who can assist with anxiety. Finding the right professional for your needs is essential, as everyone is different.

Some things to consider when seeking professional help for anxiety include the following

1. **Type of Therapy:** There are many different types of therapy, such as cognitive-behavioral therapy (CBT), which focuses on

changing negative thought patterns, or acceptance and commitment therapy (ACT), which focuses on accepting difficult emotions and committing to action. It's crucial to find a therapy that works for you.

2. **Professional Credentials:** Look for a licensed professional with the necessary training and experience to help with anxiety.

3. **Comfort level:** Finding a professional you feel comfortable talking to is essential. It's okay to interview a few different professionals before making a decision.

4. **Location and Accessibility:** Consider factors such as location and availability when selecting a professional.

By seeking professional help, you can take an essential step towards reducing anxiety and improving overall well-being. Feel free to ask for help when you need it. Let's work together to find a professional to support you on your journey towards greater peace of mind.

Finding Support

In this section, you'll learn about different resources and support groups that can help you overcome anxiety. Finding support is an essential step towards reducing anxiety and improving overall well-being.

A strong support system can provide a sense of belonging, connection, and understanding, which can be particularly helpful when managing stress.

There are many different ways to find support, including:

1. **Seek Out Supportive Friends And Family Members:** Surround yourself with understanding and non-judgmental people.

2. **Join A Support Group:** Consider joining a support group for people with anxiety, either in person or online. Joining a support group can provide a sense of community and a place to share your experiences and challenges.

3. **Seek Professional Support:** Consider working with a therapist or coach who can provide guidance and support.

4. **Practice Self-Care:** Make time for activities that nourish your body and mind, such as exercise, hobbies, or relaxation techniques.

Finding the support that works best for you is crucial, as everyone is different. By seeking help and building a solid network of friends and professionals, you can take an essential step towards reducing anxiety and improving overall well-being.

Feel free to ask for help when you need it. Let's work together to find the support that works best for you and helps you to live a more balanced and fulfilling life.

Exercises to Overcome Anxiety

Incorporating exercise into your routine can be highly beneficial for alleviating anxiety symptoms and promoting overall mental well-being. Engaging in physical activity helps reduce stress, improve mood, and increase the production of endorphins, which are natural mood boosters.

In this section, we will explore a variety of exercises that are effective in overcoming anxiety.

By incorporating these exercises into your daily routine, you can take proactive steps towards managing and reducing anxiety levels.

1. **Walking or Hiking:**

Taking a stroll in a nearby park or going on a scenic hike can calm the mind and shift your focus away from negative thoughts. Spending time outdoors and connecting with nature during walks or hikes can provide a sense of tranquility and relaxation.

2. **Running or Jogging:**

Engaging in running or jogging activities can release tension and stimulate the production of endorphins. These natural chemicals in the body help improve mood and reduce sadness or anxiety.

Incorporating regular running or jogging sessions into your routine can positively impact your mental well-being.

3. *Dancing*:

Turn up the music and freely express yourself through dance. Dancing is a fun and creative way to exercise and a great mood booster. It allows you to release stress, improve body awareness, and enhance your emotional well-being.

You can enjoy dancing in various forms, such as taking classes, joining groups, or simply dancing at home.

4. *Yoga*:

The practice of yoga combines gentle movements, stretching, and mindfulness, making it an effective exercise for reducing anxiety and promoting relaxation.

Yoga helps calm the mind, enhance body awareness, and regulate breathing, which can be particularly beneficial for individuals experiencing anxiety.

You can find beginner-friendly yoga routines online or consider attending local yoga classes for guidance and support.

5. **Cycling**:

Hop on a bicycle and enjoy a ride to boost your mood and energy levels. Cycling provides a low-impact cardiovascular workout that can enhance overall well-being—exploring your neighborhood or nearby bike paths. In contrast, cycling can be a refreshing and enjoyable way to alleviate anxiety.

6. **Swimming**:

Swimming offers a soothing and refreshing exercise that engages the entire body while providing a sense of weightlessness. It can be particularly beneficial for individuals experiencing anxiety due to its calming effect on the mind and body. Taking a dip in the pool or visiting a local swimming facility can help reduce anxiety levels and promote relaxation.

Chapter 7

Building Your Anxiety Toolkit

Building an anxiety toolkit is vital to reduce anxiety and improve overall well-being. An anxiety toolkit is a collection of strategies and techniques that you can use to manage stress in various situations.

Some many different strategies and techniques can help manage anxiety, including:

1. **Deep Breathing**: Employing deep breathing techniques, such as diaphragmatic

breathing, can help to calm the body and mind.

2. **Progressive Muscle Relaxation**: This technique involves tensing and relaxing specific muscle groups, starting at the feet and working up to the head.

3. **Exercise**: Regular physical activity has been shown to reduce stress and improve mood.

4. **Time Management**: Prioritizing tasks and setting realistic goals can help to reduce stress and improve productivity.

5. **Seeking Support**: Talking to a trusted friend or professional can provide a sense of connection and understanding.

It's crucial to find the best strategies and techniques for you, as everyone is different. By building an anxiety toolkit, you can have a range of designs at your disposal to help manage anxiety in various situations.

The Role of Positive Thinking

It's no secret that our thoughts significantly impact our emotions and behaviors. Negative thoughts can lead to negative emotions, such as anxiety, while positive thoughts can lead to more positive emotions.

That's where positive thinking comes in. Positive thinking involves focusing on the good things in life and looking for the silver lining in difficult situations. It's not about denying the existence of negative emotions or challenges but rather about finding ways to cope with them healthily.

To cultivate a positive mindset, you can use the following strategies:

1. **Practice Gratitude:** Make a conscious effort to focus on what you're grateful for, no matter how small. Practicing gratitude may help you change your emphasis from negative to good ideas.

2. **Reframe Negative Thoughts:** When you catch yourself thinking negative thoughts, try reframing them more positively. For example, instead of thinking, "I'll never be able to do this," try thinking ", I may struggle at first, but I can learn and improve with practice."

3. **Surround Yourself With Positive Influences:** Seek out people and activities that bring positivity.

4. **Practice Self-Care:** Make time for activities that nourish your body and mind, such as exercise, hobbies, or relaxation techniques.

By cultivating a positive mindset, you can take an essential step towards reducing anxiety and improving overall well-being. It's important to remember that positive thinking is a skill that can be developed over time, and it's okay to have setbacks. With practice, you can shift your focus from negative thoughts to positive ones and create a more fulfilling and positive life.

It's also important to remember that positive thinking is just one piece of the puzzle regarding reducing anxiety. It's essential to address underlying issues and incorporate other strategies, such as stress management and seeking support, to create lasting change.

Creating an Anxiety Toolbox

Anxiety can be a challenging experience, but you can employ various strategies and techniques to manage and alleviate its effects. One practical approach is creating an anxiety toolbox—a collection of tools and techniques you can utilize whenever anxiety arises.

In this section, we will explore the process of building an anxiety toolbox to help you cope with anxiety and promote emotional well-being.

Step 1: *Identify and Understand Your Anxiety Triggers*

The first step in creating an anxiety toolbox is identifying specific anxiety triggers. These triggers can be situations, thoughts, or emotions that provoke anxiety. You can better anticipate and prepare for anxiety-provoking situations by gaining awareness of your triggers.

Take some time to reflect on past experiences and identify common patterns or themes that trigger your anxiety.

Step 2: *Explore Coping Strategies*

Once you have identified your triggers, exploring different coping strategies that can help you manage anxiety effectively is essential. Here are some techniques you can consider adding to your anxiety toolbox:

a. **Deep Breathing and Relaxation Exercises:** Deep breathing exercises, such as diaphragmatic breathing, can help activate the body's relaxation response and reduce anxiety. Practice these techniques regularly to build a sense of calm and relaxation.

b. **Mindfulness and Meditation:** Mindfulness exercises and meditation can assist in grounding yourself in the present moment and reducing anxiety. These practices involve focusing on the present and accepting your thoughts and feelings without judgment. Consider adding mindfulness exercises or guided meditation into your regular routine.

c. **Cognitive-Behavioral Techniques:** Cognitive-behavioral therapy (CBT) techniques can help challenge and reframe negative thoughts and beliefs contributing to anxiety. Cognitive restructuring, journaling, and thought-stopping can be valuable tools in managing anxious thoughts. Consider seeking guidance from a therapist trained in CBT to learn and practice these techniques effectively.

d. **Physical Exercise**: Engaging in regular physical exercise can have a positive impact on anxiety levels. Exercise helps reduce stress, release endorphins (natural mood-boosting chemicals), and improve overall well-being. Find activities you enjoy, such as walking, running, yoga, or dancing, and incorporate them into your routine.

e. **Self-Care Practices**: Prioritizing self-care is crucial in managing anxiety. Self-care practices may include activities that promote relaxation, such as taking warm baths, practicing hobbies, spending time in nature, or listening to calming music. Experiment with different self-care practices and identify what brings you comfort and relaxation.

f. **Social Support**: Building a support network of trusted individuals who understand and empathize with your anxiety can provide immense comfort and reassurance. Share your feelings and concerns with supportive friends, family members, or participate in support groups where you can connect with others facing similar challenges.

Step 3: *Assemble Your Anxiety Toolbox*

After exploring different coping strategies, it's time to assemble your anxiety toolbox. Consider the techniques that resonated with you the most and compile them in a way that works for you. Here are a few suggestions:

a. **Create a Physical Toolbox**: Find a container or box to dedicate to your anxiety tools. Write down coping strategies on index cards, include small objects that comfort you, and gather any resources or materials supporting your chosen techniques.

b. **Digital Toolbox**: If you prefer digital resources, you can create a folder on your computer or smartphone with apps, guided meditations, breathing exercises, and helpful articles or videos about anxiety management.

c. **Journal**: Maintain a journal to document your thoughts, feelings, and anxiety-related experiences. Use it to track triggers, note coping strategies that work well for you, and reflect on your progress.

Chapter 8

Treating Anxiety without Drugs

Anxiety is a common mental health condition affecting many individuals, causing fear, worry, and tension. While medication can be an effective treatment option for anxiety, some individuals may prefer to explore alternative approaches.

This chapter will provide insights and strategies for treating anxiety without relying on drugs. By implementing these techniques, you can control their anxiety and improve their overall well-being.

Understanding Anxiety Disorders

Before delving into non-drug treatment options, it is essential to understand the different types of anxiety disorders. Generalized Anxiety Disorder (GAD), Panic Disorder, Social Anxiety Disorder, and Separation Anxiety Disorder are a few examples.

Recognizing the specific anxiety disorder you are dealing with will help guide your treatment approach.

Psychotherapy

Psychotherapy, or talk therapy, is an effective non-drug treatment option for anxiety. Therapists employ various techniques to help individuals understand and manage their anxiety. Cognitive Behavioral Therapy (CBT) is one such approach that focuses on identifying and challenging negative thought patterns and behaviors associated with anxiety.

Other therapy modalities, such as Acceptance and Commitment Therapy (ACT) and Mindfulness-Based Stress Reduction (MBSR), can also be beneficial.

Working with a qualified therapist can provide guidance, support, and practical tools for managing anxiety.

Relaxation Techniques

Engaging in relaxation techniques can significantly reduce anxiety symptoms. Deep breathing exercises, gradual muscle relaxation, and guided imagery are all powerful relaxation strategies that may help you feel peaceful and relaxed.

These techniques can be practiced daily or whenever anxiety arises, allowing individuals to regain control over their emotional state.

Exercise and Physical Activity

Physical exercise is beneficial for physical health and plays a significant role in managing anxiety. Endorphins, which are natural mood-boosting substances in the brain, are released by regular exercise. It also helps reduce stress, improves sleep quality, and enhances overall well-being.

Find an exercise routine that suits your preferences and incorporate it into your daily schedule.

Lifestyle Modifications

Certain lifestyle modifications can have a positive impact on anxiety levels. Prioritizing self-care activities such as maintaining a balanced diet, getting enough sleep, and practicing relaxation techniques can contribute to overall emotional well-being. Limiting caffeine and alcohol intake is also recommended, as these substances can exacerbate anxiety symptoms.

Support Network

Building a solid support network of friends, family, or support groups can provide valuable emotional support and understanding. Sharing experiences and concerns with individuals who can empathize with your anxiety can help alleviate feelings of isolation.

Online communities and forums focused on anxiety can also serve as sources of support and encouragement.

Stress Management

Developing effective stress management strategies is crucial for individuals with anxiety. Techniques such as time management, setting realistic goals, and practicing effective communication can help reduce stress levels.

Engaging in activities promoting relaxation and self-care, such as hobbies, mindfulness practices, and journaling, can also reduce stress.

Bottom line

Treating anxiety without drugs is a viable option for many individuals seeking a non-medication approach to managing their stress and anxiety.

Can Anxiety Be Cured?

Anxiety is a common condition affecting many people, causing fear, worry, and tension that can interfere with daily life and well-being. Whether you can cure anxiety is complex, as it depends on various factors such as the severity of the anxiety, individual differences, and the treatment approach taken.

Treatability of Anxiety

The good news is that anxiety is treatable. With the right approach and interventions, individuals can regain control over their anxiety symptoms and improve their quality of life. Treatment aims to reduce anxiety, manage symptoms, and enhance coping strategies.

Types of Anxiety Disorders

Anxiety disorders encompass a range of conditions, including generalized anxiety disorder (GAD), social anxiety disorder, panic disorder, and specific phobias. Each type may require tailored treatment approaches, but the overall goal is alleviating anxiety symptoms and improving functioning.

Treatment Strategies and Techniques

Some treatment strategies and techniques are as follows:

a) **Therapy** – Psychotherapy, such as cognitive-behavioral therapy (CBT), is a commonly recommended approach for anxiety treatment. CBT helps individuals identify and challenge negative thought patterns and beliefs contributing to anxiety. It also teaches coping skills to manage anxious thoughts and behaviors.

b) **Medication** – Sometimes, experts prescribe medication to alleviate anxiety symptoms. Anxiety disorders are routinely treated with antidepressants, especially selective serotonin reuptake inhibitors (SSRIs). They help regulate neurotransmitters in the brain and reduce anxiety symptoms.

c) **Lifestyle Changes** – Making certain lifestyle modifications can also be beneficial in managing anxiety. These may include regular exercise, practicing relaxation techniques (e.g., deep breathing, meditation), maintaining a healthy diet, getting adequate sleep, and avoiding substances that can worsen anxiety (e.g., caffeine, alcohol).

d) **Support Network** – Building a solid support network and seeking social support from friends, family, or support groups can provide emotional assistance and understanding during the anxiety treatment process.

Long-Term Management and Relapse Prevention

While a complete "cure" may not be the realistic goal for everyone, effective treatment strategies can significantly reduce anxiety symptoms and improve overall well-being. It is important to note that anxiety management is often an ongoing process.

Developing effective coping mechanisms and practicing self-care strategies can help individuals maintain their progress and prevent relapses.

Individual Variability

It is important to remember that the feeling of anxiety and the effects of therapy might differ from person to person. What works for one person may not work for another. As a result, it is critical to tailor treatment techniques to an individual's distinct requirements, preferences, and circumstances.

In conclusion, anxiety is a treatable condition, and many individuals find relief from their symptoms through a combination of therapy, medication, lifestyle changes, and support systems.

Although no treatment can permanently guarantee the eradication of anxiety, effective treatment strategies can reduce anxiety symptoms significantly, giving individuals control and allowing them to lead fulfilling lives.

The Fastest Way to Treat Anxiety

Anxiety is a common experience characterized by fear, worry, and tension that can significantly impact daily life, relationships, and overall well-being. The good news is that anxiety is treatable, and practical strategies and techniques are available to help individuals regain control and alleviate symptoms. Each patient's needs and preferences should be considered, and different approaches may work for some but not others.

1. ***Seek Professional Help:***

Consulting with a mental health professional, such as a psychologist, psychiatrist, or therapist, is an essential first step in treating anxiety. These professionals have expertise in diagnosing anxiety disorders and can develop a personalized treatment plan based on individual circumstances.

They may recommend a combination of therapies and interventions to address the specific symptoms and underlying causes of anxiety.

2. **Cognitive-Behavioral Therapy (CBT)**:

CBT is a widely recognized and evidence-based therapy for anxiety disorders. It focuses on identifying and challenging negative thought patterns and beliefs contributing to anxiety.

Through CBT, individuals learn practical strategies to modify their thoughts and behaviors, develop coping skills, and gradually face feared situations in a controlled and supportive environment.

CBT has been shown to reduce anxiety symptoms and prevent relapse effectively.

3. **Medication**:

Antidepressants, such as selective serotonin reuptake inhibitors (SSRIs) or benzodiazepines, may be recommended to help regulate brain chemistry and alleviate anxiety.

To ensure the appropriate medication use, a qualified healthcare professional should prescribe and monitor it according to the individual's specific needs and circumstances.

4. *Relaxation Techniques:*

Various relaxation techniques can help manage anxiety. Deep breathing exercises, progressive muscle relaxation, and mindfulness meditation can promote relaxation, reduce physical tension, and calm the mind.

You can incorporate these practices into daily routines and serve as practical tools for coping with anxiety.

5. *Lifestyle Modifications:*

Certain lifestyle factors can contribute to anxiety symptoms. Engaging in regular physical exercise, maintaining a balanced diet, getting sufficient sleep, and reducing or avoiding the consumption of stimulants like caffeine and alcohol can positively impact anxiety management.

Additionally, incorporating stress-reduction techniques such as yoga, tai chi, or hobbies that promote relaxation can be beneficial.

6. *Support Network:*

Persons with anxiety should establish a strong support network. Sharing worries and concerns with trustworthy friends, family members, or support groups may give emotional support and understanding.

Participating in social activities and establishing meaningful relationships may assist in reducing feelings of loneliness and promoting a sense of belonging.

7. *Self-Care Practices:*

Practicing self-care is crucial in managing anxiety. Taking time for activities that bring joy, relaxation, and personal fulfillment can help reduce stress and promote overall well-being. Engaging in hobbies, practicing self-compassion, setting boundaries, and prioritizing self-care can reduce anxiety.

It's important to remember that the fastest way to treat anxiety may vary from person to person. A combination of approaches tailored to individual needs, patience, and persistence is often vital to long-term recovery.

It is always recommended that anxiety treatments be pursued under the guidance of experienced professionals who can provide appropriate support and monitor progress.

Chapter 9

Who Is At Risk For Anxiety?

Anxiety disorder is a common yet debilitating mental health condition affecting millions worldwide. It goes beyond everyday worries and involves excessive and persistent fear and apprehension that can disrupt an individual's ability to function.

Understanding who is at risk for anxiety can help identify vulnerable populations and implement appropriate interventions and support systems.

In this chapter, I'll delve into the factors contributing to the risk of developing anxiety disorders and explore various subgroups that may be particularly susceptible.

General Risk Factors for Anxiety

Several general risk factors have been identified that can increase the likelihood of developing anxiety disorders. These include:

a. **Genetic Predisposition**: Research suggests that genetics play a role in anxiety disorders, as they tend to run in families. Certain genetic variations may increase an individual's vulnerability to anxiety by affecting brain chemistry and response to stress.

b. **Environmental Factors**: Adverse life events, such as trauma, abuse, or significant life changes, can contribute to developing anxiety disorders. Chronic stress, exposure to violence, or a dysfunctional family environment may also increase the risk.

c. **Personality Traits**: Certain personality traits, such as high levels of neuroticism or a tendency towards negative thinking, may predispose individuals to anxiety disorders. Perfectionism, excessive worry, and difficulty coping with uncertainty can also contribute to anxiety risk.

Specific Risk Factors for Different Types of Anxiety Disorders

Anxiety disorders encompass various subtypes, each with its unique risk factors. Here are some distinct risk factors associated with different types of anxiety disorders:

a. **Agoraphobia**: Agoraphobia is an anxiety disorder characterized by extreme fear and anxiety in situations where leaving or escaping may be challenging. It is more prevalent in older adults, with nearly 11% of adults over 65 experiencing agoraphobia. Adolescents and adults generally have a 1-3% prevalence rate.

b. **Post-COVID-19 Social Anxiety**: The COVID-19 pandemic has significantly impacted mental health, including the development of social anxiety. Individuals who experienced social isolation, fear of infection, or disruptions in social interactions during the pandemic may be at higher risk of developing social anxiety symptoms.

c. **Pregnancy-Related Anxiety**: Pregnant women may experience anxiety and depressive symptoms, especially during challenging circumstances such as the COVID-19 pandemic. Factors such as unfavorable financial situations, low emotional and social support, and health problems during pregnancy have been found to correlate with anxiety symptoms in pregnant women.

Protective Factors

While certain factors increase the risk of anxiety, protective factors can also mitigate this risk and promote resilience. These protective factors include:

a. **Strong Social Support**: Having a supportive network of family, friends, or peers can help buffer against the development of anxiety disorders. Social support provides emotional reassurance, practical assistance, and a sense of belonging, which can alleviate anxiety symptoms.

b. **Access to Mental Health Services**: Timely access to mental health professionals can facilitate early intervention, diagnosis, and treatment of anxiety disorders. Mental health professionals can provide appropriate therapy, such as cognitive-behavioral therapy, effectively manage anxiety symptoms.

c. **Healthy Coping Strategies**: Healthy coping strategies, such as exercise, mindfulness, relaxation techniques, and stress management, can help individuals effectively manage anxiety and reduce its impact on daily life.

Bottom Line

Identifying the risk factors associated with anxiety disorders is crucial for understanding who is most vulnerable and implementing preventive measures and support systems.

Who Does Anxiety Mostly Affect?

Anxiety is a prevalent mental health condition that affects individuals across various demographics. This section aims to explore the wide-ranging impact of anxiety by examining different population groups and contexts.

By understanding the diverse factors contributing to anxiety and its effects on other individuals, we can develop a comprehensive perspective on this mental health challenge.

1. ***General Population:***

Anxiety affects people from all walks of life, irrespective of age, gender, socioeconomic status, or cultural background. Approximately 18% of the global population experiences anxiety disorders at some point.

Anxiety can manifest as generalized anxiety disorder (GAD), panic disorder, social anxiety disorder, specific phobias, and other related conditions.

2. *Adolescents and Young Adults:*

Anxiety is particularly prevalent among adolescents and young adults. The transition from childhood to adulthood brings various challenges and pressures that can increase anxiety levels.

Factors such as academic stress, peer pressure, body image concerns, and social media influence can all contribute to anxiety in this age group.

Studies have shown that various barriers and facilitators can influence help-seeking behaviors for mental health issues, including anxiety.

Providing adequate support and resources tailored to the needs of adolescents and young adults is crucial in addressing anxiety in this population.

3. *Healthcare Professionals:*

The demanding nature of the healthcare profession can lead to increased vulnerability to anxiety among healthcare professionals. A study conducted on the mental health of hospital staff highlighted the higher prevalence of symptoms of depression and anxiety, particularly related to working conditions.

Long working hours, high job demands, and exposure to traumatic events can contribute to heightened anxiety levels in this group.

Recognizing and addressing the mental health needs of healthcare professionals is essential to ensure their well-being and the quality of patient care.

4. *Stigma and Help-Seeking Behavior:*

The stigma surrounding mental health remains a significant barrier to seeking help for anxiety.

Negative attitudes, stereotypes, and misconceptions associated with anxiety disorders can deter individuals from seeking appropriate support.

Stigma can be influenced by causal beliefs about anxiety and personal contact with people affected by anxiety. By promoting mental health literacy and fostering supportive environments, we can encourage individuals to overcome stigma and access the necessary help and resources.

5. ***Treatment Disparities:***

Anxiety treatment disparities, particularly among young people, have been a growing concern. Studies have indicated an increase in the prevalence of anxiety disorders among young individuals, coupled with inadequate access to appropriate treatment.

Treatment disparity highlights the need for improved mental health services, including early intervention programs, accessible therapy options, and better integration of mental health support in educational institutions.

6. *Comorbidity and Pregnancy*:

Anxiety often coexists with other mental health conditions, such as depression. In the context of pregnancy, anxiety and depressive symptoms can have significant correlations with unfavorable financial situations, low emotional and social support, and health problems.

Pregnant women experiencing anxiety may require additional approval and interventions to ensure a healthy pregnancy and postpartum period.

7. *Implications for Treatment:*

Understanding the diverse populations affected by anxiety is crucial for developing effective treatment strategies. Tailored interventions, including cognitive-behavioral therapy, medication management, self-help techniques, and lifestyle modifications, can help individuals manage and reduce anxiety symptoms.

Additionally, incorporating holistic approaches that address the underlying causes of anxiety, such as stress management, social support, and self-care practices, can contribute to long-term well-being.

What Happens To People With Anxiety?

Anxiety is a common and significant mental health condition that can profoundly affect individuals' lives. It is essential to recognize that anxiety is not a minor mental health condition and can be debilitating, impacting various aspects of a person's well-being. This section explores the experiences and effects that individuals with anxiety may encounter.

By understanding the challenges faced by people with anxiety, we can develop a better understanding of the condition and provide appropriate support and interventions.

1. ***Impact on Social Lives:***

Anxiety can severely affect an individual's social life. Social anxiety, in particular, can render people helpless and trapped in their homes due to the fear of being in crowded places or having to interact with others.

The negative impact of anxiety on our social lives can lead to social isolation, strained relationships, and a decreased quality of life.

People with anxiety may struggle with making and maintaining friendships, participating in social activities, and experiencing a sense of belonging.

2. *Occupational Challenges:*

Anxiety can significantly impact a person's ability to perform well in their careers or carry out day-to-day work duties. The fear of failure, excessive worry, and difficulty concentrating can hinder productivity and career progression.

People with anxiety may experience challenges in public speaking, presenting ideas, or handling stressful work situations.

Occupational challenges can often lead to missed opportunities and a decline in job satisfaction.

3. **Specific Forms of Anxiety:**

Different forms of anxiety can manifest in various ways and affect people differently. For example, agoraphobia, an anxiety disorder characterized by an extreme fear of places where leaving or escaping may be challenging, can lead individuals to avoid large crowds, public transportation, or leaving the house alone.

Specific forms of anxiety can result in limited mobility, dependency on others, and a reduced sense of freedom.

4. **Physical Health Concerns:**

Anxiety can also have physical manifestations and co-occur with other health issues. For instance, individuals with anxiety may experience symptoms like acid reflux, vomiting, nausea, dizziness, and headache.

The relationship between anxiety and physical health problems is complex; anxiety can contribute to and be exacerbated by physical symptoms.

5. *Interference with Daily Life:*

Anxiety can significantly interfere with a person's ability to carry out their daily activities and responsibilities. The constant worry, fear, and apprehension associated with anxiety can make even simple tasks feel overwhelming and exhausting.

Persons with anxiety may struggle with decision-making, have difficulty concentrating, experience sleep disturbances, and have decreased energy levels.

6. *Impact on Emotional Well-Being:*

People with anxiety often experience a range of negative emotions, including fear, irritability, restlessness, and a sense of impending doom. Anxiety can cause individuals to feel constantly on edge, making it challenging to relax or experience a sense of calm.

The emotional toll of anxiety can contribute to a diminished quality of life and affect overall emotional well-being.

7. *Cognitive Effects:*

Anxiety can also affect a person's thinking patterns and cognitive processes. Excessive worry and fear can lead to distorted thinking, catastrophizing, and overestimating potential threats.

This cognitive bias can perpetuate anxiety symptoms and further impact a person's mental well-being.

8. *Relationships and Support:*

Anxiety can strain relationships, as individuals with anxiety may require understanding, patience, and support from their loved ones. Friends, family, and partners must be aware of the challenges individuals face with anxiety and provide a supportive and non-judgmental environment.

Building a solid support network can be crucial in managing anxiety and promoting recovery.

Conclusion

Living with anxiety can be an overwhelming and challenging experience that affects various aspects of a person's life. Anxiety can have far-reaching implications, from social lives to occupational endeavors, daily activities, and emotional well-being.

Recognizing the impact of anxiety is essential for developing empathy, understanding, and practical strategies to support individuals with anxiety.

Chapter 10

How to Reduce Anxiety Naturally

In today's fast-paced and stressful world, finding effective techniques for reducing anxiety is essential. This chapter will explore various strategies to help individuals manage stress and promote calm and well-being.

By incorporating these techniques into their lives, individuals can take proactive steps towards reducing anxiety and improving their overall mental health.

1. **Mindfulness Techniques:**

Mindfulness is a practice that involves being fully present in the moment and non-judgmentally observing one's thoughts and experiences. Studies have proved mindfulness to be a useful approach for lowering anxiety and stress. Here are some mindfulness practices to get started with:

a. *Guided mindfulness exercises*: There are numerous guided mindfulness exercises available online, including body scans, guided meditations, and breathing exercises. Find a guided activity that resonates with you and try incorporating it into your daily routine for maximum benefits.

b. *Incorporating mindfulness into daily life*: Mindfulness doesn't have to be limited to specific meditation sessions. You can practice mindfulness throughout the day by engaging in full-aware activities. For example, you can practice mindful breathing while waiting in line or walking while taking a stroll outside.

2. *Physical Exercise:*

Regular physical activity has been shown to reduce symptoms of anxiety and stress. Engaging in physical exercise helps release endorphins, which are natural mood lifters. Here are some pointers to help you when including physical exercise into your daily routine:

a. *Types of exercise*: Different types of exercise offer unique mental health benefits. For instance, yoga has been shown to reduce anxiety, while high-intensity workouts can help release pent-up tension. Find activities you enjoy and make them a regular part of your schedule.

b. *Scheduling exercise*: Aim for at least 30 minutes of moderate-intensity exercise most days. Schedule your workouts in the best way for you, whether in the morning, during lunch breaks, or in the evening.

3. **Journaling**:

Journaling can be a therapeutic practice that helps reduce anxiety by providing an outlet for self-reflection and emotional expression. Consider the following approaches to journaling:

a. *Expressive writing*: Set aside time daily to write freely about your thoughts, emotions, and experiences. Allow yourself to explore your anxieties and fears without judgment. This process can help you gain insight and release emotional tension.

b. *Gratitude journaling*: Cultivating gratitude can shift your focus to the positive aspects of life. Take a few moments each day to write down things you're grateful for. This practice can promote a more optimistic outlook and reduce anxiety.

4. **Social Support:**

Building a solid support network is crucial for managing anxiety naturally. Having sympathetic and understanding people around you might be a source of emotional support. Consider the following:

a. *Seek support from loved ones*: Share your feelings and concerns with trusted friends or family members. Talking openly about your anxiety can help alleviate stress and provide a fresh perspective on your challenges.

b. *Join support groups*: Consider joining support groups or seeking professional help. Connecting with others who experience similar struggles can provide a sense of community and understanding.

5. **Breathing Techniques:**

Focused breathing techniques can help calm the mind and reduce anxiety. Try the following breathing exercises:

a. Diaphragmatic breathing: Sit or lie down in a comfortable position. Ensure that one of your hands is firmly placed on your chest and the other on your stomach. Allow your stomach to rise as you take a deep breath through your nostrils. Allow your abdomen to descend as you exhale slowly through your lips. This sequence should be repeated numerous times.

b. Alternate nostril breathing: Breathe deeply through your left nostril while covering your right nostril with your right thumb to practice alternate nostril breathing. Close your left nostril with your ring finger while you exhale through your right. Rep with alternate nostrils.

Bottom Line

Reducing anxiety naturally is possible by incorporating various techniques into your daily routine. Mindfulness, physical exercise, journaling, social support, and breathing techniques can all play a significant role in managing anxiety.

By adopting these strategies, individuals can take proactive steps towards finding relief and promoting overall well-being.

The 3 Simple Ways to Manage Anxiety

Anxiety is a common and overwhelming condition that can significantly impact a person's well-being. However, there are several simple and effective strategies that individuals can incorporate into their daily lives to manage anxiety.

This section will explore three techniques: mindfulness, physical activity, and deep breathing exercises. By implementing these practices, individuals can take proactive steps toward reducing anxiety and promoting a sense of calm and balance in their lives.

1. **Mindfulness**: Mindfulness is a practice that involves being fully present in the moment and non-judgmentally observing one's thoughts and experiences. According to research, mindfulness may aid in lowering anxiety. Here are three simple ways to incorporate mindfulness into your routine:

   a. *Mindful Breathing*: Focus on your breath for a few moments throughout the day. As you breathe in deeply through your nose and out slowly through your mouth, close your eyes. Pay attention to the sensation of the breath entering and leaving your body, allowing yourself to engage in the present moment fully.

b. *Body Scan*: Set aside some time to do a body scan meditation. Start by bringing your attention to different body parts, from your toes to your head. Notice any sensations or areas of tension, and gently release any discomfort or stress as you progress through each body part.

c. *Mindful Observation*: Engage your senses by choosing an object in your environment and observing it mindfully. Please pay attention to its color, texture, shape, and any other details. Allow yourself to fully immerse in the experience of observing the object, bringing your awareness back whenever your mind starts to wander.

2. **Physical Activity**: Regular physical exercise effectively reduces anxiety symptoms. Exercise facilitates the release of endorphins, which are biological mood enhancers. Here

are three simple ways to incorporate physical activity into your routine:

a. *Aerobic Exercise*: Try running, cycling, swimming, or brisk walking. Try to engage in at least 30 minutes of moderate-intensity aerobic exercise most days of the week. Exercise that has an aerobic component may ease anxiety and enhance wellbeing.

b. *Yoga or Tai Chi*: These mind-body practices combine physical movement, breath control, and meditation. They are particularly beneficial for reducing anxiety. Consider attending a yoga or Tai Chi class or following online tutorials to incorporate these practices into your routine.

c. *Dancing or Engaging in Sports*: Participating in activities you enjoy, such as dancing or playing sports, not only helps reduce anxiety but also provides a sense of enjoyment and social interaction. Find an activity that resonates with you and make it a regular part of your schedule.

3. **Deep Breathing Exercises**: Deep breathing exercises can help activate the body's relaxation response, reducing anxiety and promoting a sense of calm. Here are three simple deep breathing techniques you can try:

   a. *Diaphragmatic Breathing*: Sit or lie down comfortably. Put one hand on your chest and one on your abdomen. Inhale deeply through your nose, allowing your abdomen to rise as you fill your lungs with air. Exhale slowly through your mouth, feeling your abdomen fall. Repeat this pattern several times, focusing on the sensation of your breath.

   b. *4-7-8 Breathing*: Breath quietly through your nose to a mental count of 4. Hold your breath for a count of 7. Exhale forcefully through your mouth to a count of 8. This technique can help calm the nervous system and promote relaxation.

c. *Alternate Nostril Breathing*: Close your right nostril with your right thumb and inhale deeply through your left nostril. Close your left nostril with your ring finger and exhale through your right nostril. Repeat this pattern, alternating the nostrils. This technique can help balance energy and calm the mind.

Mindfulness, physical activity, and deep breathing exercises can effectively manage anxiety. Incorporating these practices into your daily routine can reduce anxiety, promote relaxation, and enhance your overall well-being.

What Relieves Anxiety Fast?

Anxiety can be a distressing experience, and relief from anxiety symptoms is essential for overall well-being. While long-term management of anxiety often involves various strategies, some techniques can provide fast relief in acute anxiety. This section will explore some effective methods that can help alleviate anxiety quickly.

By incorporating these practices into your daily life, you can cultivate a sense of calm and regain control over anxious thoughts and emotions.

1. **Deep Breathing Techniques**: Deep breathing exercises are a powerful tool for quickly reducing anxiety. They work by activating the body's relaxation response and calming the nervous system. Here are two simple deep breathing techniques:

   a. *4-7-8 Breathing*: This technique involves inhaling through your nose for a count of 4, holding the breath for a count of 7, and exhaling through your mouth for a count of 8. Repeat this cycle several times, focusing on slow, deep breaths.

This technique can help regulate breathing patterns and induce a state of relaxation.

b. *Box Breathing:* Box breathing involves inhaling deeply through your nose for a count of 4, holding the breath for a count of 4, exhaling through your mouth for a count of 4, and holding the breath for a count of 4 again. Repeat this pattern several times, visualizing the shape of a box as you breathe. Box breathing can help restore balance to the autonomic nervous system and reduce anxiety.

2. **Grounding Techniques**: Breath quietly through your nose to a mental count of 4. Hold your breath for a count of 7. Exhale forcefully through your mouth to a count of 8. This technique can help calm the nervous system and promote relaxation:

a. *5-4-3-2-1 Technique*: Engage your senses by identifying and mentally noting: 5 things you can see, four things you can touch, three things you can hear, two things you can smell, and one thing you can taste. This technique helps shift your attention away from anxiety and promotes a sense of presence.

b. *Progressive Muscle Relaxation* (PMR): PMR involves systematically tensing and releasing each muscle group in your body, promoting physical and mental relaxation. Start by tensing a muscle group, such as your hands, for a few seconds, and then release the tension while focusing on the sensation of relaxation. Move through each muscle group, from head to toe, practicing tension and release. This technique can help reduce anxiety-related muscle tension and promote a sense of calm.

3. **Distraction Techniques**: Distraction techniques can help divert your attention away from anxiety-provoking thoughts and activities. You can break the cycle of anxious rumination by engaging in an absorbing activity. Here are two effective distraction techniques:

   a. *Engage in Physical Activity*: Physical exercise releases endorphins, natural mood boosters. Engaging in activities such as walking, running, dancing, or any form of exercise that you enjoy can help alleviate anxiety and promote a sense of well-being. Aim for at least 30 minutes of moderate-intensity exercise most days of the week.

   b. *Practice Mindfulness*: Mindfulness involves being fully present in the moment and observing your thoughts and emotions without judgment. Mindfulness activities, such as meditation, deep breathing, or body scans, can redirect your focus and reduce anxiety. Allocate a few minutes each day to practice mindfulness and cultivate a state of calmness and awareness.

Chapter 11

How Long Does Anxiety Last?

Understanding the duration of anxiety is crucial for individuals experiencing anxiety symptoms and those supporting them. Anxiety can vary in its duration based on various factors such as the type of anxiety disorder, individual differences, and the presence of appropriate management strategies.

This chapter will delve into how long anxiety lasts, providing insights into different perspectives and considerations.

Duration of Acute Anxiety

Acute anxiety is a temporary state of intense anxiety typically triggered by a specific event or situation. The duration of acute anxiety can vary widely depending on the individual and the circumstances.

Often, acute anxiety tends to subside once the triggering event or situation resolves or the individual adapts. It can last anywhere from a few minutes to hours or even days.

However, it is essential to note that if acute anxiety persists or recurs frequently, it may indicate an underlying anxiety disorder that requires further evaluation and treatment.

Duration of Generalized Anxiety Disorder (GAD)

Generalized Anxiety Disorder (GAD) is a chronic condition characterized by excessive and persistent worry and anxiety about various aspects of life. GAD is typically long-lasting, with symptoms lasting for at least six months.

The duration can vary from person to person, and GAD symptoms may persist for years without appropriate treatment.

However, with the right interventions, including therapy and medication, individuals with GAD can experience significant improvement and learn to manage their anxiety effectively.

Duration of Panic Disorder

Panic Disorder is characterized by recurring panic attacks, sudden episodes of intense fear and physical discomfort. Panic attacks usually peak within minutes and can last 5 to 20 minutes, although some may experience longer episodes.

The frequency of panic attacks varies among individuals. Panic Disorder is a chronic condition, but with appropriate treatment, including therapy and medication, individuals can experience a reduction in the frequency and severity of panic attacks.

Duration of Phobias

Phobias are fears or aversions to particular objects, situations, or activities. The duration of phobias-related anxiety can vary depending on the individual's exposure to the feared stimulus. Anxiety may be minimal or absent when a person with a phobia is not exposed to the trigger.

However, anxiety can be intense and immediate when faced with a phobic stimulus. Through gradual exposure therapy and other therapeutic techniques, individuals can learn to manage their anxiety and reduce the impact of phobias over time.

Duration of Social Anxiety Disorder (SAD)

Social Anxiety Disorder, also known as social phobia, is characterized by an intense fear of social situations and excessive self-consciousness. The duration of social anxiety can vary depending on the severity of the disorder and the individual's access to treatment.

Social anxiety symptoms can persist for many years without treatment, leading to significant impairment in various areas of life. However, with the help of therapy, medication, and self-help strategies, individuals with social anxiety disorder can experience reduced symptoms and improved quality of life.

Bottom Line

The duration of anxiety can vary widely depending on the type of anxiety disorder, individual factors, and the presence of appropriate treatment and coping strategies. Acute anxiety is usually short-lived, while chronic anxiety disorders such as GAD, panic disorder, and social anxiety disorder can last for months or even years without intervention.

It is vital for individuals experiencing anxiety and their loved ones to seek professional help, as effective treatments such as therapy, medication, and self-help techniques can significantly reduce anxiety symptoms and improve overall well-being.

Is Anxiety A Form Of Mental Illness?

Anxiety is indeed considered a form of mental illness. It falls under the category of anxiety disorders, characterized by persistent and excessive worry, fear, and distress that significantly interfere with an individual's daily functioning and overall well-being. Reputable sources such as the World Health Organization (WHO) recognise anxiety disorders as legitimate mental health conditions.

It is essential to understand that anxiety disorders differ from normal feelings of anxiety or stress that people may experience in response to challenging situations.

While anxiety can be a normal and adaptive response to stress, anxiety disorders involve an excessive and disproportionate level of anxiety that goes beyond what is considered typical or manageable.

Anxiety disorders are associated with various symptoms, including psychological, emotional, and physical manifestations.

Common types of anxiety disorders include:

1. **Generalized Anxiety Disorder (GAD)**: This disorder is characterized by persistent and excessive worry and fears about various aspects of life, such as health, work, relationships, or everyday situations.

2. **Panic Disorder**: Individuals with panic disorder experience recurrent and unexpected panic attacks and sudden episodes of intense fear accompanied by physical symptoms like rapid heartbeat, shortness of breath, and chest pain.

3. **Social Anxiety Disorder (SAD)**: SAD is characterized by an intense fear of social situations and excessive self-consciousness, often leading to avoidance of social interactions and impairment in daily life.

4. **Phobias**: Phobias involve an irrational and intense fear of specific objects, situations, or activities. Common phobias include fear of heights, spiders, flying, or public speaking. When confronted with a phobic stimulus, individuals experience severe anxiety and may go to great lengths to avoid it.

It is worth noting that anxiety disorders can coexist with other mental health conditions, such as depression. The relationship between anxiety and depression is complex, with overlapping symptoms and shared risk factors. Many individuals with anxiety disorders also experience symptoms of depression, and vice versa.

Effective anxiety disorder treatments include psychotherapy (cognitive-behavioral therapy), medications (selective serotonin reuptake inhibitors), and lifestyle changes. These interventions aim to reduce anxiety symptoms, improve coping mechanisms, and enhance overall quality of life. Seeking professional help from mental health practitioners, such as psychologists or psychiatrists, is crucial in correctly diagnosing and managing anxiety disorders.

Chapter 12

What Vitamins Help With Anxiety?

Excessive concern, dread, and apprehension describe the prevalent mental health disorder known as anxiety. It can significantly impact a person's daily life and overall well-being. While various treatment approaches are available for anxiety, including therapy and medication, some individuals may be interested in exploring alternative options such as vitamins and supplements.

This chapter aims to provide an overview of vitamins studied for their potential benefits in managing anxiety.

1. **Vitamin D:**

Vitamin D is known for its role in bone health, but emerging research suggests a possible link between vitamin D deficiency and mental health conditions, including anxiety. Some studies have shown an association between low levels of vitamin D and increased anxiety symptoms.

However, more research is needed to establish a causal relationship and determine the optimal vitamin D levels for anxiety management.

2. **Omega-3 Fatty Acids:**

Omega-3 fatty acids, particularly eicosapentaenoic acid (EPA) and docosahexaenoic acid (DHA), are essential fats found in fatty fish, such as salmon and mackerel, as well as in flaxseed and walnuts. These fatty acids play a crucial role in brain health and have been investigated for their potential benefits in reducing anxiety.

Some studies have shown that omega-3 supplementation may help alleviate symptoms of anxiety, although further research is needed to establish the efficacy and optimal dosage.

3. *B-Vitamins:*

B vitamins, including B6, B9 (folate), and B12, are involved in various processes within the body, including neurotransmitter production and regulation. Research suggests that deficiencies in these vitamins may contribute to developing or exacerbating anxiety symptoms.

Supplementation with B vitamins has shown some promise in reducing anxiety. However, more high-quality studies are needed to determine individual B vitamins' specific roles and effectiveness in anxiety management.

4. *Magnesium*:

Magnesium is an essential mineral involved in numerous physiological processes, including nerve function and mood regulation. Low levels of magnesium have been associated with increased anxiety.

Some studies suggest magnesium supplementation may help reduce anxiety symptoms, particularly in individuals with magnesium deficiency.

However, further research is necessary to establish optimal dosage and its efficacy as a standalone treatment.

5. **Taurine:**

Taurine is an amino acid with antioxidant properties found naturally in the body and various foods. Recent studies have shown a potential link between taurine deficiency and animal aging.

While more research is needed, taurine supplementation has shown promise in extending healthy lifespans and may have implications for anxiety management.

6. *Melatonin:*

Melatonin is a well-tolerated sleep aid that can be safely combined with most prescription medications. It is a naturally occurring hormone that regulates sleep-wake cycles, but some individuals do not produce enough.

Melatonin is often used to treat insomnia and can also help reduce anxiety-related symptoms that interfere with sleep. The suggested dose of melatonin is 1-10 milligrams taken before bedtime.

7. *Chamomile*:

Chamomile is a herb commonly consumed as tea known for its relaxing properties. It has an anti-oxidant called apigenin, which interacts with certain brain receptors to lessen anxiety.

However, individuals who take blood thinners should exercise caution when consuming chamomile, as it can potentially enhance the blood-thinning effects.

Before incorporating chamomile into your routine, it is advised to speak with a healthcare expert if you have a heart or vascular disease.

The suggested dose of chamomile is 800-1,600 milligrams, taken approximately 30 minutes before bedtime.

8. *Valerian Root:*

Valerian root is a natural remedy that works by interacting with the brain's GABA receptors, increasing this neurotransmitter's levels. GABA is an amino acid that helps decrease symptoms of anxiety and depression.

Valerian root may also be beneficial for managing premenstrual syndrome (PMS) and attention deficit hyperactivity disorder (ADHD).

However, individuals who take benzodiazepines or other sedating medications should exercise caution when using valerian root. The suggested dose of valerian root is 300-600 milligrams taken before bedtime.

9. **Ashwagandha:**

Ashwagandha is classified as an adaptogen, a natural substance that helps the body adapt to stress. It has sedative effects and can decrease levels of cortisol, the stress hormone, in the body. Ashwagandha is highly recommended as a natural product. The suggested dose of ashwagandha is 500-1,000 milligrams taken daily.

It's important to note that while vitamins and supplements may hold potential benefits for anxiety management, they should not replace evidence-based treatments such as therapy and medication.

How Do You Sleep With Anxiety?

Sleeping with anxiety can be challenging, as racing thoughts and worry make it difficult to relax and fall asleep. However, some strategies can help improve sleep quality and manage anxiety symptoms at bedtime. Here are some detailed and professional tips for sleeping with anxiety:

1. **Create a Calm Bedroom Environment:**

Set up your bedroom to promote relaxation and sleep. Keep the room cool, dark, and quiet. Use blackout curtains or an eye mask to block out light, and consider using earplugs or a white noise machine to mask any disruptive sounds. Ensure your mattress and pillows are comfortable and supportive for restful sleep.

2. **Establish a Bedtime Routine:**

A consistent bedtime routine can signal your body that it's time to wind down and prepare for sleep. Engage in relaxing activities before bed, such as reading a book, taking a warm bath, practicing deep breathing exercises, or listening to calming music.

Avoid stimulating activities and electronic devices that emit blue light, as they can interfere with the sleep-wake cycle.

3. *Practice Relaxation Techniques:*

Incorporate relaxation techniques into your bedtime routine to help calm your mind and body. Deep breathing exercises, progressive muscle relaxation, meditation, and guided imagery can all effectively reduce anxiety and promote relaxation.

These techniques can help shift your focus away from anxious thoughts and induce a state of calm conducive to sleep.

4. *Manage Stress and Anxiety throughout the Day:*

Implementing stress management strategies can contribute to better sleep at night. Engage in regular exercise, which can reduce anxiety and promote better sleep. Practice stress-reducing activities such as yoga, mindfulness, or journaling.

Identifying and addressing the underlying causes of anxiety may also be helpful through therapy or counseling.

5. *Create a Worry Journal:*

If racing thoughts and worries keep you awake at night, consider keeping a worry journal. Before bedtime, write down any concerns or anxious thoughts on paper. Creating a 'worry' journal can help to offload your worries and prevent them from cycling through your mind as you try to sleep.

Once you have written them down, set the journal aside and reassure yourself that you will address them at a more appropriate time.

6. *Limit Stimulants and Monitor Diet:*

Avoid consuming stimulants close to bedtime, such as caffeine, nicotine, and alcohol, as they can interfere with sleep quality and exacerbate anxiety symptoms. Instead, opt for herbal teas or warm milk, which can be calming. Be mindful of your diet and eat balanced meals throughout the day, as poor nutrition can contribute to anxiety and sleep disturbances.

It's important to note that these tips can help manage sleep with anxiety, but they may not eliminate anxiety. If anxiety symptoms persist and significantly affect your daily life, it's advisable to consult with a healthcare professional or mental health therapist for a comprehensive assessment and appropriate treatment options.

Chapter 13

How to Overcome Overthinking and Anxiety

Living with anxiety can be overwhelming, disrupting our daily lives and making even the simplest tasks impossible. From constant racing thoughts to physical symptoms, anxiety can significantly impact our well-being.

This chapter will explore practical strategies and techniques to overcome overthinking and manage anxiety.

By understanding the triggers that exacerbate anxiety and implementing practical solutions, we can reclaim our peace of mind and live a more balanced life.

What is Overthinking?

Overthinking refers to the repetitive process of dwelling on negative thoughts, analyzing situations excessively, and getting caught in a cycle of worry and rumination. It often accompanies anxiety and can intensify its effects.

The Impact of Overthinking and Anxiety

Overthinking and anxiety can have various detrimental effects on our mental and physical well-being. They can lead to increased stress levels, sleep disturbances, difficulty concentrating, and impaired decision-making abilities. Understanding the negative consequences of overthinking and anxiety is essential for motivating change.

Strategies to Overcome Overthinking and Anxiety

1. **Cognitive Techniques:**

Cognitive techniques focus on identifying and challenging negative thought patterns associated with overthinking and anxiety. These techniques aim to replace irrational thoughts with more realistic and positive ones. Examples include cognitive restructuring, reframing, and thought-stopping.

2. **Mindfulness and Meditation:**

Practicing mindfulness and meditation can help calm an overactive mind and reduce anxiety.

Training our attention to focus on the present moment without judgment can cultivate inner peace and increase self-awareness. Techniques such as deep breathing, body scans, and guided meditation can be beneficial.

3. **Relaxation Techniques:**

Engaging in relaxation techniques can promote physical and mental relaxation, counteracting the effects of overthinking and anxiety. Examples include progressive muscle relaxation, deep breathing exercises, and visualization. These techniques help induce a sense of calmness and reduce tension in the body.

4. **Making Use of Crystals:**

Crystals have been used for centuries for their metaphysical properties and potential to promote healing and balance. Certain crystals are believed to assist in reducing overthinking and anxiety. Examples include Amethyst, Lepidolite, and Clear Quartz. Incorporating crystals into meditation or carrying them as talismans may provide additional support.

5. **Seeking Professional Help:**

In severe cases of overthinking and anxiety, seeking support from mental health professionals is crucial. Therapists or counselors can provide guidance, offer evidence-based therapies such as Cognitive-Behavioral Therapy (CBT), and help individuals develop personalized strategies for overcoming overthinking and managing anxiety.

Self-Care Practices for Overcoming Overthinking and Anxiety

1. **Exercise and Physical Activity:** Regular exercise and physical activity can significantly benefit mental health. Endorphins, which are natural mood boosters, are released during exercise. It can also serve as a distraction from overthinking and help reduce anxiety.

2. **Healthy Habits:** Maintaining a healthy lifestyle can contribute to overall well-being and help manage anxiety. Healthy habits include:

- Getting sufficient sleep.

- Eating a balanced diet.

- Avoiding excessive caffeine and alcohol.

- Establishing a consistent daily routine.

These habits create a foundation for optimal mental and physical health.

3. **Social Support and Connection:** Building a solid support network and nurturing meaningful connections with others can provide emotional support during anxiety and overthinking. Sharing thoughts and feelings with trusted individuals, participating in social activities, and seeking support from support groups or online communities can be beneficial.

Bottom Line

Overcoming overthinking and managing anxiety requires a multifaceted approach that combines various strategies and techniques. It is important to remember that overcoming overthinking and anxiety is a journey that requires patience, persistence, and professional support when needed.

With dedication and the right tools, individuals can experience a greater sense of calm, improved mental well-being, and a more fulfilling life.

Conclusion

Throughout this guide, we've explored a range of strategies and techniques for managing anxiety, including stress management, communication skills, exercise, and positive thinking. We've also discussed the importance of seeking support and working with a professional to address underlying issues.

It's important to remember that reducing anxiety is a process, and it's okay to have setbacks. It's also important to find the strategies and techniques that work best for you, as everyone is different.

By incorporating the strategies and techniques that you've learned in this guide into your daily routine, you can take an important step towards reducing anxiety and improving overall well-being. Remember to be patient and compassionate with yourself, and don't be afraid to seek help when you need it.

Thank you for taking this journey with me. I hope that you've found the information and guidance in this guide to be helpful, and that you feel empowered to take control of your anxiety and live a more balanced and fulfilling life. Let's continue to work together to reduce anxiety and create a more positive and peaceful life.

About the Author

Ava Owens is a dedicated and compassionate advocate for mental health and personal growth. With extensive experience in psychology, Ava brings a wealth of knowledge and expertise to help individuals navigate the challenges of anxiety and conquer their fears.

Throughout Ava's career, she has worked closely with persons struggling with anxiety disorders, providing therapeutic support and evidence-based strategies for managing and overcoming their fears. Her deep understanding of anxiety's complexities and commitment to empowering others has inspired her to write this comprehensive guide.

In addition to her clinical work, Ava is a sought-after speaker and workshop facilitator. She has conducted seminars and training sessions on anxiety management, resilience, and personal development, sharing her insights and strategies with diverse audiences.

Ava Owens continues to advocate for mental health, dedicating her efforts to empowering individuals to overcome their fears, find inner strength, and live a life free from the constraints of anxiety.

THE END

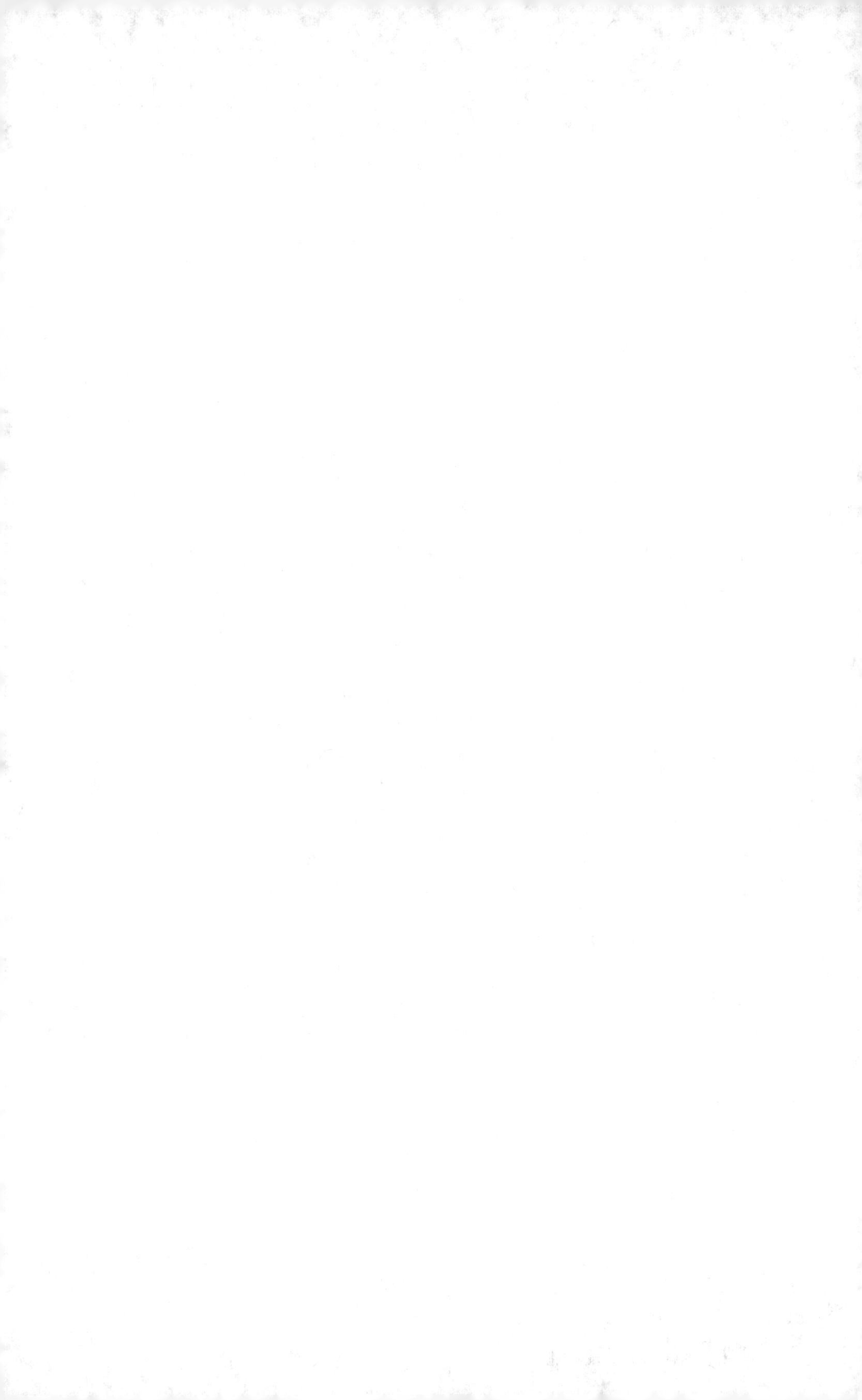